「試験問題の作成に関する手引き（令和4年3月作成、令和5年4月一部改訂）」は、ココが変わった！

登録販売者の試験は、厚生労働省が示す「試験問□□□□□□□□□□いて出題されます。手引きは、2023（令和5）年4月に一部改訂□□□□□□□記のとおりです。

なお、手引きは下記、厚生労働省のHPより確認□□□□。

https://www.mhlw.go.jp/stf/seisakunitsuite/bunya/0000082537.html

◆第3章　主な医薬品とその作用

◎制酸作用をもつ生薬成分であるボレイの基原が訂正されました。

- イボタガキ科のカキの貝殻 ➡ イタボガキ科のカキの貝殻

◆第4章　薬事関係法規・制度

◎登録販売者が店舗管理者または区域管理者となるための要件が**追加**されました。

- 一般従事者または登録販売者として実務（業務）に従事した期間が、過去5年間のうち、通算1年以上かつ合計1,920時間以上あり、毎年度受講する必要がある研修（外部研修）に加え、「店舗の管理と法令遵守」についての追加研修を修了していること

◎研修中の登録販売者にあたらない登録販売者の条件に下記条件が**追加**されました。

- 一般従事者または登録販売者として実務（業務）に従事した期間が、過去5年間のうち、通算1年以上かつ合計1,920時間以上あり、毎年度受講する必要がある研修（外部研修）に加え、「店舗の管理と法令遵守」についての追加研修を修了していること

◎同様に、過去に店舗管理者または区域管理者としての業務に従事した経験がある場合、研修中の登録販売者にあたらないための条件が**変更**されました。

実務（業務）従事期間　通算2年以上 ➡ 通算1年以上

◎登録販売者が店舗管理者または区域管理者となるための要件が**変更**されました。

- 過去に店舗管理者または区域管理者としての業務に従事した経験がある場合の実務（業務）に従事した期間：通算2年以上 ➡ 通算1年以上

◎「濫用等のおそれのあるもの」として厚生労働大臣が指定する医薬品のうち、下記3点について、限定が外されました。

- コデイン ~~（鎮咳去痰薬に限る。）~~
- ジヒドロコデイン ~~（鎮咳去痰薬に限る。）~~
- メチルエフェドリン ~~（鎮咳去痰薬のうち、内容液剤に限る。）~~

登録販売者試験ガイダンス

1 登録販売者とは

　登録販売者は「医薬品、医療機器等の品質、有効性及び安全性の確保等に関する法律（医薬品医療機器等法）」に定められている一般用医薬品販売の専門家です。特にリスクの高い第一類医薬品を除く、第二類医薬品（リスクが比較的高いもの。主な風邪薬、解熱鎮痛薬、胃腸鎮痛鎮痙薬など）や第三類医薬品（リスクが比較的低いもの。ビタミンB・C含有保健薬、主な整腸剤、消化薬など）を販売することができます。

　登録販売者として医薬品の販売にあたるためには、登録販売者試験に合格し、都道府県知事の登録を受ける必要があります。

2 試験について

1 受験資格
　2015（平成27）年度より、学歴、年齢、実務経験などが不問となりました。誰でも受験できます。

2 試験方法
　マークシート方式の筆記試験です。

3 出題範囲
　厚生労働省より発表されている「試験問題の作成に関する手引き」の内容から出題されます。

4 試験回数
　都道府県ごとに少なくとも年に1回以上行われます。

❸ 試験項目・出題数・時間

試験は、午前は60問120分、午後は60問120分、合計240分行われるのじゃよ。試験内容は以下の通りじゃ。

試験項目	出題数	時　間
医薬品に共通する特性と基本的な知識	20問	40分
人体の働きと医薬品	20問	40分
主な医薬品とその作用	40問	80分
薬事関係法規・制度	20問	40分
医薬品の適正使用・安全対策	20問	40分
合計	120問	240分

❹ 合格基準

次の2点を満たすことが必要です。

① 総出題数（120問）に対して7割以上の得点

② 各試験項目で3割5分または4割以上の得点

※②の割合は都道府県により異なります。

　総得点が7割以上の正答率であっても、3割5分または4割に満たない正答率の試験項目が1つでもあれば、不合格となります。

　試験の概要は、都道府県により、また実施年度により異なる場合があります。受験される方は、必ずご自身で、受験される都道府県が発表する最新情報をご確認ください。

本書の特長！

● 医薬品の基準

①	GLP (Good Laboratory Practice)	・	・	a	ヒトを対象とした臨床試験の実施の基準
②	GCP (Good Clinical Practice)	・	・	b	製造販売後の調査及び試験の実施の基準
③	GPSP (Good Post-marketing Study Practice)	・	・	c	医薬品の安全性に関する非臨床試験の基準
④	GVP (Good Vigilance Practice)	・	・	d	製造販売後安全管理の基準

組み合わせ

語句や説明文が正しい組み合わせとなるよう線でつなぎましょう。

3 健康食品

・「健康食品」は、あくまで ② ［医薬部外品／食品］であり、医薬品とは ⑤ 　　　　の上で区別される。
・いわゆる健康食品は、摂取しやすいように ⑦ 　　　　やカプセル等の医薬品に ⑧ 　　　　した形状で販売されている。
・健康食品と医薬品との ⑨ 　　　　で薬物治療の妨げになることもある。
・健康食品は、食品であるため摂取しても ⑩ 　　　　で ⑪ 　　　　が無いかのようなイメージを強調したものもみられる。
・健康食品は、安全性や効果を担保する ⑫ 　　　　の面でも医薬品とは ⑬ 　　　　ものである。
・健康食品の中でも国が示す要件を満たす食品「⑭ 　　　　」は、一定の基準のもと健康増進の効果等を表示することが許可された健康食品である。

● 保健機能食品

・⑮ 　　　　食品 ➡ 身体の ⑯ 　　　　機能などに影響を与える保健機能成分を含むもので、個別に国の ⑰ 　　　　を受け、⑱ 　　　　されたもの

12

二者択一

選択肢のうち、正しいものを選んで○をつけましょう。

第1章 医薬品に共通する特性と基本的な知識

医薬品の効き目や安全性に影響を与える要因 (5)

06 プラセボ効果

> プラセボ効果
> (① 　　　効果) … 医薬品を使用したとき、結果的または ② ［突発的／偶発的］に ③ ［生理作用／薬理作用］によらない作用を生じること

● プラセボ効果に関与する要因

・医薬品を使用したこと自体による ④ 　　　　的な結果への期待 ➡ ⑤ 　　　　効果
・⑥ 　　　　による生体反応
・時間経過による自然発生的な変化 ➡ ⑦ 　　　　など

・プラセボ効果によってもたらされる反応や変化には、望ましいもの（⑧ 　　　　）と不都合なもの（⑨ 　　　　）がある。
・プラセボ効果は、主観的な変化だけでなく、客観的に ⑩ 　　　　な変化として現れることもあるが、⑪ 　　　　であり、それを ⑫ 　　　　として医薬品が使用されるべきではない。

 プラセボ効果の暗示効果とは、有効な成分が入っていない薬でも「薬を飲んだから大丈夫だ」と思い込むことで病気の症状が改善することを意味するんじゃ。

 なるほど。……思い当たることがあります。

+α
・プラセボ効果 (placebo effect) は、プラシーボ効果とも呼ばれる。
・新薬の臨床試験では、治験薬の効果を調べるために偽薬が用いられることもある。

答 ①偽薬 ②偶発的 ③薬理作用 ④楽観 ⑤暗示 ⑥条件付け ⑦自然緩解 ⑧効果 ⑨副作用 ⑩測定可能 ⑪不確実 ⑫目的

24

書き込み

空欄に当てはまる語句を書きこみましょう。

+α

理解に役立つ情報をまとめてあります。

どんどん書き込んで、自分だけのノートを作るのじゃ！

本書は登録販売者試験を受験する方のための書き込み式学習参考書です。最新版である「試験問題の作成に関する手引き（令和4年3月作成、令和5年4月一部改訂）」に対応しています。

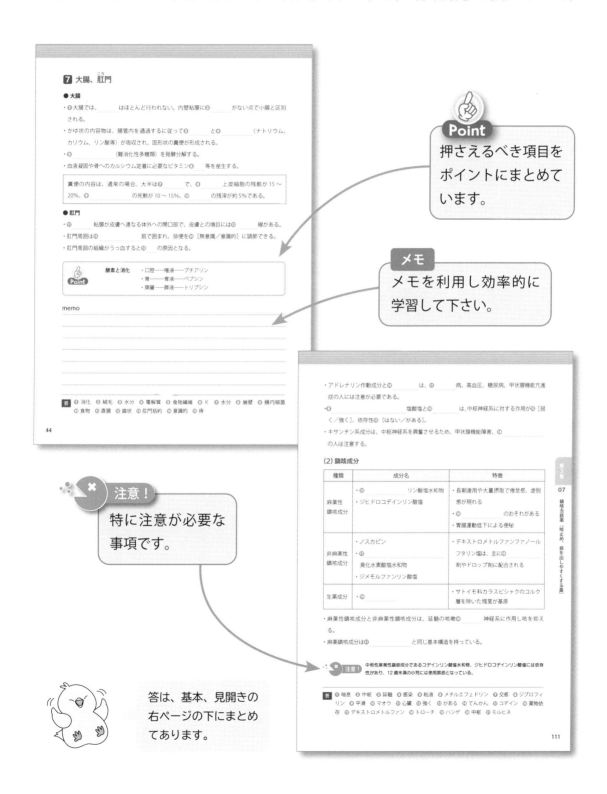

Point

押さえるべき項目を
ポイントにまとめて
います。

メモ

メモを利用し効率的に
学習して下さい。

注意！

特に注意が必要な
事項です。

答は、基本、見開きの
右ページの下にまとめ
てあります。

CONTENTS

第 3 章　主な医薬品とその作用

書き込み式 登録販売者 合格ノート

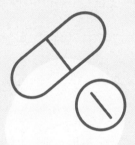

01 医薬品概論

1 医薬品の本質

- 医薬品は、人体にとっては ❶＿＿＿＿＿（＿＿＿＿＿＿＿＿）である。

- 医薬品は必ずしも期待される有益な ❷＿＿＿＿＿（＿＿＿＿）のみをもたらすとは限らず、好ましくない反応（❸＿＿＿＿＿）を生じる場合もある。

- 人体に対して使用しない医薬品でも、人の健康に影響を与えることがある。

  例　・❹＿＿＿＿＿：誤って人体が曝されると❺＿＿＿＿＿を害するおそれがある。

  　　・❻＿＿＿＿＿：結果について正しい解釈や判断がされなければ医療機関を受診して

  　　　　　　❼＿＿＿＿な❽＿＿＿＿＿を受ける機会を失うおそれがある。

- 医薬品は、人の疾病の❾＿＿＿＿、＿＿＿＿、＿＿＿＿に使用され、人の身体の構造や機能に影響を及ぼす❿＿＿＿＿＿＿＿＿＿である。

- 医薬品は、適切な⓫＿＿＿＿に基づいて使用することにより、初めてその役割を十分に発揮するものであり、そうした⓫＿＿＿＿を伴わなければ、単なる⓬＿＿＿＿に過ぎない。

- 医薬品は、市販後にも、⓭＿＿＿＿＿、＿＿＿＿＿等の確認が行われ、⓮＿＿＿＿＿＿や＿＿＿＿＿＿＿の記載に反映される。

- 法*では、健康被害の発生の可能性の有無にかかわらず、⓯＿＿＿＿等の混入、⓰＿＿＿＿等がある医薬品を販売等してはならない旨を定めている。

- 一般用医薬品として販売される製品は、⓱＿＿＿＿＿＿＿＿＿＿法の対象でもある。

*医薬品、医療機器等の品質、有効性及び安全性の確保等に関する法律

医療用医薬品に比べればリスクは低いが、一般用医薬品であっても副作用等の保健衛生上のリスクが伴うので注意じゃ。

Point
- 医薬品も人体にとっては**異物**であり、薬効のみでなく、**副作用**を生じる場合もある。
- 医薬品は、**適切な情報**を伴って使用されなければ、**単なる薬物**に過ぎない。
- 医薬品は、市販後にも、**有効性や安全性**などの確認が行われる仕組みになっている。

2 医薬品のリスク評価

 Point 医薬品の効果とリスクは、**用量**と**作用強度**の関係（**用量‐反応関係**）に基づいて評価される。

● 薬物の投与量と効果（または毒性）の関係

最小有効量		治療量上限		最小致死量	

⑱＿＿＿＿量	⑲＿＿＿＿量	⑳＿＿＿＿量	㉑＿＿＿＿量
効果の発現が検出されない	効果が現れ有害反応は少ない	効果よりも有害反応が強く発現する	多くの人が死に至る

・動物実験により求められる㉒＿＿＿％致死量（LD㉒＿＿＿）は、薬物の毒性の指標として用いられる。

・少量の投与でも㉓＿＿＿＿＿作用、胎児毒性や組織・臓器の㉔＿＿＿＿＿＿＿を生じることがあり、長期投与されれば㉕＿＿＿＿的な毒性が発現する場合もある。

・動物実験で医薬品の安全性が確認されると、㉖＿＿＿＿を対象とした臨床試験が行われる。

・㉖＿＿＿＿を対象とした臨床試験の実施の基準には、国際的に㉗＿＿＿＿＿が制定されており、これに準拠した手順で安全な㉘＿＿＿＿＿を設定することが新規医薬品の開発に関連する臨床試験（㉙＿＿＿＿）の目標の一つである。

・医薬品に対しては製造販売後の調査及び試験の実施の基準として㉚＿＿＿＿＿＿と製造販売後安全管理の基準として㉛＿＿＿＿＿が制定されている。

答 ❶ 異物（外来物） ❷ 効果（薬効） ❸ 副作用 ❹ 殺虫剤 ❺ 健康 ❻ 検査薬 ❼ 適切 ❽ 治療 ❾ 診断、治療、予防（順不同） ❿ 生命関連製品 ⓫ 情報 ⓬ 薬物 ⓭ 有効性、安全性（順不同） ⓮ 添付文書、製品表示（順不同） ⓯ 異物 ⓰ 変質 ⓱ 製造物責任 ⓲ 無作用 ⓳ 治療 ⓴ 中毒 ㉑ 致死 ㉒ 50 ㉓ 発がん ㉔ 機能不全 ㉕ 慢性 ㉖ ヒト ㉗ GCP ㉘ 治療量 ㉙ 治験 ㉚ GPSP ㉛ GVP

● 医薬品の基準

① GLP（Good Laboratory Practice）	•	• a	ヒトを対象とした臨床試験の実施の基準
② GCP（Good Clinical Practice）	•	• b	製造販売後の調査及び試験の実施の基準
③ GPSP（Good Post-marketing Study Practice）	•	• c	医薬品の安全性に関する非臨床試験の基準
④ GVP（Good Vigilance Practice）	•	• d	製造販売後安全管理の基準

③ 健康食品

・「健康食品」は、あくまで❺［ 医薬部外品／食品 ］であり、医薬品とは❻＿＿＿＿＿の上で区別される。

・いわゆる健康食品は、摂取しやすいように❼＿＿＿＿＿やカプセル等の医薬品に❽＿＿＿＿＿した形状で販売されている。

・健康食品と医薬品との❾＿＿＿＿＿＿＿で薬物治療の妨げになることもある。

・健康食品は、食品であるため摂取しても❿＿＿＿＿で⓫＿＿＿が無いかのようなイメージを強調したものもみられる。

・健康食品は、安全性や効果を担保する⓬＿＿＿＿＿＿＿＿＿の面でも医薬品とは⓭＿＿＿＿＿ものである。

・健康食品の中でも国が示す要件を満たす食品「⓮＿＿＿＿＿＿＿＿」は、一定の基準のもと健康増進の効果等を表示することが許可された健康食品である。

● 保健機能食品

・⓯＿＿＿＿＿＿＿食品 ➡ 身体の⓰＿＿＿＿＿機能などに影響を与える保健機能成分を含むもので、個別に国の⓱＿＿＿＿＿を受け、⓲＿＿＿＿＿されたもの

- ⑲＿＿＿＿＿＿＿＿＿食品 ➡ 身体の健全な成長や発達、健康維持に必要な栄養成分（⑳＿＿＿＿＿＿＿＿＿、＿＿＿＿＿＿＿＿＿など）の補給を目的としたもの（国の個別の⑱＿＿＿＿＿を受けたものではない）

- ㉑＿＿＿＿＿＿＿＿＿＿＿食品 ➡ ㉒＿＿＿＿＿＿＿の責任で科学的根拠をもとに疾病に罹患して㉓［いる／いない］者の健康維持及び増進に役立つ機能を商品のパッケージに表示するものとして国に届出された商品（国の個別の⑱＿＿＿＿＿を受けたものではない）

4 セルフメディケーションへの積極的な貢献

● セルフメディケーションの定義（世界保健機関／ WHO）

> セルフメディケーションとは、「㉔＿＿＿＿＿＿＿＿＿の健康に責任を持ち、軽度な㉕［身体の不調／疾病］は自分で手当てすること」である。

- セルフメディケーションの推進は、㉖＿＿＿＿＿＿＿の増加やその国民負担の増大を解決して㉗＿＿＿＿＿＿＿を伸ばすという課題を解決するために重要である。

- 地域住民の㉘＿＿＿＿＿＿＿を受け、㉙＿＿＿＿＿＿＿＿＿の販売や必要な時は医療機関の受診を勧める業務は、セルフメディケーションの推進に欠かせない。

平成29年1月から、スイッチOTC医薬品を購入した費用について、一定の金額をその年の総所得金額等から控除する**セルフメディケーション税制**が導入されたのじゃ。

今では、スイッチOTC医薬品だけでなく、腰痛や肩こり、風邪やアレルギーの諸症状に対応する**一般用医薬品**も税制の対象となっていますよね。

答 ❶ c ❷ a ❸ b ❹ d ❺ 食品 ❻ 法律 ❼ 錠剤 ❽ 類似 ❾ 相互作用 ❿ 安全 ⓫ 害 ⓬ 科学的データ ⓭ 異なる ⓮ 保健機能食品 ⓯ 特定保健用 ⓰ 生理 ⓱ 審査 ⓲ 許可 ⓳ 栄養機能 ⓴ ビタミン、ミネラル（順不同） ㉑ 機能性表示 ㉒ 事業者 ㉓ いない ㉔ 自分自身 ㉕ 身体の不調 ㉖ 医療費 ㉗ 健康寿命 ㉘ 健康相談 ㉙ 一般用医薬品

医薬品の効き目や安全性に影響を与える要因 (1)

⓿2　副作用

● **医薬品の副作用の定義（世界保健機関／ WHO）**

医薬品の副作用とは、「疾病の予防、診断、治療のため、又は身体の機能を正常化するために、人に❶［最小限／通常］用いられる量で発現する医薬品の❷＿＿＿＿＿かつ❸＿＿＿＿＿しない反応」である。

副作用の分類 → ❹＿＿＿＿＿＿＿によるもの
→ ❺＿＿＿＿＿＿＿によるもの

1　薬理作用による副作用

薬理作用とは、医薬品の有効成分である薬物が生体の❻［生理機能／細胞組織］に影響を与えることをいう。

・通常、薬物は❼＿＿＿＿の薬理作用を併せ持つため、医薬品を使用した場合には、期待される有益な反応（❽＿＿＿＿＿）以外の反応が現れることがある。

・❼＿＿＿＿の疾病を持つ人では、ある疾病の治療のために使用された医薬品がその疾病に❾＿＿＿＿をもたらす一方、別の疾病に対しては症状を❿＿＿＿＿させたり、治療が妨げられたりすることもある。

よくみられるアレルギー症状には、結膜炎症状や鼻炎症状、皮膚症状、血管性浮腫などがあるんじゃ。

2　アレルギー（過敏反応）

アレルギーとは、⓫＿＿＿＿＿＿＿の過敏反応であり、体の各部位に生じる炎症等の反応を⓬＿＿＿＿＿＿＿という。

- 免疫は、本来、❶_____や_____等が人体に取り込まれたとき、人体を⓮____するために生じる反応である。

- 通常の免疫反応の場合、炎症やそれに伴う⓯_____、_____等は、有害なものを体内から排除するための⓰ [やむを得ない／必要な] 過程である。

- アレルギーは、医薬品の薬理作用等と関係なく⓱ [起こることはない／起こり得るものである]。

- アレルギーは、内服薬だけでなく⓲_____等でも引き起こされることがある。

- 基本的に薬理作用がない⓳_____も、アレルギーを引き起こす原因物質（⓴_____）となり得る。

◎こんな人はアレルギーに注意！

・アレルギーを起こしやすい㉑_____の人
・㉒_____にアレルギー体質の人がいる人
・医薬品の使用によるアレルギーの㉓_____のある人
・㉔_____、_____等に対するアレルギーがある人

3 副作用への適切な対応

- 副作用は、容易に異変を㉕_____できるものばかりでなく、血液や内臓機能への影響などのように、明確な㉖_____として現れないこともある。

- 通常は、医薬品の使用を中断することによる㉗_____よりも、重大な副作用を㉘____することが優先される。

- 医療用医薬品の場合は、㉙_____で使用を中止すると、副作用による不都合よりも重大な㉚_____の問題を生じることがある。

答 ❶ 通常　❷ 有害　❸ 意図　❹ 薬理作用　❺ アレルギー　❻ 生理機能　❼ 複数　❽ 主作用　❾ 薬効　❿ 悪化　⓫ 免疫機構　⓬ アレルギー症状　⓭ 細菌、ウイルス（順不同）　⓮ 防御　⓯ 痛み、発熱（順不同）　⓰ 必要な　⓱ 起こり得るものである　⓲ 外用薬　⓳ 添加物　⓴ アレルゲン　㉑ 体質　㉒ 近い親族　㉓ 既往歴　㉔ 鶏卵、牛乳（順不同）　㉕ 自覚　㉖ 自覚症状　㉗ 不利益　㉘ 回避　㉙ 自己判断　㉚ 治療上

15

医薬品の効き目や安全性に影響を与える要因（2）

03　不適正な使用と副作用

1　使用する人の誤解や認識不足に起因する不適正な使用

● 連用（長期連用）

具体例	起こりうる弊害
・選択された医薬品が❶＿＿＿＿＿ではなく、症状が❷＿＿＿＿＿しないまま使用し続けている ・根本的な❸＿＿＿＿や❹＿＿＿＿＿の改善をせず、一般用医薬品を使用して症状を❺＿＿＿＿＿に緩和するだけの対処を漫然と続けている	・副作用を招く危険性が増し、❻＿＿＿＿な疾患の発見が遅れる ・❼＿＿＿＿や＿＿＿＿等の医薬品を代謝する器官を傷める ・長期連用により❽＿＿＿＿な依存がおこり、使用量が増える ・適切な❾＿＿＿＿の機会を失う

● 安易な考えによる不適正な使用

- 「薬はよく効けばよい」「多く飲めば早く効く」などと短絡的に考えて、❿＿＿＿＿＿＿＿＿用量を超える量を服用する。
- 小児への使用を⓫＿＿＿＿＿べき医薬品を「子供だから大人用のものを半分にして飲ませればよい」として服用させる。

安易に医薬品を使用するような場合には、特に副作用につながる危険性が高いといえるのじゃ。

人体に直接使用しない**殺虫剤**などについても、同じですね。

❷ 医薬品を本来の目的以外の意図で使用する不適正な使用

・医薬品は、その目的とする⑫＿＿＿＿＿に対して副作用が生じる危険性が⑬＿＿＿＿＿となるよう、使用する量や使い方が定められている。

・定められた容量を⑭＿＿＿＿＿的に超えて服用したり、他の⑮＿＿＿＿＿や＿＿＿＿等と一緒に摂取する ➡ 過量摂取による⑯［ 急性中毒／慢性中毒 ］を生じる危険性が高くなる。

・⑰＿＿＿＿＿の繰り返し ➡ 慢性的な⑱＿＿＿＿＿障害等を生じるおそれがある。

・一般用医薬品にも⑲＿＿＿＿＿性・＿＿＿＿＿性がある成分を含んでいるものがある。

・青少年は、薬物乱用の⑳＿＿＿＿＿性に関する認識や理解が必ずしも十分でなく、好奇心から身近に入手できる薬物を㉑＿＿＿＿＿＿＿で乱用することがある。

・適正に使用する限りは安全な医薬品でも、乱用した場合には㉒＿＿＿＿＿＿＿を生じることがあり、そこから㉓＿＿＿＿＿することは容易ではない。

・㉒＿＿＿＿＿＿＿とは、ある薬物の精神的な作用を体験するために、その薬物を㉔＿＿＿＿＿的・＿＿＿＿＿的に摂取することへの強迫（㉕＿＿＿＿＿）を常に伴っている行動等によって特徴づけられる精神的・身体的な状態をいう。

・必要以上の㉖＿＿＿＿＿購入や＿＿＿＿＿購入などを試みる不審な者には慎重に対処し、積極的に事情を尋ねたり、状況によっては㉗［ 販売を差し控える／通報する ］などの対応を図ることが望ましい。

Point

・医薬品の不適正な使用は、「使用する人の**誤解や認識不足によるもの**」と、「本来の目的以外の**乱用によるもの**」の2つに大別できる。

・長期連用では、副作用だけでなく、**重篤な疾病の発見が遅れる**こともある。

・一般用医薬品にも**習慣性・依存性**がある成分を含んでいるものがあり、乱用された場合には**薬物依存を生じる**ことがある。

答 ❶ 適切 ❷ 改善 ❸ 治療 ❹ 生活習慣 ❺ 一時的 ❻ 重篤 ❼ 肝臓、腎臓（順不同） ❽ 精神的 ❾ 治療 ❿ 定められた ⓫ 避ける ⓬ 効果 ⓭ 最小限 ⓮ 意図 ⓯ 医薬品、酒類（順不同） ⓰ 急性中毒 ⓱ 乱用 ⓲ 臓器 ⓳ 習慣・依存（順不同） ⓴ 危険 ㉑ 興味本位 ㉒ 薬物依存 ㉓ 離脱 ㉔ 連続・周期（順不同） ㉕ 欲求 ㉖ 大量、頻回（順不同） ㉗ 販売を差し控える

医薬品の効き目や安全性に影響を与える要因 (3)

04 他の医薬品や食品との相互作用、飲み合わせ

1 相互作用とは

・相互作用とは、複数の医薬品を❶＿＿＿＿＿＿した場合や、❷＿＿＿＿＿＿＿＿食品（特定保健用食品、栄養機能食品、機能性表示食品）や、いわゆる❸＿＿＿＿＿食品を含む特定の食品と一緒に摂取した場合に、医薬品の作用が❹＿＿＿＿＿したり、＿＿＿＿＿したりすることをいう。

作用が**増強**すると　➡　作用が❺＿＿＿＿出過ぎたり、❻＿＿＿＿＿＿が発生しやすくなる	
作用が**減弱**すると　➡　十分な❼＿＿＿＿が得られない	

相互作用 ⟨ 医薬品が❽＿＿＿、＿＿＿、＿＿＿、＿＿＿される過程で起こるもの
　　　　　　医薬品が薬理作用をもたらす❾＿＿＿＿において起こるもの

・相互作用を回避するには、ある医薬品を使用している期間やその❿＿＿＿＿は、その医薬品との相互作用を生じるおそれのある⓫＿＿＿＿＿や＿＿＿＿の摂取を控えなければならない。

2 他の医薬品との成分の重複・相互作用

・一般用医薬品は⓬＿＿＿＿＿の異なる複数の成分が配合されることが多く、他の医薬品と併用すると⓭＿＿＿＿な⓬＿＿＿＿＿を持つ成分が⓮＿＿＿＿＿することがある。

成分や作用が重複することが多いものとして、かぜ薬、解熱鎮痛薬、鎮静薬、鎮咳去痰薬、アレルギー用薬などがあるんじゃ。

頭痛、咳など、緩和したい症状がはっきりしている場合は、なるべくその**症状に合った成分のみが配合**された医薬品を選択したほうがいいんですね。

・医療機関で治療を受けている場合は、通常、医療機関での治療が⓯［ 優先されることが望ましい／優先されなければならない ］。

・一般用医薬品を使用している人が医療機関を受診する際には、使用している一般用医薬品の⓰＿＿＿＿＿＿＿＿等を持参して見せるよう説明する。

・相互作用は、医薬品が吸収、分布、代謝、排泄される過程で起こるものと、医薬品が薬理作用をもたらす部位において起こるものがある。
・**複数の疾病がある場合**は疾病ごとに医薬品が使用されることが多いので、医薬品同士の相互作用について特に注意が必要である。

③ 食品と医薬品の相互作用（飲み合わせ）

酒類（アルコール）	酒類をよく摂取する人は肝臓の代謝機能が⓱［ 高まっている／低下している ］ことが多く、肝臓で代謝される⓲＿＿＿＿＿＿＿＿＿＿等では、通常よりも⓳［ 代謝されやすく／代謝されにくく ］なり、体内から医薬品が速く消失して十分な薬効が得られなくなることがある。
カフェイン、ビタミンAなど	食品中に医薬品の成分と⓴＿＿＿＿物質が存在するために、それらを含む医薬品（総合感冒薬など）と食品（コーヒーなど）を一緒に摂ると㉑＿＿＿＿＿＿＿となるものもある。
生薬成分	㉒＿＿＿＿（＿＿＿＿＿＿）として流通可能な生薬成分もあり、生薬成分が配合された医薬品と併せて摂ると、効き目や副作用を㉓＿＿＿＿させることがある。
外用薬、注射薬	㉔＿＿＿＿によって医薬品の作用や㉕＿＿＿＿に影響を受ける可能性がある。

答 ❶ 併用 ❷ 保健機能 ❸ 健康 ❹ 増強、減弱（順不同） ❺ 強く ❻ 副作用 ❼ 効果 ❽ 吸収、分布、代謝、排泄（順不同） ❾ 部位 ❿ 前後 ⓫ 医薬品、食品（順不同） ⓬ 作用 ⓭ 同様 ⓮ 重複 ⓯ 優先されることが望ましい ⓰ 添付文書 ⓱ 高まっている ⓲ アセトアミノフェン ⓳ 代謝されやすく ⓴ 同じ ㉑ 過剰摂取 ㉒ 食品（ハーブ等） ㉓ 増強 ㉔ 食品 ㉕ 代謝

医薬品の効き目や安全性に影響を与える要因 (4)

⓪⑤ 小児・高齢者・妊婦などへの配慮

１ 小児

 新生児　　　　　　乳児　　　　　　　幼児　　　　　　　小児

生後❶___週未満　　生後❶___週以上、　生後❷___歳以上、　❸___歳以上、

❷___歳未満　　❸___歳未満　　❹___歳未満

＊「医療用医薬品の添付文書等の記載要領の留意事項」による（高齢者も同様）

● 小児の特徴

・小児は大人と比べて身体の大きさに対して腸が❺［短く／長く］、服用した医薬品の吸収率が相対的に❻［低い／高い］。

・血液脳関門＊が未発達なため、循環血液中に移行した医薬品成分が脳に❼［達しやすく／達しにくく］、❽［末梢／中枢］神経系に影響を与える医薬品で副作用を起こしやすい。

・❾_____や_____の機能が未発達であるため、医薬品の成分の❿_____・_____に時間がかかり、作用が強く出過ぎたり、副作用がより強く出ることがある。

＊血液脳関門：脳の毛細血管が中枢神経の間質液環境を血液内の組成変動から保護するように働く機能

● 小児への注意点

・成人用の医薬品の量を減らして小児へ与えるような安易な使用は避け、必ず⓫_____に応じた⓬_____が定められているものを使用する。

・乳児は医薬品の影響を受けやすく、⓭_____の使用の適否が見極めにくいため、基本的には医師の診療を受けることが優先され、一般用医薬品による対処は⓮［行わない／最小限にとどめる］ことが望ましい。

・⓯_____・_____事故（薬を大量に飲む、目に入れるなど）では、応急処置について関係機関の⓰_____に相談し、様子がおかしければ医療機関に連れて行く。

2 高齢者

・医薬品の使用上の注意などにおいて「高齢者」という場合、おおよその目安として⑰＿＿歳以上を指す。

● 高齢者の特徴

・⑱＿＿＿機能が衰えつつある ➡ ⑲＿＿＿や＿＿＿の機能が低下していると医薬品の作用が強く現れやすく、若年時と比べて副作用を生じるリスクが高くなる。

・基礎体力や生理機能の衰えの度合いは⑳＿＿＿が大きく、㉑＿＿＿のみから一概にどの程度リスクが増大しているかを判断することは難しい。

・㉒＿＿の筋肉が衰えている ➡ ㉓＿＿＿薬を使用する際に㉒＿＿に詰まらせやすい。

・㉔＿＿＿（基礎疾患）があることが多い ➡ 一般用医薬品の使用によって㉔＿＿＿の症状が悪化したり、治療の妨げとなる場合がある。

● 高齢者によくみられる傾向

・医薬品の説明を㉕＿＿＿するのに時間がかかる。

・細かい文字が見えづらく、㉖＿＿＿＿＿や＿＿＿＿＿＿の記載を読み取るのが難しい。

・㉗＿＿＿の衰えのため医薬品を容器や包装から取り出すことが難しい。

・医薬品の㉘＿＿＿＿＿や＿＿＿＿＿＿を起こしやすい。

Point

・高齢者の目安は **65歳以上**だが、**個人差**が大きい。

・高齢者は一般に生理機能が衰えつつあり、**肝臓や腎臓**の機能が低下していると**医薬品の作用が強く現れやすく**、若年時と比べて副作用を生じるリスクが高くなる。

答 ❶ 4 　❷ 1 　❸ 7 　❹ 15 　❺ 長く 　❻ 高い 　❼ 達しやすく 　❽ 中枢 　❾ 肝臓、腎臓（順不同） 　❿ 代謝・排泄（順不同） 　⓫ 年齢 　⓬ 用法用量 　⓭ 一般用医薬品 　⓮ 最小限にとどめる 　⓯ 誤飲・誤用（順不同） 　⓰ 専門家 　⑰ 65 　⑱ 生理 　⑲ 肝臓、腎臓（順不同） 　⑳ 個人差 　㉑ 年齢 　㉒ 喉 　㉓ 内服 　㉔ 持病 　㉕ 理解 　㉖ 添付文書、製品表示（順不同） 　㉗ 手先 　㉘ 取り違え、飲み忘れ（順不同）

3 妊婦または妊娠していると思われる女性

・妊婦が医薬品を使用するときは、❶ ＿＿＿＿＿ に影響を及ぼすことがないよう配慮する必要があり、❷ ＿＿＿＿＿＿＿＿＿ による対処が適当かどうかを含めて慎重に考慮する。

・胎児が母体から栄養分を受け取る❸ ＿＿＿＿＿ には、胎児の血液と母体の血液とが混ざらない❹ ＿＿＿＿＿＿＿＿＿＿＿＿＿＿ という仕組みがあるが、これによって、どの程度医薬品の成分の胎児への移行が防御されるかは、❺ ＿＿＿＿＿ のことも多い。

・一般用医薬品においても、妊婦が使用した場合の❻ [有効性 ／ 安全性] に関する評価が困難なことが多いため、❼ [使用しないこと ／ 相談すること] としているものが多い。

妊婦が酒類を控えなければいけないのは、アルコールが
血液 - 胎盤関門を通過して胎児に移行するからじゃ。

● 注意が必要な医薬品

ビタミンA 含有製剤	❽ [妊娠中 ／ 妊娠前後の一定期間] に通常の用量を超えて摂取すると、胎児に❾ [低体重 ／ 先天異常] を起こす危険性が高まる
便秘薬	配合成分やその用量によっては、❿ ＿＿＿＿＿ や ＿＿＿＿＿ を誘発するおそれがある

4 母乳を与える女性（授乳婦）

・医薬品によっては、授乳婦が使用した医薬品の成分の一部が⓫ ＿＿＿＿＿ （ ＿＿＿＿＿ ）中に移行することが知られており、乳児が⓬ ＿＿＿＿＿＿＿＿＿＿＿＿＿＿ を摂取することになる場合がある。

乳幼児に好ましくない影響が及ぶことが知られている医薬品を使用する場合

⓭ ＿＿＿＿＿＿＿＿＿＿＿＿ は医薬品の使用を避ける
または
医薬品の使用後、しばらくの間は⓮ ＿＿＿＿＿ を避ける

5 医療機関で治療を受けている人など

- 生活習慣病等の⑮＿＿＿＿＿＿＿を持つ人は、疾患の種類や程度によっては、⑯＿＿＿＿＿＿＿＿＿を使用することで症状が悪化したり、治療が妨げられることもある。

- 医療機関で治療を受けている人が⑯＿＿＿＿＿＿＿＿＿を使用する場合には、問題を生じるおそれがあれば使用を⑰＿＿＿＿＿＿ことができるように情報提供がなされることが重要である。

- ⑱＿＿＿＿＿＿＿＿＿が、医療機関・薬局で交付された薬剤と⑯＿＿＿＿＿＿＿＿＿との併用の可否を判断することは⑲［困難なことが多い／禁じられている］ため、処方した医師や調剤した薬剤師に相談するよう説明する。

必要に応じて、いわゆる「**お薬手帳**」を活用するとよいぞ。

- 過去に医療機関で治療を受けていた（今は治療を受けていない）場合には、どのような⑳＿＿＿＿＿に、いつ頃かかっていたのかを踏まえ、購入者等が使用の㉑＿＿＿＿＿を適切に判断することができるよう情報提供をすることが重要である。

- 医療機関での治療を受けていない場合でも、医薬品の種類や配合成分等によっては、特定の㉒＿＿＿＿＿がある人が使用すると㉒＿＿＿＿＿を悪化させるおそれがあるものがある。

注意が必要な基礎疾患や既往症、症状、注意すべき医薬品の種類、配合成分などは、「手引」第5章の［別表］にまとめられているぞ。

☞ **Point** 医療機関・薬局で交付された薬剤と**一般用医薬品との併用の可否**については、登録販売者が判断せず、**医師や薬剤師に相談する**ように伝えることが基本である。

答 ❶ 胎児　❷ 一般用医薬品　❸ 胎盤　❹ 血液 - 胎盤関門　❺ 未解明　❻ 安全性　❼ 相談すること　❽ 妊娠前後の一定期間　❾ 先天異常　❿ 流産、早産（順不同）　⓫ 乳汁（母乳）　⓬ 医薬品の成分　⓭ 授乳期間中　⓮ 授乳　⓯ 慢性疾患　⓰ 一般用医薬品　⓱ 避ける　⓲ 登録販売者　⓳ 困難なことが多い　⓴ 疾患　㉑ 可否　㉒ 症状

医薬品の効き目や安全性に影響を与える要因 (5)

06 プラセボ効果

プラセボ効果

(❶　　　　効果)　＝　医薬品を使用したとき、結果的または❷［突発的／偶発的］に

❸［生理作用／薬理作用］によらない作用を生じること

● プラセボ効果に関与する要因

・医薬品を使用したこと自体による❹　　　　　的な結果への期待 ➡　❺　　　　　効果

・❻　　　　　　　　　による生体反応

・時間経過による自然発生的な変化 ➡　❼　　　　　　　　　など

・プラセボ効果によってもたらされる反応や変化には、望ましいもの（❽　　　　　）と不都合

なもの（❾　　　　　　）がある。

・プラセボ効果は、主観的な変化だけでなく、客観的に❿　　　　　　　　な変化として現れ

ることもあるが、⓫　　　　　　　であり、それを⓬　　　　　として医薬品が使用されるべき

ではない。

プラセボ効果の**暗示効果**とは、有効な成分が入っていない薬でも「薬を飲んだから大丈夫だ」と思い込むことで病気の症状が改善することなどを意味するんじゃ。

なるほど。
……思い当たる
ことがあります。

 ・プラセボ効果（placebo effect）は、プラシーボ効果とも呼ばれる。

・新薬の臨床試験では、治験薬の効果を調べるために偽薬が用いられることもある。

答　❶ 偽薬　❷ 偶発的　❸ 薬理作用　❹ 楽観　❺ 暗示　❻ 条件付け　❼ 自然緩解　❽ 効果　❾
副作用　❿ 測定可能　⓫ 不確実　⓬ 目的

医薬品の効き目や安全性に影響を与える要因（6）

 07 医薬品の品質

・医薬品は、❶＿＿＿＿＿水準で❷＿＿＿＿＿な品質が保証されていなければならない。

・医薬品に配合されている成分（有効成分及び添加物成分）には、❸＿＿＿＿＿、＿＿＿＿＿、
＿＿＿＿＿＿＿等によって品質の劣化（❹＿＿＿＿・＿＿＿＿＿）を起こしやすいものが
多い。

・適切な保管・陳列がなされなければ、医薬品の効き目が❺［低下／消失］したり、人体に好
ましくない作用をもたらす物質を生じることがある。

・医薬品の品質を十分保つためには、❻＿＿＿＿＿な場所に保管・陳列し、❼＿＿＿＿＿、＿＿＿＿＿
を避け、❽＿＿＿＿＿＿＿＿の下に置かないよう留意する。

・医薬品は、適切な保管・陳列がされたとしても、❾＿＿＿＿＿＿＿＿＿による品質の劣化は避
けられない。

・外箱等に表示されている「使用期限」は、❿＿＿＿＿＿＿状態で保管された場合に品質が保
持される期限である。

・⓫＿＿＿剤などでは、いったん開封されると記載されている期日まで⓬＿＿＿＿＿が保証されな
い場合がある。

・一般用医薬品は家庭における⓭＿＿＿＿＿＿として購入されることも多く、すぐに使用され
るとは限らないので、記載されている使用期限から十分な⓮＿＿＿＿＿をもって販売すること
が大切である。

 品質が承認された基準に適合しない医薬品、その全部や一部
が変質・変敗した物質から成っている医薬品は、販売等する
ことが禁止されているんじゃ。詳しくは第4章で学習じゃ！

答 ❶ 高い　❷ 均一　❸ 高温、多湿、光（紫外線）（順不同）　❹ 変質・変敗（順不同）　❺ 低下
❻ 清潔　❼ 高温、多湿（順不同）　❽ 直射日光　❾ 経時変化　❿ 未開封　⓫ 液　⓬ 品質　⓭
常備薬　⓮ 余裕

適切な医薬品選択と受診勧奨 (1)

08 一般用医薬品で対処可能な範囲

● **一般用医薬品の定義**（法第 4 条第 5 項第 4 号）

医薬品のうち、その❶＿＿＿＿＿＿及び＿＿＿＿＿＿において人体に対する作用が❷＿＿＿＿＿＿＿

ないものであって、薬剤師その他の医薬関係者から提供された情報に基づく❸＿＿＿＿＿＿

の選択により使用されることが目的とされているもの（❹＿＿＿＿＿＿医薬品を除く）

1 一般用医薬品の役割

・一般用医薬品は、医療機関での治療を受けるほどではない❺＿＿＿＿＿＿＿や疾病の

❻＿＿＿＿＿段階、または日常において、生活者が自らの疾病の❼＿＿＿＿、＿＿＿＿＿または

❽＿＿＿＿＿＿＿＿＿の改善・向上を図ることを目的としている。

● **一般用医薬品の役割**

①❾＿＿＿＿＿＿な疾病に伴う症状の改善

②❿＿＿＿＿＿＿＿＿＿等の疾病に伴う症状発現の予防（⓫＿＿＿＿＿的・＿＿＿＿＿的に
効果が期待できるものに限る）

③生活の質の改善・向上　　　　　④健康状態の⓬［確認／自己検査］

⑤健康の⓭＿＿＿＿＿・＿＿＿＿＿　⑥その他保健衛生

生活習慣病については、運動療法や食事療法が基本となるんじゃよ。

・一般用医薬品は、**軽度な疾病**に伴う症状の改善等を目的としたものである。
・一般用医薬品は、薬剤師、登録販売者などの医薬関係者から提供された情報に基づき、**需要者の選択**により使用される。

2 セルフメディケーション （セルフメディケーションの定義➡ p.13 参照）

・近年、⑭_____の健康に高い関心を持つ生活者が多くなり、⑮_____による適切なアドバイスの下、身近にある⑯_____を利用する「セルフメディケーション」の考え方がみられるようになってきている。

・セルフメディケーションの主役は⑰_____であり、一般用医薬品の販売等に従事する専門家は、購入者等に対して常に⑱_____に基づいた正確な情報提供を行い、セルフメディケーションを適切に⑲［支援／指導］していくことが期待されている。

・症状が重いとき（⑳_____や激しい腹痛がある場合、患部が㉑_____な場合など）に一般用医薬品を使用することは、その㉒_____にかんがみて、適切な対処とはいえない。

・情報提供は必ずしも医薬品の㉓_____に結びつけるのでなく、受診勧奨や㉔［健康食品による／医薬品の使用によらない］対処を勧めることが適切な場合がある。

● 適切な利用への留意点

・体調不良や軽度の症状に対して一般用医薬品を使用した場合であっても、㉕_____（または_____）使用しても症状が改善しないときには、医療機関を受診する必要がある。

・一般用医薬品で対処可能な範囲は、㉖_____や_____等では、通常の成人に比べて限られる。

・一般用医薬品にも㉗_____に該当する成分を含んだものがあるため、スポーツ競技者から相談があった場合は、㉘_____を持つ薬剤師などに確認する。

- ・セルフメディケーションの主役は、**一般の生活者**である。
- ・**症状が重いとき**に一般用医薬品を使用することは適切ではない。
- ・一般用医薬品で対処可能な範囲は、**医薬品を使用する人によって変わる**。

答 ❶ 効能、効果（順不同）　❷ 著しく　❸ 需要者　❹ 要指導　❺ 体調不良　❻ 初期　❼ 治療、予防（順不同）　❽ 生活の質　❾ 軽度　❿ 生活習慣病　⓫ 科学・合理（順不同）　⓬ 自己検査　⓭ 維持・増進（順不同）　⑭ 自分自身　⑮ 専門家　⑯ 一般用医薬品　⑰ 一般の生活者　⑱ 科学的な根拠　⑲ 支援　⑳ 高熱　㉑ 広範囲　㉒ 役割　㉓ 販売　㉔ 医薬品の使用によらない　㉕ 一定期間、一定回数（順不同）　㉖ 乳幼児、妊婦（順不同）　㉗ ドーピング　㉘ 専門知識

適切な医薬品選択と受診勧奨 (2)

09　販売時のコミュニケーション

- 登録販売者は、❶＿＿＿＿＿医薬品のうち、❷第＿＿類医薬品と第＿＿類医薬品の販売、情報提供を担う。
- 添付文書等の記載は❸＿＿＿＿的・＿＿＿＿的なため、個人が、自分にはどの記載内容が当てはまり、どの注意書きに特に留意すべきなのかを適切に❹＿＿＿＿することは容易ではない。
- 専門家からの情報提供は、単に専門用語をわかりやすい❺＿＿＿＿な表現で説明するだけでなく、説明した内容が購入者等にどう理解され、行動に反映されているかを把握しながら行うことで❻＿＿＿＿性が高まる。

1　購入者などから確認すること

- 一般用医薬品は、❼＿＿＿＿＿＿を受けた❽＿＿＿＿が医薬品を使用するとは限らないことを踏まえて、販売時の❾＿＿＿＿＿＿＿＿＿を考える必要がある。

● 購入者等から確認しておきたい基本的なポイント

① 何のためにその医薬品を購入しようとしているか（購入者等の❿＿＿＿＿＿、購入の⓫＿＿＿＿）

② その医薬品を使用するのは情報提供を受けている当人か、またはその⓬＿＿＿＿が想定されるか

③ その医薬品を使用する人として、⓭＿＿＿・＿＿＿＿・＿＿＿＿＿＿が想定されるか

④ その医薬品を使用する人が⓮＿＿＿＿＿で治療を受けていないか

⑤ その医薬品を使用する人が過去に⓯＿＿＿＿＿＿や医薬品による副作用等の経験があるか

⑥ その医薬品を使用する人が相互作用や飲み合わせで問題を生じるおそれのある他の⓰＿＿＿＿＿の使用や⓱＿＿＿＿の摂取をしていないか

● **把握に努めることが望ましい事項**

⑦ その医薬品が⓲＿＿＿＿＿に使用される状況にあるか（その医薬品によって対処しよう
とする症状などが⓳＿＿にあるか）

⑧ 症状等がある場合、それは⓴＿＿＿＿＿からか、その㉑＿＿＿＿や患部等の特定は
なされているか

すぐに医薬品を使用しないという場合には、購入者に対して、
実際に使用するときに販売時に提供された情報を思い起こしな
がら改めて添付文書等に目を通すよう促すのがよいんじゃ。

2 登録販売者と購入者等のコミュニケーション

・情報提供の際は、購入者等と会話しやすい㉒＿＿＿＿＿づくりに努める。

・購入者等が健康への高い関心と㉓＿＿＿＿＿意識を持って、医薬品を使用する状況について
㉔＿＿＿＿＿の意志で伝えてもらえるよう促す。

・購入者側に情報提供を受けようとする㉕＿＿＿＿が乏しく、コミュニケーションが成立しに
くい場合でも、医薬品の使用状況等の情報をできる限り引き出し、可能な情報提供を行うた
めの㉖＿＿＿＿＿＿＿＿＿＿＿を身につける。

・購入者等が医薬品を使用する状況は随時㉗＿＿＿＿する可能性があるため、販売数量は一時
期に使用する㉘＿＿＿＿量とするなど、販売時のコミュニケーションの機会が㉙＿＿＿＿
的に確保されるよう配慮する。

・情報提供を受ける購入者が医薬品を使用する㉚＿＿＿＿で、現に㉛＿＿＿＿がある場合には、
その人の状態や様子全般から得られる情報も、状況把握につながる重要な手がかりになる。

答 ❶ 一般用 ❷ 2、3 ❸ 一般・網羅（順不同）❹ 理解 ❺ 平易 ❻ 実効 ❼ 情報提供 ❽
当人 ❾ コミュニケーション ❿ ニーズ ⓫ 動機 ⓬ 家族 ⓭ 小児・高齢者・妊婦（順不同）
⓮ 医療機関 ⓯ アレルギー ⓰ 医薬品 ⓱ 食品 ⓲ すぐ ⓳ 現 ⓴ いつ頃 ㉑ 原因 ㉒ 雰
囲気 ㉓ 参加 ㉔ 自ら ㉕ 意識 ㉖ コミュニケーション技術 ㉗ 変化 ㉘ 必要 ㉙ 継続 ㉚
本人 ㉛ 症状

⑩ 薬害の歴史（主な訴訟）

1 サリドマイド訴訟

● サリドマイド訴訟とは

- ❶［解熱鎮痛剤／催眠鎮静剤］等として販売されたサリドマイド製剤を妊娠している女性が使用したことにより、出生児に❷［四肢欠損／脳性麻痺］、耳の障害等の❸＿＿＿＿＿＿＿（サリドマイド胎芽症）が発生したことに対する損害賠償訴訟である。
- 1963 年に❹［国／製薬企業］を被告として、さらに翌年には❺＿＿＿＿及び＿＿＿＿＿＿を被告として提訴され、1974 年に和解が成立した。

● サリドマイド薬害

- サリドマイドは❻［鎮咳去痰薬／胃腸薬］にも配合された。
- サリドマイドには、副作用として❼＿＿＿＿＿＿＿＿を妨げる作用があった。
- 妊婦がサリドマイドを摂取し、❽＿＿＿＿＿＿＿＿＿を通過して胎児に移行した。
- 胎児は成長の過程で❾＿＿＿＿＿＿が活発に行われるが、❼＿＿＿＿＿＿＿が妨げられると❾＿＿＿＿＿＿が正常に行われず、器官が十分に成長しないことから、❷＿＿＿＿＿＿、視聴覚等の感覚器や❿＿＿＿＿＿機能の障害等の先天異常が発生した。
- ❼＿＿＿＿＿＿を妨げる作用は、サリドマイドの光学異性体のうち一方の異性体⓫［S 体／R 体］のみが有する作用であり、もう一方の異性体⓬［S 体／R 体］にはなく、また、鎮静作用は⓭［S 体／R 体］のみが有するとされている。
- サリドマイドが摂取されると、R 体と S 体は体内で相互に転換するため、⓮［S 体／R 体］のサリドマイドを分離して製剤化しても⓯＿＿＿＿＿＿性は避けられない。

そうじゃな。**光学異性体**というのは、分子の化学的配列は同じでも鏡像関係（鏡に映ったように左右対称の関係）にあって互いに重ね合わせることができないもののことじゃぞ。

・サリドマイドによる薬害事件は、世界的にも問題となったため、⑯ ＿＿＿＿＿＿＿＿ を

中心に市販後の⑰ ＿＿＿＿＿＿＿＿＿ の収集の重要性が改めて認識され、各国における

⑰ ＿＿＿＿＿＿＿＿＿ の収集体制の整備が図られることとなった。

・サリドマイド製剤の催奇形性について警告が発せられた後、日本では出荷停止が遅れ、⑱ ＿

＿＿＿＿＿＿ や ＿＿＿＿＿＿＿＿ などの対応の遅さが問題視された。

② スモン訴訟 　＊英名 <u>S</u>ubacute <u>M</u>yelo-<u>O</u>ptico-<u>N</u>europathy の頭文字をとってスモンと呼ばれる

● スモン訴訟とは

・⑲ ［ 解熱鎮痛剤 ／ 整腸剤 ］として販売されていた⑳［ キノホルム ／ アスピリン ］製剤

を使用したことにより、㉑［ 亜急性脊髄視神経症 ／ 中毒性脊髄視神経症 ］に罹（り）患したこ

とに対する損害賠償訴訟である。

・1971 年に㉒ ＿＿＿ 及び ＿＿＿＿＿＿＿＿＿ を被告として提訴され、1979 年に全面和解が成

立した。

● スモンの症状

・スモンは、初期には腹部の㉓ ＿＿＿＿＿ 感から激しい腹痛を伴う㉔ ＿＿＿＿＿ を生じ、次第

に下半身の㉕ ＿＿＿＿＿ 、脱力、歩行困難等が現れる。

・麻痺（ひ）は㉖ ＿＿＿＿＿＿＿ にも拡がる場合があり、ときに視覚障害から㉗［ 強度の弱視 ／ 失

明 ］に至ることもある。

医薬品副作用被害救済制度は、サリドマイド訴訟、スモン訴訟を契機として、1979 年、医薬品の副作用による健康被害の迅速な救済を図るために創設されたのじゃ。

答 ❶ 催眠鎮静剤 ❷ 四肢欠損 ❸ 先天異常 ❹ 製薬企業 ❺ 国、製薬企業（順不同） ❻ 胃腸薬 ❼ 血管新生 ❽ 血液 - 胎盤関門 ❾ 細胞分裂 ❿ 心肺 ⓫ S 体 ⓬ R 体 ⓭ R 体 ⓮ R 体 ⓯ 催奇形 ⓰ WHO 加盟国 ⓱ 副作用情報 ⓲ 販売停止、回収措置（順不同） ⓳ 整腸剤 ⓴ キノホルム ㉑ 亜急性脊髄視神経症 ㉒ 国、製薬企業（順不同） ㉓ 膨満 ㉔ 下痢 ㉕ 痺れ ㉖ 上半身 ㉗ 失明

3 HIV 訴訟　＊ HIV は、英名の <u>H</u>uman <u>I</u>mmunodeficiency <u>V</u>irus を略したもの

● HIV 訴訟とは

- ❶＿＿＿＿＿＿病患者が、❷［ エイズ／ヒト免疫不全 ］ウイルス（HIV）が混入した原料血漿から製造された❸［ 血液凝固因子製剤／免疫抑制製剤 ］の投与を受けたことにより、HIV に感染したことに対する損害賠償訴訟である。
- 国及び❹［ 製薬企業／医療機関 ］を被告として、1989 年に大阪地裁と東京地裁で提訴され、1995 年、1996 年にそれぞれ和解勧告を行い、1996 年、両地裁で和解が成立した。

● HIV 感染者に対する対策等

- 国は、訴訟の和解を踏まえ、HIV 感染者に対する恒久対策として、エイズ治療・研究開発センター及び❺［ 特定機能病院／拠点病院 ］の整備や、❻［ 治療薬／生活資金 ］の早期提供等の様々な取り組みを推進してきている。
- HIV 感染者に対する恒久対策のほか、承認審査体制の充実、❼［ 医療機関／製薬企業 ］に対する感染症報告の義務づけ、❽［ 緊急輸入／緊急入院 ］制度の創設等を内容とする❾＿＿＿＿＿＿＿＿法が 1996 年に成立し、翌年施行された。
- 血液製剤の安全確保対策として、検査や❿［ 定期報告制度／献血時の問診 ］の充実が図られるとともに、薬事行政組織の再編、⓫［ 情報公開／研究開発 ］の推進、健康危機管理体制の確立等がなされた。

血友病は、血液を固める「血液凝固因子」に異常が生じ、出血が止まりにくくなる遺伝性の病気なんじゃ。

患者さんが出血したときなどに、血液製剤が投与されるんですね。

HIV 感染 ≠ エイズ（AIDS）
HIV はエイズの原因となる**ウイルスの名前**で、エイズは HIV 感染により引き起こされる**後天性免疫不全症候群**（AIDS ／ Acquired Immune Deficiency Syndrome）の略称です。

4 CJD 訴訟

● CJD 訴訟とは

- 脳外科手術等に用いられていた⑫［ヒト／ウシ］乾燥硬膜を介して⑬＿＿＿＿＿＿＿＿＿＿＿＿＿＿＿＿＿＿＿＿＿＿病（CJD）に罹患したことに対する損害賠償訴訟である。
- 国、⑭＿＿＿＿＿＿＿業者、製造業者を被告として、1996年に大津地裁、1997年に東京地裁で提訴された。両地裁は2001年に和解勧告を行い、2002年に和解が成立した。

● CJD（クロイツフェルト・ヤコブ病）とは

- CJDは、タンパク質の一種である⑮＿＿＿＿＿＿＿が脳の組織に感染し、次第に⑯＿＿＿＿＿＿に類似した症状が現れ、死に至る重篤な⑰［精神疾患／神経難病］である。
- ⑮＿＿＿＿＿＿に汚染された⑱＿＿＿＿＿＿＿＿＿＿の原料が、⑲＿＿＿＿＿化のための十分な化学的処理が行われないまま製品として流通し、脳外科手術で⑳＿＿＿＿＿されれた患者にCJDが発生した。

● CJD の救済制度

- 2002年の薬事法改正に伴い、㉑＿＿＿＿＿＿＿製品の安全対策強化、独立行政法人医薬品医療機器総合機構による㉑＿＿＿＿＿＿＿製品による㉒＿＿＿＿＿＿＿＿＿＿＿制度が創設された。

このほか、診断や治療法の研究開発、正しい知識の普及・啓発、患者家族・遺族の相談事業等への支援、患者診療録の長期保存などの措置がとられるようになったのじゃ。

答 ❶ 血友 ❷ ヒト免疫不全 ❸ 血液凝固因子製剤 ❹ 製薬企業 ❺ 拠点病院 ❻ 治療薬 ❼ 製薬企業 ❽ 緊急輸入 ❾ 改正薬事 ❿ 献血時の問診 ⓫ 情報公開 ⓬ ヒト ⓭ クロイツフェルト・ヤコブ ⓮ 輸入販売 ⓯ プリオン ⓰ 認知症 ⓱ 神経難病 ⓲ ヒト乾燥硬膜 ⓳ 不活 ⓴ 移植 ㉑ 生物由来 ㉒ 感染等被害救済

5 C 型肝炎訴訟

● C 型肝炎訴訟とは

・出産や手術での❶＿＿＿＿＿＿などの際に特定の❷［ガンマグロブリン／フィブリ
ノゲン］製剤や❸［血液凝固第Ⅸ因子／輸血用血液］製剤の投与を受けたことにより、
C 型肝炎ウイルスに感染したことに対する損害賠償訴訟である。

・❹［国及び製薬企業／国及医療機関］を被告として 5 つの地裁で提訴され、現在、特
別措置法＊に基づき、和解を進めている。

＊特別措置法：特定フィブリノゲン製剤及び特定血液凝固第Ⅸ因子製剤によるC型肝炎感染被害者を救済するための給付金の支給に関する特別
措置法

● C 型肝炎の救済制度

・「薬害再発防止のための医薬品行政等の見直しについて」を受け、医師、薬剤師、法律家、
❺［薬害加害者／薬害被害者］などの委員により構成される❻［医薬品等行政評価・監
視委員会／医薬品等行政調査・執行委員会］が設置された。

サリドマイド製剤、キノホルム製剤は、一般用医薬品として販売されて
おったのじゃ。登録販売者は副作用による健康被害の拡大防止の一端を
担っているので、薬害事件についてもしっかり理解しておくとよいぞ。

memo

● 主な薬害訴訟のまとめ

訴訟	原因	薬害（被害）	対応策
サリドマイド訴訟	❼＿＿＿＿＿＿＿＿＿製剤 （❽＿＿＿＿＿＿＿剤）	妊婦が使用 →出生児に❾＿＿＿＿＿ 　等の❿＿＿＿＿＿＿ 　が発生	WHO加盟国を中心とした⓫＿＿＿＿＿＿＿＿＿収集体制の整備
スモン訴訟	⓬＿＿＿＿＿＿＿＿＿製剤 （⓭＿＿＿＿剤）	⓮＿＿＿＿＿＿＿＿＿＿症に罹患	⓯＿＿＿＿＿＿＿＿＿制度の創設
HIV訴訟	⓰＿＿＿＿＿＿＿＿＿製剤 （HIV混入）	⓱＿＿＿＿＿＿＿患者が使用 →HIVに感染	⓲＿＿＿＿＿＿治療・研究開発センターや⓳＿＿病院の整備など
CJD訴訟	⓴＿＿＿＿＿＿＿＿＿＿＿＿＿＿＿＿＿ （㉑＿＿＿＿＿＿＿＿に汚染）	脳外科手術で使用 →㉒CJD（＿＿＿＿＿＿＿＿＿＿＿＿＿病）に罹患	㉓＿＿＿＿＿＿＿＿＿＿製品による感染等被害救済制度の創設
C型肝炎訴訟	特定の㉔＿＿＿＿＿＿＿＿＿＿＿＿製剤、 血液凝固第IX因子製剤	出産や手術での大量出血などで投与 →㉕＿＿＿＿＿＿＿＿＿＿に感染	医薬品等㉖＿＿＿＿＿評価・監視委員会が設置

答 ❶大量出血　❷フィブリノゲン　❸血液凝固第IX因子　❹国及び製薬企業　❺薬害被害者
❻医薬品等行政評価・監視委員会　❼サリドマイド　❽催眠鎮静　❾四肢欠損　❿先天異常
⓫副作用情報　⓬キノホルム　⓭整腸　⓮亜急性脊髄視神経　⓯医薬品副作用被害救済　⓰血液凝固因子　⓱血友病　⓲エイズ　⓳拠点　⓴ヒト乾燥硬膜　㉑プリオン　㉒クロイツフェルト・ヤコブ　㉓生物由来　㉔フィブリノゲン　㉕C型肝炎ウイルス　㉖行政

01

内臓器官（1）

消化器系（口腔、咽頭、食道、胃、小腸、膵臓、肝臓、大腸など）

消化 ＝そのままの形では❶＿＿＿＿＿＿＿として利用できない飲食物を、消化管で❷＿＿＿＿＿＿される形に❸＿＿＿＿＿すること

・消化器系の器官は、飲食物を消化し、❶＿＿＿＿＿＿＿として❷＿＿＿＿＿し、その残滓を体外に❹＿＿＿＿＿する器官系で、消化管と消化腺に分けられる。

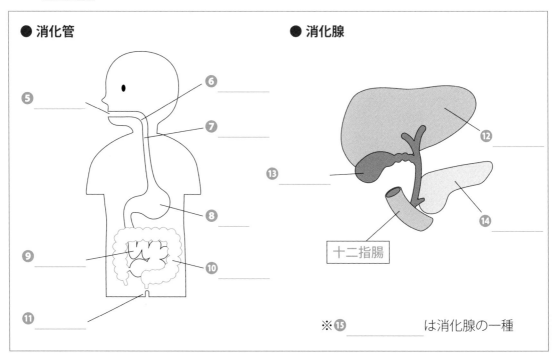

● 消化管

❺＿＿＿＿＿
❻＿＿＿＿＿
❼＿＿＿＿＿
❽＿＿＿＿＿
❾＿＿＿＿＿
❿＿＿＿＿＿
⓫＿＿＿＿＿

● 消化腺

⓬＿＿＿＿＿
⓭＿＿＿＿＿
⓮＿＿＿＿＿

十二指腸

※⓯＿＿＿＿＿＿は消化腺の一種

・消化管は、平均的な成人で全長約⓰［5m／9m］ある。

● 消化の種類

⓱＿＿＿＿的消化	消化液に含まれる⓲＿＿＿＿＿＿＿の作用によって飲食物を分解する
⓳＿＿＿＿的消化	口腔での⓴＿＿＿＿＿や、消化管の㉑＿＿＿＿＿によって消化管の内容物を細かくして消化液と混和し、消化を容易にする

1 口腔（くう）

(1) 歯

・歯は、歯周組織（㉒＿＿＿＿＿、㉓＿＿＿＿＿、㉔＿＿＿＿＿、㉕＿＿＿＿＿＿質）によって上下の顎の骨に固定されている。

・㉔＿＿＿＿＿＿の中に埋没している歯の部分を㉖＿＿＿＿＿、歯頚（けい）（歯肉線のあたり）を境に口腔に露出する部分を㉗＿＿＿＿＿という。

・㉗＿＿＿＿＿の表面は㉘＿＿＿＿＿＿質で覆われ、体で最も㉙＿＿＿＿＿部分である。

・㉘＿＿＿＿＿質の下には㉚＿＿＿＿＿質（硬い骨状の組織）があり、神経や血管が通る㉛＿＿＿＿＿を取り囲んでいる。

・歯の齲蝕（うしょく）が㉚＿＿＿＿＿質に達すると、神経が刺激されて、㉜［歯／歯茎］がしみたり痛みを感じる。

> 歯の齲蝕とは、むし歯のことで、口腔内の常在細菌が糖質から産生する酸で歯が脱灰されることによって起こる歯の欠損をいうのじゃ。

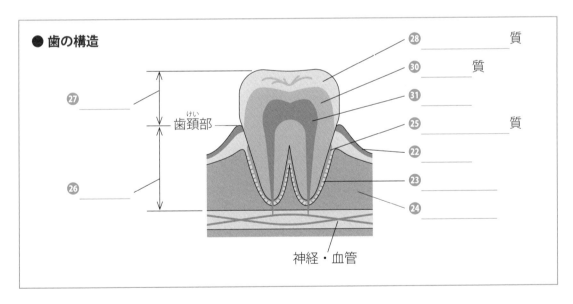

● 歯の構造

- ㉘＿＿＿＿＿質
- ㉚＿＿＿＿＿質
- ㉛＿＿＿＿＿
- ㉕＿＿＿＿＿質
- ㉒＿＿＿＿＿
- ㉓＿＿＿＿＿
- ㉔＿＿＿＿＿
- ㉗＿＿＿＿＿
- 歯頚（けい）部
- ㉖＿＿＿＿＿
- 神経・血管

答
① 栄養分 ② 吸収 ③ 分解 ④ 排出 ⑤ 口腔 ⑥ 咽頭 ⑦ 食道 ⑧ 胃 ⑨ 小腸 ⑩ 大腸 ⑪ 肛門 ⑫ 肝臓 ⑬ 胆嚢 ⑭ 膵臓 ⑮ 唾液腺 ⑯ 9m ⑰ 化学 ⑱ 消化酵素 ⑲ 機械 ⑳ 咀嚼（そしゃく） ㉑ 運動 ㉒ 歯肉 ㉓ 歯根膜 ㉔ 歯槽骨 ㉕ セメント ㉖ 歯根 ㉗ 歯冠 ㉘ エナメル ㉙ 硬い ㉚ 象牙 ㉛ 歯髄 ㉜ 歯

(2) 舌・唾液腺

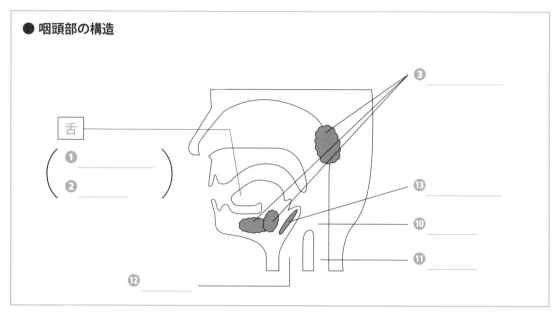

● 咽頭部の構造

舌

(❶＿＿＿＿＿)
(❷＿＿＿＿＿)

❸＿＿＿＿＿

❸

⑬＿＿＿＿＿

⑩＿＿＿＿＿

⑪＿＿＿＿＿

⑫＿＿＿＿＿

・舌の表面には❶＿＿＿＿＿があり、味覚を感知する❷＿＿＿＿＿が分布している。

・唾液は❸＿＿＿＿＿から分泌され、❹＿＿＿＿＿をデキストリンや麦芽糖に分解する消化酵素の❺＿＿＿＿＿（＿＿＿＿＿＿＿＿＿）が含まれる。

・唾液は、リゾチーム等の❻＿＿＿・＿＿＿＿物質を含んでおり、❼＿＿＿＿＿の保護・洗浄、殺菌等の作用もある。

・唾液によって口腔内は pH が❽［ほぼ中性／アルカリ性］に保たれ、❾＿＿＿による歯の齲蝕を防いでいる。

2 咽頭、食道

・⑩＿＿＿＿＿は、口腔から⑪＿＿＿＿＿に通じる食物路と、呼吸器の⑫＿＿＿＿＿とが交わるところをいう。

・嚥下時には反射的に⑬＿＿＿＿＿が閉じ、飲食物が喉頭や気管に流入せず⑪＿＿＿＿＿へと送られる。

・食道は直径⑭［1〜2／3〜4］cm の管状の器官で、消化液の分泌腺⑮［がある／はない］。

・嚥下された飲食物は⑯＿＿＿＿＿によって胃に落ちるのでなく、⑰＿＿＿＿＿によって胃に送られる。

・食道の上端と下端にある⑱＿＿＿＿＿筋は、胃内容物の食道や咽頭への⑲＿＿＿＿＿を防いでいる。

● **胃から肛門までの器官の位置と主な働き**

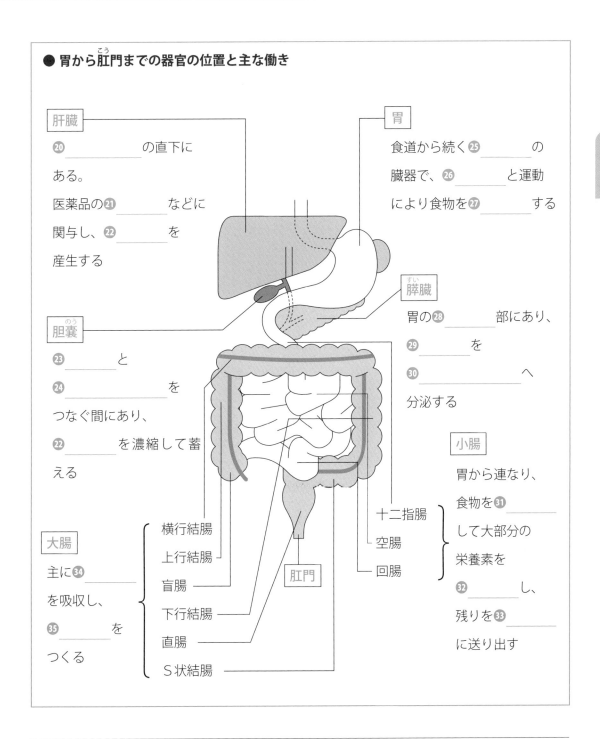

肝臓

❷⓿＿＿＿＿＿の直下にある。

医薬品の㉑＿＿＿＿＿などに関与し、㉒＿＿＿＿＿を産生する

胆囊

㉓＿＿＿＿＿と㉔＿＿＿＿＿をつなぐ間にあり、㉒＿＿＿＿＿を濃縮して蓄える

胃

食道から続く㉕＿＿＿＿＿の臓器で、㉖＿＿＿＿＿と運動により食物を㉗＿＿＿＿＿する

膵臓

胃の㉘＿＿＿＿＿部にあり、㉙＿＿＿＿＿を㉚＿＿＿＿＿へ分泌する

小腸

胃から連なり、食物を㉛＿＿＿＿＿して大部分の栄養素を㉜＿＿＿＿＿し、残りを㉝＿＿＿＿＿に送り出す

大腸

主に㉞＿＿＿＿＿を吸収し、㉟＿＿＿＿＿をつくる

横行結腸
上行結腸
盲腸
下行結腸
直腸
S状結腸

十二指腸
空腸
回腸

肛門

答 ❶ 舌乳頭（ぜつにゅうとう） ❷ 味蕾（みらい） ❸ 唾液腺 ❹ デンプン ❺ プチアリン（唾液アミラーゼ） ❻ 殺菌・抗菌 ❼ 口腔粘膜 ❽ ほぼ中性 ❾ 酸 ❿ 咽頭 ⓫ 食道 ⓬ 気道 ⓭ 喉頭蓋 ⓮ 1〜2 ⓯ はない ⓰ 重力 ⓱ 食道の運動 ⓲ 括約 ⓳ 逆流 ⓴ 横隔膜 ㉑ 代謝 ㉒ 胆汁 ㉓ 肝臓 ㉔ 十二指腸 ㉕ 中空 ㉖ 胃液 ㉗ 消化 ㉘ 後下 ㉙ 膵液 ㉚ 十二指腸 ㉛ 消化 ㉜ 吸収 ㉝ 大腸 ㉞ 水分 ㉟ 糞便

3 胃

- 中身が空のときは❶＿＿＿＿に縮んでいるが、食道から内容物が送られてくると、胃壁の平滑筋が❷［拡張／弛緩］して容積が拡がる（胃適応性❷＿＿＿＿）。
- 胃の内壁は❸［粘膜／絨毛］で覆われて多くの❹＿＿＿＿がある。
- ❸＿＿＿＿の表面には無数の微細な孔があり、❺＿＿＿＿につながって、❻＿＿＿＿（＿＿＿＿）のほか、❼［ペプシン／ペプシノーゲン］等を分泌している。
- ❼＿＿＿＿＿＿は❻＿＿＿＿（＿＿＿＿）によって、タンパク質を消化する酵素である❽＿＿＿＿＿＿となり、❻＿＿＿＿（＿＿＿＿）とともに❾＿＿＿＿として働く。
- タンパク質が❽＿＿＿＿＿＿によって半消化された状態を❿＿＿＿＿＿という。
- 胃酸は、胃内を⓫［酸性／強酸性］に保って内容物が⓬＿＿＿＿や＿＿＿＿を起こさないようにしている。
- 胃液による消化作用から⓭＿＿＿＿を保護するため、胃の粘膜表皮を覆う細胞から⓮＿＿＿＿が分泌されている。
- 胃液分泌と⓮＿＿＿＿分泌のバランスが崩れると、胃液により胃の⓯＿＿＿＿が損傷を受けて⓰［胃痛／胃潰瘍］などの症状を生じることがある。
- 胃粘液に含まれる成分は、小腸における⓱［ビタミンD／ビタミンB$_{12}$］の吸収にも重要な役割を果たしている。
- 食道から送られてきた内容物は、胃の⓲＿＿＿＿により胃液と混和され、⓳［液状／かゆ状］となって小腸に送り出されるまで⓴［数時間／半日程度］、胃内に滞留する。
- 内容物の滞留時間は、炭水化物主体の食品では比較的㉑［短く／長く］、脂質分の多い食品では比較的㉒［短い／長い］。

胃の運動というのは、胃の入口にある噴門から胃の出口にある幽門に向かって起こる前進を伴う収縮運動のことで、一般に蠕動運動と呼ばれるのじゃ。

噴門は食物が食道に逆流することを防ぎ、幽門は十二指腸への食物の通過を調節しているんですよね。

4 小腸

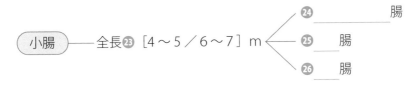

小腸 ── 全長㉓ [4〜5／6〜7] m ─┬─ ㉔ _____ 腸
　　　　　　　　　　　　　　　├─ ㉕ _____ 腸
　　　　　　　　　　　　　　　└─ ㉖ _____ 腸

● 十二指腸

- 胃から連なる約㉗ [15／25] cm の㉘ [S字／C字] 型に彎曲した部分である。
- 彎曲部には膵臓からの㉙ _____ 管と胆嚢からの㉚ _____ 管の開口部があり、㉛ _____ と㉜ _____ を腸管内へ送り込んでいる。
- 腸の内壁からは㉝ _____ が分泌され、十二指腸で分泌される㉝ _____ によって、膵液中の㉞ [トリプシノーゲン／トリプシン] が㉟ [トリプシノーゲン／トリプシン] になる。
- ㉟ _____ は、胃で半消化されたタンパク質（㊱ _____）をさらに細かく消化する酵素である。

- 小腸のうち十二指腸に続く部分の、概ね上部㊲ [20／40] ％が空腸、残り約㊳ [80／60] ％が回腸で、明確な境目㊴ [がある／はない]。
- 小腸は、内壁の㊵ _____ を大きくする構造を持つ。
- ㊶ _____ 腸の上部を除く小腸の内壁には㊷ [波状／輪状] のひだがあり、その粘膜表面は㊸ _____（_____）に覆われて㊹ _____ 状になっている。
- 小腸の㊺ _____ によって、内容物は㊻ _____ と混和されながら㊼ _____ へと送られ、その間に消化と栄養分の吸収が行われる。
- 消化酵素の作用によって、炭水化物は㊽ [多糖類／単糖類] に、タンパク質は㊾ [脂肪酸／アミノ酸] に分解されて吸収される。

答 ❶扁平 ❷弛緩 ❸粘膜 ❹ひだ ❺胃腺 ❻塩酸（胃酸） ❼ペプシノーゲン ❽ペプシン ❾胃液 ❿ペプトン ⓫強酸性 ⓬腐敗、発酵（順不同） ⓭胃自体 ⓮粘液 ⓯内壁 ⓰胃痛 ⓱ビタミンB$_{12}$ ⓲運動 ⓳かゆ状 ⓴数時間 ㉑短く ㉒長い ㉓6〜7 ㉔十二指 ㉕空 ㉖回 ㉗25 ㉘C字 ㉙膵 ㉚胆 ㉛膵液 ㉜胆汁 ㉝腸液 ㉞トリプシノーゲン ㉟トリプシン ㊱ペプトン ㊲40 ㊳60 ㊴はない ㊵表面積 ㊶十二指 ㊷輪状 ㊸絨毛（柔突起） ㊹ビロード ㊺運動 ㊻消化液 ㊼大腸 ㊽単糖類 ㊾アミノ酸

・脂質（❶＿＿＿＿＿＿＿＿＿＿＿）は、消化酵素（❷＿＿＿＿＿＿）によって分解を受けるが、吸収されると脂質に再形成されて乳状脂粒となり、その際、❸［水溶性／脂溶性］ビタミンも一緒に取り込まれる。

乳状脂粒は脂質がタンパク質などの
物質と結合した微粒子のことです。

5 膵臓

・胃の❹＿＿＿＿＿部に位置する細長い臓器で、膵液を❺＿＿＿＿＿＿＿＿腸へ分泌する。
・膵液は❻［弱アルカリ性／強アルカリ性］で、胃で酸性となった内容物を中和する。
・膵臓は、❼＿＿＿＿＿＿＿＿＿、＿＿＿＿＿＿＿＿＿＿、＿＿＿＿のそれぞれを消化するすべての酵素の供給を担っている。

❽ トリプシノーゲン	・	・ a	デンプンを分解する
❾ アミラーゼ（膵液アミラーゼ）	・	・ b	脂質を分解する
❿ リパーゼ	・	・ c	トリプシンに変換される

・膵臓は、⓫＿＿＿＿＿値を調節するホルモン等を分泌する⓬＿＿＿＿＿＿腺でもある。

6 胆嚢、肝臓

● 胆汁の働き

・胆汁に含まれる胆汁酸塩は、⓭［脂質／糖質］の消化を容易にし、また、⓮＿＿＿＿＿性ビタミンの吸収を助ける。腸管内に放出された胆汁酸塩の大部分は、⓯＿＿＿＿＿で再吸収されて⓰＿＿＿＿＿に戻される ➡ ⓱＿＿＿＿＿循環
・胆汁は、古くなった⓲［白血球／赤血球］や過剰な⓳＿＿＿＿＿＿＿＿＿＿＿等を排出する。
・胆汁に含まれる⓴＿＿＿＿＿＿＿＿は、腸管内の常在細菌（腸内細菌）によって代謝され、糞便を㉑［黄色／茶褐色］にする色素となる。

● 肝臓の主な働き

(1) 栄養分の㉒＿＿＿＿＿・＿＿＿＿＿

> ・小腸で吸収されたブドウ糖は、血液によって肝臓に運ばれて㉓＿＿＿＿＿＿＿＿
>
> として蓄えられ、㉔［血圧／血糖値］が低下したときなど、必要に応じて㉕＿＿＿＿
>
> ＿＿＿＿＿に分解されて血液中に放出される。
>
> ・ビタミン㉖＿＿＿、＿＿＿などの脂溶性ビタミンや、ビタミン㉗＿＿＿＿、＿＿＿＿などの水溶性
>
> ビタミンを貯蔵する。

(2) 生体に有害な物質の㉘＿＿＿＿＿化・㉙＿＿＿＿

> ・アルコール：胃や小腸で吸収されるが、肝臓で一度㉚＿＿＿＿＿＿＿＿＿＿＿＿に
>
> 代謝されたのち、さらに代謝されて㉛［酢酸／酪酸］となる。
>
> ・アンモニア：㉜［尿素／窒素］へと代謝される。
>
> ・ビリルビン：㉝＿＿＿機能障害等により循環血液中に滞留すると、㉞＿＿＿＿＿＿を生じる。

(3) ㉟＿＿＿＿＿＿物質の産生

> ・胆汁酸やホルモン等の生合成の出発物質となる㊱＿＿＿＿＿＿＿＿＿＿＿＿＿＿、フィブ
>
> リノゲン等の㊲＿＿＿＿＿＿＿＿＿＿＿＿＿、アルブミン等、生命維持に必須の㉟＿＿＿＿
>
> 物質を産生する。
>
> ・肝臓では、必須アミノ酸㊳［を含む／以外の］アミノ酸を生合成することができる。

必須アミノ酸は、体内で作られないため食品から摂取する必要があるアミノ酸のことで、生合成は、物質が生体内で合成されることじゃよ。

答 ❶ トリグリセリド　❷ リパーゼ　❸ 脂溶性　❹ 後下　❺ 十二指　❻ 弱アルカリ性　❼ 炭水化
物、タンパク質、脂質（順不同）　❽ c　❾ a　❿ b　⓫ 血糖　⓬ 内分泌　⓭ 脂質　⓮ 脂溶
⓯ 小腸　⓰ 肝臓　⓱ 腸肝　⓲ 赤血球　⓳ コレステロール　⓴ ビリルビン　㉑ 茶褐色　㉒ 代
謝・貯蔵（順不同）　㉓ グリコーゲン　㉔ 血糖値　㉕ ブドウ糖　㉖ A、D（順不同）　㉗ B_6、B_{12}
（順不同）　㉘ 無毒　㉙ 代謝　㉚ アセトアルデヒド　㉛ 酢酸　㉜ 尿素　㉝ 肝　㉞ 黄疸　㉟ 生体
㊱ コレステロール　㊲ 血液凝固因子　㊳ 以外の

7 大腸、肛門

● 大腸

・❶大腸では、＿＿＿＿＿はほとんど行われない。内壁粘膜に❷＿＿＿＿＿がない点で小腸と区別される。

・かゆ状の内容物は、腸管内を通過するに従って❸＿＿＿＿＿と❹＿＿＿＿＿＿＿（ナトリウム、カリウム、リン酸等）が吸収され、固形状の糞便が形成される。

・❺＿＿＿＿＿＿＿＿＿（難消化性多糖類）を発酵分解する。

・血液凝固や骨へのカルシウム定着に必要なビタミン❻＿＿＿等を産生する。

> 糞便の内容は、通常の場合、大半は❼＿＿＿＿＿で、❽＿＿＿＿＿上皮細胞の残骸が 15 ～ 20％、❾＿＿＿＿＿＿＿の死骸が 10 ～ 15％、❿＿＿＿＿＿の残滓が約 5％である。

● 肛門

・⓫＿＿＿＿＿粘膜が皮膚へ連なる体外への開口部で、皮膚との境目には⓬＿＿＿＿＿線がある。

・肛門周囲は⓭＿＿＿＿＿＿＿＿筋で囲まれ、排便を⓮［無意識／意識的］に調節できる。

・肛門周囲の組織がうっ血すると⓯＿＿＿の原因となる。

Point 　　　**酵素と消化**　　・口腔——唾液——プチアリン
・胃———胃液——ペプシン
・膵臓——膵液——トリプシン

---

memo
....
....
....
....
....
....

答 ❶ 消化　❷ 絨毛　❸ 水分　❹ 電解質　❺ 食物繊維　❻ K　❼ 水分　❽ 腸壁　❾ 腸内細菌　❿ 食物　⓫ 直腸　⓬ 歯状　⓭ 肛門括約　⓮ 意識的　⓯ 痔

内臓器官（2）

02 呼吸器系（鼻腔、咽頭、喉頭、気管、気管支、肺）

1 鼻腔〔くう〕

・鼻の内側の空洞部分を鼻腔という。入り口には❶_____があり、空気中の塵〔ちり〕や、埃〔ほこり〕等を吸い込まないようにする❷_____の働きをしている。

・鼻汁には❸_____が含まれ、気道の❹_____機構の一つとなっている。

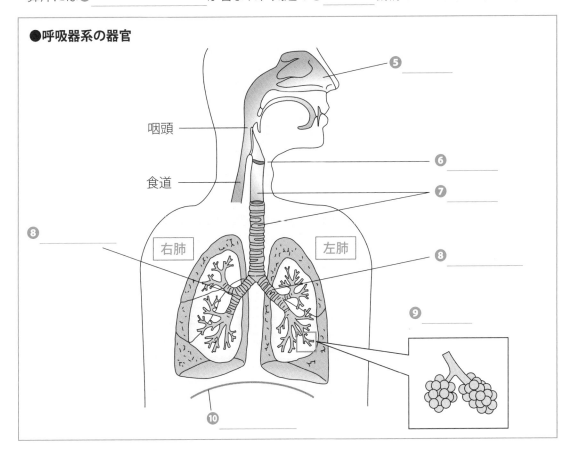

●呼吸器系の器官

咽頭　❺

❻

食道　❼

右肺　左肺　❽

❽

❾

❿

2 咽頭〔いんとう〕、喉頭、気管、気管支

・咽頭は❺_____と口腔につながっており、⓫_____と_____の両方に属する。

答　❶ 鼻毛　❷ フィルター　❸ リゾチーム　❹ 防御　❺ 鼻腔　❻ 喉頭　❼ 気管　❽ 気管支　❾ 肺胞　❿ 横隔膜　⓫ 消化管、気道（順不同）

- 咽頭の後壁にある❶＿＿＿＿は❷＿＿＿＿＿＿＿組織が集まってできていて、気道に侵入してくる細菌、ウイルス等に対する❸＿＿＿＿反応が行われる。
- 咽頭と気管の間にある軟骨に囲まれた円筒状の器官を❹＿＿＿＿＿という。軟骨の突起した部分は、❺＿＿＿＿＿＿＿＿である。
- 喉頭は❻＿＿＿＿器でもあり、呼気によって❼＿＿＿＿＿を振動させて声が発せられる。
- 喉頭から肺へ向かう❽＿＿＿＿＿が左右の肺へ分岐するまでの部分を❾＿＿＿＿＿といい、そこから肺の中で複数に枝分かれする部分を❿＿＿＿＿＿という。
- ❽＿＿＿＿＿＿＿のうち、⓫＿＿＿＿＿・＿＿＿＿＿までの部分を上気道、気管から⓬＿＿＿＿＿＿・＿＿＿＿までの部分を下気道という。
- 喉頭の大部分と気管から気管支までの粘膜は⓭＿＿＿＿＿上皮で覆われており、吸い込まれた異物（粉塵、細菌など）は気道粘膜から分泌される⓮＿＿＿＿＿にからめ取られ、⓭＿＿＿＿＿運動によって咽頭へ向けて排出され、⓯＿＿＿＿＿とともに嚥下される。

③ 肺

- 肺自体には肺を動かす筋組織が⓰［あるが／ないため］、呼吸運動は、⓱＿＿＿＿＿＿＿や肋間筋によって肺を⓲＿＿＿＿＿・＿＿＿＿＿して行っている。
- 気管支の末端は⓳＿＿＿＿＿＿＿のような構造で、その球状の袋部分を⓴＿＿＿＿＿という。
- ⓴＿＿＿＿＿の壁は非常に㉑［薄く／厚く］、周囲を㉒＿＿＿＿＿＿＿が網のように取り囲んでいる。
- ⓴＿＿＿＿＿と㉒＿＿＿＿＿＿＿を取り囲んで支持している組織を㉓＿＿＿＿＿という。

● ガス交換

⓴＿＿＿＿＿の壁を介して、心臓から送られてくる血液から㉔＿＿＿＿＿＿＿＿＿が肺胞気中に拡散し、代わりに㉕＿＿＿＿＿が血液中の赤血球に取り込まれる。

肺動脈　CO_2　㉔　CO_2　O_2　㉕　O_2　肺胞　肺静脈　毛細血管

答　❶扁桃　❷リンパ　❸免疫　❹喉頭　❺のどぼとけ　❻発声　❼声帯　❽気道　❾気管　❿気管支　⓫咽頭・喉頭　⓬気管支・肺　⓭線毛　⓮粘液　⓯唾液　⓰ないため　⓱横隔膜　⓲拡張・収縮　⓳ブドウの房　⓴肺胞　㉑薄く　㉒毛細血管　㉓間質　㉔二酸化炭素　㉕酸素

内臓器官（3）

03 循環器系（心臓、血管系、血液、脾臓、リンパ系）

1 心臓

- 血液は心臓が❶＿＿＿＿＿の役目を果たすことによって❷＿＿＿＿＿している。

- 心臓の内部は上部左右の❸＿＿＿＿、下部左右の❹＿＿＿＿の４つの空洞に分かれている。

- ❸＿＿＿＿で血液を集めて❹＿＿＿＿に送り、❹＿＿＿＿から血液を拍出する
  ➡ ❺＿＿＿＿

- ❺＿＿＿＿の際に血液が確実に一方向に流れるよう、❹＿＿＿＿には血液を取り込む側と送り出す側にそれぞれ❻＿＿があり、❺＿＿＿＿と協調して❼＿＿＿＿に開閉する。

- 心臓の❽［右側／左側］部分（❾＿＿心房、❾＿＿心室）は、全身から集まってきた血液を肺へ送り出し、肺でのガス交換が行われた血液は、心臓の❿［右側／左側］部分（⓫＿＿心房、⓫＿＿心室）に入り、そこから⓬＿＿＿＿に送り出される。

● 心臓と血液の流れ（イメージ）

⓭＿＿＿＿＿

肺動脈

肺（ガス交換＊）

全身より
大静脈

⓮＿＿＿＿＿

肺静脈

⓯＿＿＿＿＿

全身へ

⓰＿＿＿＿＿

大動脈

＊ガス交換 ➡ p46 を参照

心臓の上にあるのが❸＿＿＿＿、
下にあるのが❹＿＿＿＿です！

答 ❶ ポンプ　❷ 循環　❸ 心房　❹ 心室　❺ 拍動　❻ 弁　❼ 交互　❽ 右側　❾ 右　❿ 左側　⓫ 左　⓬ 全身　⓭ 右心房　⓮ 左心房　⓯ 右心室　⓰ 左心室

2 血管系（動脈、静脈、毛細血管）

●動脈・静脈の特徴

	動脈		静脈	
血液の流れ	❶＿＿＿＿ ➡ ❷＿＿＿＿ へ		❷＿＿＿＿ ➡ ❶＿＿＿＿ へ	
血管壁	❸＿＿＿＿ 性がある		動脈よりも❹［厚い／薄い］	
血管壁にかかる圧力	❺［弱い／強い］		❻［弱い／強い］	
存在する場所	多くは体の❼＿＿部を通る		多くは皮膚の❽＿＿＿＿近くを通る	
特徴	頸部、手首、肘の内側では皮膚の❽＿＿＿＿近くを通り、❾＿＿＿がふれる		四肢を通る静脈では❿＿＿＿＿弁によって血液の⓫＿＿＿＿を防いでいる	

・血管壁が収縮すると血管は⓬［細くなり／拡張し］、弛緩すると⓭［細くなる／拡張する］。

・動脈、静脈は心拍数と同様に⓮＿＿＿＿神経系によって制御されている。

> 最大血圧＝心臓が⓯＿＿＿＿したときの血圧
>
> 最小血圧＝心臓が⓰＿＿＿＿したときの血圧

・消化管壁を通る毛細血管の大部分は、⓱＿＿＿＿に集まって⓲＿＿＿＿に入る。

毛細血管は、動脈と静脈の間をつなぐように体中の組織に細かく張り巡らされている細い血管のことです。

3 血液

●血液の役割

・酸素や栄養分を⓳＿＿＿＿の組織に供給。

・二酸化炭素や老廃物を⓴＿＿や＿＿＿＿へ運ぶ。

・㉑＿＿＿＿＿の運搬により器官・組織相互の連絡を図る。

・血液の㉒＿＿＿＿によって、全身の温度をある程度㉓＿＿＿＿に保つ。

(1) 血漿（しょう）

血漿 ─┬─ ㉔＿＿＿＿＿（90％以上）
　　　├─ ㉕＿＿＿＿＿＿＿＿＿＿（アルブミン、グロブリン等）
　　　└─ ㉖＿＿＿＿、＿＿＿＿、＿＿＿＿

- アルブミンは血液の㉗＿＿＿＿＿＿を保持するほか、ホルモンや医薬品の成分等と複合体を形成し、それらが代謝や排泄（せつ）を㉘［受けやすく／受けにくく］する。

- グロブリンは、㉙＿＿＿＿＿反応において体内に侵入した細菌やウイルス等の異物を特異的に認識する㉚＿＿＿＿の役割を担う。

グロブリンは免疫グロブリンとも呼ばれます。

- 中性脂肪、コレステロール等の㉛＿＿＿＿＿は、血漿（しょう）中の㉜＿＿＿＿＿＿＿と結合して㉝＿＿＿＿＿＿＿＿＿を形成し、血漿中に分散している。

(2) 血球（赤血球、白血球、血小板）

血球には、赤血球、白血球、血小板があるんじゃ。白血球はさらに好中球、リンパ球、単球などに分類されるぞ。詳しいまとめは P.50 じゃ。

- リンパ球は、㉞＿＿＿＿＿＿＿＿＿、＿＿＿＿等のリンパ組織で増殖し、異物を認識したり（㉟［B／T］細胞リンパ球）、それらに対する抗体（㊱＿＿＿＿＿＿＿＿＿＿）を産生する（㊲［B／T］細胞リンパ球）。

- 白血球には㊳＿＿＿＿＿＿＿に関与するものもあり、種々の白血球が㊴＿＿＿＿＿して、生体の免疫機能が発揮される。

- 血小板は、血管壁の損傷部位に粘着、凝集して傷口を覆う。このとき㊵＿＿＿＿＿＿＿＿が傷口で重合してフィブリン線維となり、そこに㊶＿＿＿＿＿や＿＿＿＿等が絡まり合って、血の凝固物（血餅）となって傷口をふさぎ、止血がなされる。

答 ❶ 心臓　❷ 全身　❸ 弾力　❹ 薄い　❺ 強い　❻ 弱い　❼ 深　❽ 表面　❾ 脈　❿ 静脈　⓫ 逆流　⓬ 細くなり　⓭ 拡張する　⓮ 自律　⓯ 収縮　⓰ 弛緩　⓱ 門脈　⓲ 肝臓　⓳ 全身　⓴ 肺、腎臓（順不同）　㉑ ホルモン　㉒ 循環　㉓ 均等　㉔ 水分　㉕ タンパク質　㉖ 脂質、糖質、電解質（順不同）　㉗ 浸透圧　㉘ 受けにくく　㉙ 免疫　㉚ 抗体　㉛ 脂質　㉜ タンパク質　㉝ リポタンパク質　㉞ リンパ節、脾臓（順不同）　㉟ T　㊱ 免疫グロブリン　㊲ B　㊳ アレルギー　㊴ 協働　㊵ フィブリノゲン　㊶ 赤血球、血小板（順不同）

● **血球の組成**

血球

赤血球

中央部がくぼんだ❶＿＿＿＿＿状の細胞で、血液全体の約❷［40／60］％を占める。赤い血色素（❸＿＿＿＿＿＿＿＿＿＿＿＿）を含み、肺で取り込まれた酸素を❹＿＿＿＿＿の組織へ供給する

白血球

体内に侵入した❺＿＿＿＿＿や＿＿＿＿＿＿＿等の異物に対する❻＿＿＿＿＿を受け持ち、❼＿＿＿＿＿や＿＿＿＿＿等の違いにより、数種類に細分類される

好中球

最も数が多く、白血球の約❽［40／60］％を占める。❾＿＿＿＿＿＿＿を通り抜けて組織の中に入り込むことができ、感染が起きた組織に集まって❺＿＿＿＿＿や＿＿＿＿＿＿＿等を❿＿＿＿＿＿によって分解する

リンパ球

白血球の約⓫［1/3／1/5］を占め、血液のほか⓬＿＿＿＿＿＿＿にも分布して循環している

単球

白血球の約⓭［5／10］％と少ないが最も大きく、強い❿＿＿＿＿＿を持つ。❾＿＿＿＿＿＿を通り抜けて組織の中に入り込むことができ、組織の中では⓮＿＿＿＿＿＿＿＿＿＿＿（⓯＿＿＿＿＿細胞）と呼ばれる

血小板

損傷した血管からの血液の⓰＿＿＿＿＿を抑える仕組みにおいて重要な役割を担う

4 脾臓（ひ）

> 脾臓の主な働き ── 古くなった赤血球を ⑰_____ により処理

・⑱_____ 大の⑲_____ 状の臓器で、胃の後方の⑳_____ 腹部に位置する。

・脾臓にはリンパ球が増殖、密集する㉑_____ があり、血流中の細菌やウイルス等の異物に対する㉒____ 応答に関与する。

5 リンパ系（リンパ液、リンパ管、リンパ節）

・リンパ液が循環するリンパ系は、血管系とは㉓［半ば／完全に］独立した循環系である。

> ・血管系：㉔____ を中心とする閉じた管 ➡ ㉕____ 循環系
> ・リンパ系：末端が㉖_____ となって組織の中に開いている
> ➡ ㉗____ 循環系

・リンパ系にはポンプの働きをする器官がなく、リンパ液の流れは主に㉘____ 筋の収縮によるもので、流速は血流に比べて㉙［速い／緩やかである］。

・組織中の二酸化炭素や老廃物のほとんどは㉚_____ で吸収されて血液に還元されるが、一部は㉛_____ に入って㉜_____ となる。

・リンパ液の成分は㉝____ とほとんど同じだが、タンパク質が㉞［少なく／多く］、㉟_____ を含む。

・リンパ管には㊱____ 防止の弁があり、リンパ液は㊲____ の方向に流れている。

・リンパ管は互いに合流して次第に太くなり、最終的に㊳____ の下にある㊴［動脈／静脈］につながるが、途中に㊵_____ と呼ばれる結節がある。

答 ❶ 円盤 ❷ 40 ❸ ヘモグロビン ❹ 全身 ❺ 細菌、ウイルス（順不同） ❻ 防御 ❼ 形態、機能（順不同） ❽ 60 ❾ 血管壁 ❿ 食作用 ⓫ 1/3 ⓬ リンパ液 ⓭ 5 ⓮ マクロファージ ⓯ 貪食 ⓰ 流出 ⓱ マクロファージ ⓲ 握りこぶし ⓳ スポンジ ⓴ 左上 ㉑ リンパ組織 ㉒ 免疫 ㉓ 半ば ㉔ 心臓 ㉕ 閉鎖 ㉖ リンパ毛細管 ㉗ 開放 ㉘ 骨格 ㉙ 緩やかである ㉚ 毛細血管 ㉛ リンパ管 ㉜ リンパ液 ㉝ 血漿 ㉞ 少なく ㉟ リンパ球 ㊱ 逆流 ㊲ 一定 ㊳ 鎖骨 ㊴ 静脈 ㊵ リンパ節

内臓器官（4）

04 泌尿器系（腎臓、尿路）

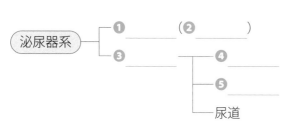

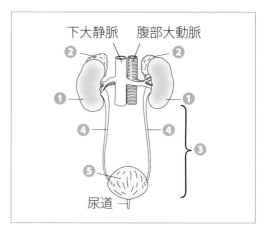

・泌尿器系は、血液中の❻＿＿＿＿＿＿＿を、尿として体外へ排泄するための器官系。

1 腎臓

・❼＿＿＿＿＿＿の下、背骨の左右両側に位置する一対の❽＿＿＿＿＿状の臓器。内側中央部のくびれた部分に❾＿＿＿＿、＿＿＿＿、＿＿＿＿、＿＿＿＿＿＿＿等がつながっている。

・腎臓に入る動脈は細かく枝分かれして、❿＿＿＿＿＿＿＿が小さな球状になった⓫＿＿＿＿を形成する。

・⓫＿＿＿＿＿＿＋⓬＿＿＿＿＿＿＿ ➡ 腎小体

・⓬＿＿＿＿＿＿＿から伸びる1本の⓭＿＿＿＿＿＿＋腎小体 ➡ ⓮＿＿＿＿＿＿＿を構成している。

・腎小体では、血液中の⓯＿＿＿＿＿や、血球やタンパク質以外の⓰＿＿＿＿＿成分が⓱［濃縮／濾過］され、⓲＿＿＿＿として尿細管へ入る。

・尿細管では、⓲＿＿＿中の栄養分、水分、電解質が⓳＿＿＿＿＿されて老廃物が⓴［濃縮／濾過］され、余分な水分、電解質とともに最終的に㉑＿＿となる。

● そのほかの腎臓の働き

・水分・電解質の排出を調節 ➡ ㉒＿＿＿＿＿を一定範囲内に保つ。

・骨髄における㉓＿＿＿＿＿＿の産生を促進する㉔＿＿＿＿＿＿＿を分泌する。

・食品から摂取あるいは体内で生合成された㉕［ビタミンB／ビタミンD］を活性型に転換する➡　㉖＿＿＿の形成や維持に作用

● **副腎の構造と働き**

・左右の腎臓の㉗＿＿＿部にそれぞれ附属し、㉘＿＿＿＿＿と＿＿＿＿＿の2層構造からなる。

・副腎皮質で産生・分泌➡　㉙＿＿＿＿＿＿＿＿＿＿＿

・㉙＿＿＿＿＿＿＿＿＿＿＿＿＿＿＿の一つであるアルドステロンは、体内に㉚＿＿＿＿＿と水を貯留し、㉛＿＿＿＿＿＿＿の排泄を促す作用があり、㉜＿＿＿＿＿＿と水分の排出調節の役割を担っている。

・副腎髄質で産生・分泌➡　㉝＿＿＿＿＿＿＿＿＿（エピネフリン）、㉞＿＿＿＿＿＿＿＿＿＿＿（ノルエピネフリン）、㉟＿＿＿＿＿神経系に作用する。

2 尿路

・尿は㊱＿＿＿＿＿が濾過されて作られるため、健康な状態であれば細菌等の微生物は㊲［非常に少ない／存在しない］。

● **膀胱と排尿の仕組み**

・下腹部の中央にある㊳［じょうご型／袋状］の器官で、尿を㊴＿＿＿＿＿＿に溜める。

> 膀胱に尿が溜まる➡　刺激が脳に伝わり㊵＿＿＿＿＿が生じる➡　膀胱括約筋が㊶［収縮し／緩み］、膀胱壁の排尿筋が㊷［収縮する／緩む］➡　尿が尿道へと押し出される

● **尿道**

・女性は尿道が㊸［細い／短い］➡　細菌などが侵入すると膀胱まで感染を生じやすい。

・高齢者は、排尿を抑制する機能が低下➡　㊹＿＿＿＿＿＿を起こしやすい。

・男性では、加齢とともに前立腺が㊺＿＿＿＿➡　㊻＿＿＿＿＿＿＿＿等を生じることがある。

答 ❶ 腎臓　❷ 副腎　❸ 尿路　❹ 尿管　❺ 膀胱　❻ 老廃物　❼ 横隔膜　❽ 空豆　❾ 尿管、動脈、静脈、リンパ管（順不同）　❿ 毛細血管　⓫ 糸球体　⓬ ボウマン嚢　⓭ 尿細管　⓮ ネフロン　⓯ 老廃物　⓰ 血漿　⓱ 濾過　⓲ 原尿　⓳ 再吸収　⓴ 濃縮　㉑ 尿　㉒ 血圧　㉓ 赤血球　㉔ ホルモン　㉕ ビタミンD　㉖ 骨　㉗ 上　㉘ 皮質、髄質（順不同）　㉙ 副腎皮質ホルモン　㉚ 塩分　㉛ カリウム　㉜ 電解質　㉝ アドレナリン　㉞ ノルアドレナリン　㉟ 自律　㊱ 血液　㊲ 存在しない　㊳ 袋状　㊴ 一時的　㊵ 尿意　㊶ 緩み　㊷ 収縮する　㊸ 短い　㊹ 尿失禁　㊺ 肥大　㊻ 排尿困難

05 感覚器官（目、鼻、耳）

1 目

(1) 眼球

・眼球の外側は、黒目の部分のみ透明な

❶＿＿＿＿＿が覆い、その他の部分は

❷＿＿＿＿＿が覆っている。

・❸＿＿＿＿＿は角膜と❹＿＿＿＿＿＿の

間を満たし、眼内に一定の圧

（❺＿＿＿＿＿）を生じさせている。

・角膜や水晶体には❻＿＿＿＿が通ってお

らず、❸＿＿＿＿＿によって栄養分や酸素

が供給される。

・水晶体の前には❼＿＿＿＿＿があり、

❽＿＿＿＿＿を散大・縮小させて眼球内に

入る光の量を調節している。

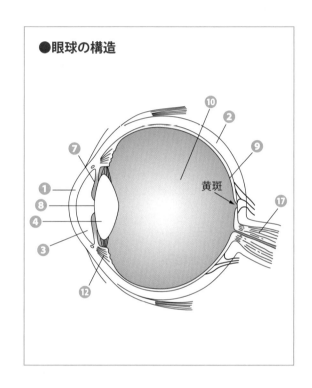

●眼球の構造

黄斑

・水晶体から❾＿＿＿＿までの眼球内は、❿＿＿＿＿＿＿で満たされている。

・角膜に射し込んだ光は、⓫＿＿＿＿して❾＿＿＿＿に焦点を結ぶが、主に⓬＿＿＿＿＿＿の

収縮・弛緩により水晶体の厚みを変化させ、遠近の⓭＿＿＿＿＿調節が行われている。

水晶体の厚み ─ 近くの物を見るとき ➡ ⓮［扁平になる／丸く厚みが増す］

　　　　　　 ─ 遠くの物を見るとき ➡ ⓯［扁平になる／丸く厚みが増す］

・網膜には光を受容する⓰＿＿＿＿＿＿が密集していて、受容した情報は神経線維に伝えられ

る。網膜の神経線維は眼球の後方で束になり、⓱＿＿＿＿＿＿となる。

・視細胞には、⓲＿＿を識別する細胞と、わずかな⓳＿＿＿でも敏感に反応する細胞がある。

・光を感じる反応には⓴［ビタミンA／ビタミンB］が不可欠 ➡ 不足すると㉑＿＿＿＿＿症（夜

間視力の低下）を生じる。

(2) 眼瞼(けん)、結膜、涙器、眼筋

● 眼瞼(まぶた)

・物理的・化学的な㉒＿＿＿＿＿から目を防護する、まぶしいとき目に射し込む光の量を低減させる、㉓＿＿＿＿＿＿＿によって目の表面を涙液で潤して清浄に保つ。

・皮下組織が少なく薄いため㉔＿＿＿＿＿や裂傷を生じやすく、また、㉕＿＿＿＿＿や全身的な体調不良（薬の㉖＿＿＿＿＿を含む）の症状が現れやすい。

● 結膜

・眼瞼の裏側と眼球前方の㉗＿＿＿＿＿を結ぶように覆って組織を保護している。

・結膜の充血：白目の部分だけでなく㉘＿＿＿＿＿の裏側も赤くなる。

・強膜の充血：㉘＿＿＿＿＿の裏側は赤くならず、白目の部分が㉙＿＿＿＿＿味を帯びる。

● 涙器（涙腺、涙道）

・涙腺は上眼瞼の裏側にある分泌腺で、㉚＿＿＿＿＿から㉛＿＿＿＿＿を産生する。

◎涙液の主な働き

①異物や刺激性の㉜＿＿＿＿＿＿＿を洗い流す　②角膜に㉝＿＿＿＿＿や＿＿＿＿＿を供給する　③角膜や結膜で生じた㉞＿＿＿＿＿を洗い流す　④角膜表面を㉟＿＿＿＿＿に保つ　⑤角膜や結膜を㊱＿＿＿＿＿から防御する

● 眼筋

・眼球を上下左右斜めに向けるため、㊲［4／6］本の眼筋が㊳＿＿＿＿＿につながっている。

・目を使う作業を続けると、㊴＿＿＿＿＿や＿＿＿＿＿の疲労や、涙液の供給不足、目の㊵＿＿＿＿＿、充血、痛み等の症状が起こる ➡ ㊶＿＿＿＿＿目

・㊷＿＿＿＿＿的な目の疲れではなく、メガネやコンタクトレンズの不適合、神経性の疲労（㊸＿＿＿＿＿＿＿）、睡眠不足、栄養不良等が要因となって、慢性的な目の疲れに、肩こり・頭痛等の㊹＿＿＿＿＿＿を伴う ➡ ㊺＿＿＿＿＿疲労

答 ❶ 角膜　❷ 強膜　❸ 房水　❹ 水晶体　❺ 眼圧　❻ 血管　❼ 虹彩　❽ 瞳孔　❾ 網膜　❿ 硝子体　⓫ 屈折　⓬ 毛様体　⓭ 焦点　⓮ 丸く厚みが増す　⓯ 扁平になる　⓰ 視細胞　⓱ 視神経　⓲ 色　⓳ 光　⓴ ビタミンA　㉑ 夜盲　㉒ 刺激　㉓ まばたき　㉔ 内出血　㉕ 浮腫　㉖ 副作用　㉗ 強膜　㉘ 眼瞼　㉙ ピンク　㉚ 血漿　㉛ 涙液　㉜ 化学物質　㉝ 酸素、栄養分（順不同）　㉞ 老廃物　㉟ 滑らか　㊱ 感染　㊲ 6　㊳ 強膜　㊴ 眼筋、毛様体（順不同）　㊵ かすみ　㊶ 疲れ　㊷ 生理　㊸ ストレス　㊹ 全身症状　㊺ 眼精

❷ 鼻

- 鼻は❶＿＿＿＿＿＿情報の受容器官である。
- 食品からの❶＿＿＿＿＿＿＿情報は、舌が受容した❷＿＿＿＿＿情報と❸＿＿＿＿において統合され、❹＿＿＿＿＿として認識される。

● 鼻腔（くう）

- 鼻腔上部の粘膜にある特殊な神経細胞（❺＿＿＿＿＿＿＿）をにおい分子が刺激すると、その刺激が脳の❻＿＿＿＿＿＿＿へ伝えられる。
- 鼻腔は、薄い板状の軟骨と骨でできた❼＿＿＿＿＿＿によって左右に仕切られている。
- ❼＿＿＿＿＿＿の前部には❽＿＿＿＿＿＿＿が豊富に分布し粘膜が薄いために❾＿＿＿＿を起こしやすい。
- 鼻腔の粘膜が炎症により腫れた状態 ➡ ❿＿＿＿＿＿（鼻汁過多や鼻閉等）

● 副鼻腔

- 鼻の骨の強さや形を保ちつつ⓫＿＿＿＿＿するため、鼻の周囲の骨内にはいくつもの空洞（⓬＿＿＿＿＿＿＿）があり、いずれも⓭＿＿＿＿＿と細い管でつながっている。
- 鼻腔と同様、⓮＿＿＿＿を有し⓯＿＿＿＿＿を分泌する細胞でできた粘膜で覆われている。
- 副鼻腔に入った粒子は⓯＿＿＿＿＿に捉えられ⓮＿＿＿＿＿の働きによって鼻腔内へ排出される。
- 鼻腔と連絡する管は非常に⓰［狭い／短い］ため、鼻腔の⓱＿＿＿＿＿が腫れると副鼻腔の開口部がふさがりやすくなり、副鼻腔に炎症を生じることがある。➡ ⓲＿＿＿＿＿＿＿炎

❸ 耳

- ⓳＿＿＿＿＿情報と⓴＿＿＿＿＿感覚を感知する器官。外耳、中耳、内耳からなる。

● 外耳

- 側頭部から突出した㉑＿＿＿＿＿と、㉑＿＿＿＿＿で集めた音を㉒＿＿＿＿＿まで伝導する㉓＿＿＿＿＿からなる。
- 外耳道にある㉔＿＿＿＿腺や＿＿＿＿＿腺からの分泌物に、埃（ほこり）や外耳道上皮の老廃物などが混じって㉕＿＿＿＿（＿＿＿＿＿）となる。

● 中耳

- 外耳と内耳をつなぐ部分で、㉒＿＿＿＿＿、㉖＿＿＿＿、㉗＿＿＿＿＿、㉘＿＿＿＿＿からなる。

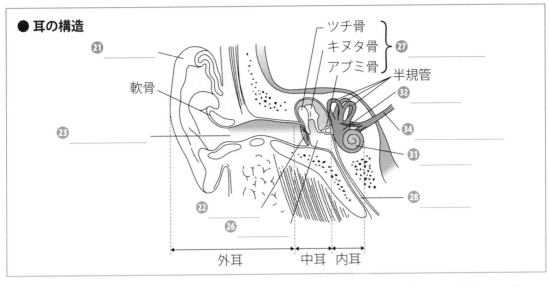

● 耳の構造

ツチ骨
キヌタ骨　㉗
アブミ骨
半規管
軟骨
㉑
㉓
㉒
㉖
㉜
㉞
㉛
㉘
外耳　中耳　内耳

・外耳道を伝わってきた音は㉒＿＿＿＿＿を振動させ、㉗＿＿＿＿＿＿＿が振動を増幅して㉙＿＿＿

＿＿へ伝導する。

・小さな子供では、耳管が㉚［細く／太く］短い ➡ 鼻腔からウイルスや細菌が侵入して感染

が起こりやすい。

● 内耳

・㉛＿＿＿＿＿と、㉜＿＿＿＿＿からなり、どちらも内部は㉝＿＿＿＿＿＿＿で満たされている。

聴覚器官 （㉛　　　　　）	中耳の㉗＿＿＿＿＿＿から伝わる振動が㉝＿＿＿＿＿＿を震わせ、その 振動が聴細胞の小突起（感覚毛）を揺らして、㉞＿＿＿＿＿が刺激される。
平衡器官 （㉜　　　　　）	㉝＿＿＿＿＿＿の動きが㉟＿＿＿＿感覚として感知される。

・前庭は、水平・垂直方向の加速度を感知する㊱＿＿＿＿器官と、体の回転や傾きを感知する

㊲＿＿＿＿＿に分けられる。

答　❶ 嗅覚　❷ 味覚　❸ 脳　❹ 風味　❺ 嗅細胞　❻ 嗅覚中枢　❼ 鼻中隔　❽ 毛細血管　❾ 鼻
出血　❿ 鼻炎　⓫ 軽く　⓬ 副鼻腔　⓭ 鼻腔　⓮ 線毛　⓯ 粘液　⓰ 狭い　⓱ 粘膜　⓲ 副鼻
腔　⓳ 聴覚　⓴ 平衡　㉑ 耳介　㉒ 鼓膜　㉓ 外耳道　㉔ 耳垢、皮脂（順不同）　㉕ 耳垢（耳あ
か）　㉖ 鼓室　㉗ 耳小骨　㉘ 耳管　㉙ 内耳　㉚ 太く　㉛ 蝸牛　㉜ 前庭　㉝ リンパ液　㉞ 聴神
経　㉟ 平衡　㊱ 耳石　㊲ 半規管

06 運動器官（皮膚、骨・関節、筋肉）

1 外皮系

```
外皮系 ┬── ❶ _____
       ├── ❷ _____（汗腺、皮脂腺、乳腺等）
       └── ❸ _____（爪や毛等）
```

● **皮膚の主な機能**

身体の維持と保護	・体の❹ _____ を包み、体の形を維持・保護する ・細菌等の❺ _____ の体内への❻ _____ を防ぐ
体水分の保持	体の水分が体外に❼ _____ しないように、または逆に水分が体内に❽ _____ しないよう遮断する
熱交換	外界と体内の熱のやり取りをして❾ _____ を一定に保つ
外界情報の感知	皮膚感覚として、❿ ____ 覚、____ 覚、____ 覚、温度感覚などを得る

・ヒトの皮膚の表面には常に一定の⓫ _____ が付着しており、その存在によって皮膚表面での⓬ _____ の繁殖が抑えられ、⓬ _____ の体内への侵入が妨げられている。

・皮膚は、⓭ _____ 、⓮ _____ 、⓯ _____ の３層構造からなる。

● **表皮**

・最も外側にある⓰ _____ と生きた⓱ _____ の層に分けられる。

・角質層は、⓲ _____ でできた角質細胞と、⓳ _____ を主成分とする細胞間脂質で構成され、皮膚の⓴ ____ _____ 機能を担っている。

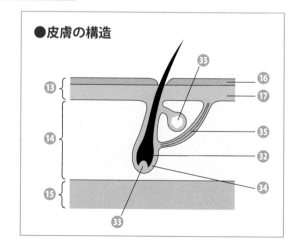

●**皮膚の構造**

- 皮膚の色は、表皮や真皮に沈着した㉑＿＿＿＿＿＿＿によるものである。㉑＿＿＿＿＿＿は㉒＿＿＿＿＿＿で産生され、太陽光の㉓＿＿＿＿＿＿から皮膚組織を防護する。

● 真皮

- ㉔＿＿＿＿組織の層で、皮膚に㉕＿＿＿＿と強さを与えている。
- ㉖＿＿＿＿や知覚神経の㉗＿＿＿＿が通っている。

● 皮下組織

- 真皮の下にあり、脂肪細胞が多く集まって㉘＿＿＿＿＿＿となっている。
- ㉘＿＿＿＿＿＿は、外気の㉙＿＿や＿＿から体を守り、㉚＿＿＿＿から体を保護し、㉛＿＿＿＿としてエネルギー源を蓄える。

● 毛

- 毛根の最も深い部分を㉜＿＿＿＿という。㉜＿＿＿＿の下端のへこんでいる部分を㉝＿＿＿＿という。
- 毛根を鞘（さや）状に包んでいる毛包には、㉞＿＿＿＿＿と㉟＿＿＿＿＿がつながっている。
- ㉞＿＿＿＿は、気温や感情の変化等の刺激により㊱＿＿＿＿し、立毛反射（㊲＿＿＿＿）が生じる。
- ㉟＿＿＿＿は㊳＿＿＿＿＿が集まってできている。

● 汗腺

- 汗腺にはアポクリン腺（体臭腺）と、エクリン腺の2種類があり、汗腺を支配する㊴＿＿＿の末端では、それぞれ異なる㊵＿＿＿＿＿物質が放出される。

㊶ | アポクリン腺 | ・　　　・ a | 全　身 | ・　　　・ b | アセチルコリン

㊷ | エクリン腺 | ・　　　・ c | 毛根部 | ・　　　・ d | ノルアドレナリン

答 ❶ 皮膚　❷ 皮膚腺　❸ 角質　❹ 表面　❺ 異物　❻ 侵入　❼ 蒸発　❽ 浸透　❾ 体温　❿ 触、圧、痛（順不同）　⓫ 微生物　⓬ 病原菌　⓭ 表皮　⓮ 真皮　⓯ 皮下組織層　⓰ 角質層　⓱ 表皮細胞　⓲ ケラチン　⓳ セラミド　⓴ バリア　㉑ メラニン色素　㉒ メラノサイト　㉓ 紫外線　㉔ 結合　㉕ 弾力　㉖ 毛細血管　㉗ 末端　㉘ 皮下脂肪層　㉙ 熱、寒さ（順不同）　㉚ 衝撃　㉛ 脂質　㉜ 毛球　㉝ 毛乳頭　㉞ 立毛筋　㉟ 皮脂腺　㊱ 収縮　㊲ 鳥肌　㊳ 腺細胞　㊴ 交感神経線維　㊵ 神経伝達　㊶ c-d　㊷ a-b

2 骨格系

・骨格系は、❶＿＿と❷＿＿＿＿＿からなり、❶＿＿と❶＿＿が❷＿＿＿＿＿で接合し、相連なって体を支えている。

(1) 骨

・骨は体の器官のうち最も硬い組織の一つで、主部となる❸＿＿＿＿＿、❸＿＿＿＿＿表面を覆う❹＿＿＿＿＿、❸＿＿＿＿＿内部の❺＿＿＿＿＿、骨の接合部にある❻＿＿＿＿＿＿＿の４つの組織からなっている。

● 骨の主な機能

身体各部の支持機能	頭部や内臓を支える身体の❼＿＿＿＿＿となる
臓器保護機能	骨格内に❽＿＿＿＿＿を収め、❾＿＿＿＿＿する
運動機能	❿＿＿＿＿筋の収縮を効果的に体躯の⓫＿＿＿＿＿に転換する
造血機能	骨髄で産生される⓬＿＿＿＿＿細胞から⓭＿＿＿＿＿、＿＿＿＿＿、＿＿＿＿＿が分化することにより、体内に供給する
貯蔵機能	カルシウムやリンなどの⓮＿＿＿＿＿を蓄える

・骨は生きた組織であり、成長が停止した後も一生を通じて⓯＿＿＿＿＿（＿＿＿＿＿）と⓰＿＿＿＿＿（＿＿＿＿＿）が行われている。

・吸収と形成のバランスが取られることにより、一定の⓱＿＿＿＿＿が保たれる。

(2) 関節

・関節とは、狭義には⓲＿＿＿＿＿関節（複数の骨が互いに運動できるように連結したもの）をいう。

・⓳＿＿＿＿＿は骨を連結し、関節部を補強している。

3 筋組織

・筋組織は、⓴＿＿＿＿＿＿（＿＿＿＿＿）とそれらをつなぐ㉑＿＿＿＿＿＿＿からなり、骨格筋、平滑筋、心筋に分類される。

● 筋の特徴

	収縮力と持久力		存在する場所
骨格筋	収縮力は ㉒＿＿＿＿が、㉓＿＿＿＿しやすく、長時間動作は難しい		骨格
平滑筋	収縮力は比較的㉔＿＿＿が、㉕＿＿＿的に収縮する		㉖＿＿＿＿＿＿、血管壁、膀胱（ぼうこう）
心筋	強い収縮力と持久力を兼ね備えている		㉗＿＿＿＿

・骨格筋の疲労は、運動を続けることでエネルギー源として蓄えられている㉘＿＿＿＿＿が減少し、㉙＿＿＿や＿＿＿＿＿の供給不足が起こるとともに、㉘＿＿＿＿＿の代謝に伴って生成する㉚＿＿＿が蓄積して、筋組織の㉛＿＿＿性が低下する現象である。

・自分の意識どおりに動かすことができる筋 ➡ ㉜＿＿＿筋

・意識的にコントロールできない筋 ➡ ㉝＿＿＿筋

・筋線維を顕微鏡で観察すると横縞模様（横紋）が見える筋は㉞＿＿＿筋とも呼ばれる。

・骨格筋＝㉟＿［随意筋／不随意筋］＝横紋が㊱＿［ある／ない］

・平滑筋＝㊲＿［随意筋／不随意筋］＝横紋が㊳＿［ある／ない］

・心筋＝㊴＿［随意筋／不随意筋］＝横紋が㊵＿［ある／ない］

・筋組織は㊶＿＿＿からの指令によって収縮する。

・随意筋（㊷＿＿＿筋）は㊸＿＿＿神経系（㊹＿＿＿神経）で支配される

・不随意筋（㊺＿＿＿筋、＿筋）は㊻＿＿＿神経系に支配されている

答 ❶骨 ❷関節 ❸骨質 ❹骨膜 ❺骨髄 ❻関節軟骨 ❼支柱 ❽臓器 ❾保護 ❿骨格 ⓫運動 ⓬造血幹 ⓭赤血球、白血球、血小板（順不同） ⓮無機質 ⓯破壊（骨吸収） ⓰修復（骨形成） ⓱骨密度 ⓲可動 ⓳靭帯（じん） ⓴筋細胞（筋線維） ㉑結合組織 ㉒強い ㉓疲労 ㉔弱い ㉕持続 ㉖消化管壁 ㉗心臓壁 ㉘グリコーゲン ㉙酸素、栄養分（順不同） ㉚乳酸 ㉛収縮 ㉜随意 ㉝不随意 ㉞横紋 ㉟随意筋 ㊱ある ㊲不随意筋 ㊳ない ㊴不随意筋 ㊵ある ㊶神経 ㊷骨格 ㊸体性 ㊹運動 ㊺平滑、心（順不同） ㊻自律

脳や神経系の働き（中枢神経系、末梢神経系）

- ・神経系は❶＿＿＿＿＿＿＿が連なった組織で、体内の❷＿＿＿＿＿＿＿の大半を担う。
- ・❶＿＿＿＿＿＿＿の細胞体から伸びる細長い突起（軸索）を❸＿＿＿＿＿＿＿という。

> 中枢 ── 身体の個々の部位を❹＿＿＿＿的に制御する
>
> 末梢 ── ❺＿＿＿＿によって制御される部分

- ・❺＿＿＿＿は末梢からの❻＿＿＿＿を受け取って統合し、それらに反応して興奮を起こし、末梢へ❻＿＿＿＿を送り出すことで末梢での❼＿＿＿＿を発生させ、人間の身体を制御している。

● 神経系の全体像

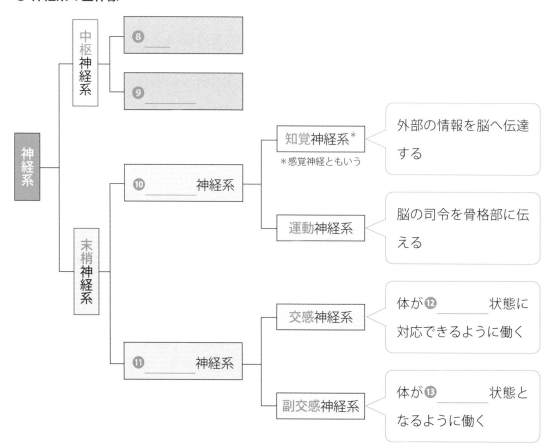

1 中枢神経系

- 中枢神経系は❽＿＿＿と❾＿＿＿＿＿からなる。

- 脳は、⓮＿＿＿＿＿、＿＿＿＿＿、＿＿＿＿＿、＿＿＿＿＿、意思決定等の働きを行う。

- 脳の下部には、⓯＿＿＿＿神経系、ホルモン分泌等の様々な調節機能を担う⓰＿＿＿＿＿
  ＿＿などがある。

● 脳における血液循環量と、酸素・ブドウ糖の消費量

- 血液の循環量：心拍出量の約⓱ [15 ／ 25] ％

- 酸素の消費量：全身の約⓲ [10 ／ 20] ％

- ブドウ糖の消費量：全身の約⓳ [25 ／ 30] ％

- 脳の血管は末梢に比べて物質の透過に関する選択性が⓴ [高く／低く]、タンパク質などの大
  分子や小分子でも㉑ [オゾン化／イオン化] した物質は血液中から脳の組織へ移行しにくい。

- 脳の毛細血管が㉒＿＿＿＿神経の㉓＿＿＿＿＿＿環境を血液内の組成変動から保護するよう
  に働く機能を㉔＿＿＿＿＿＿＿＿＿という。

- 脳は㉕＿＿＿＿、＿＿＿＿＿でつながっている。

● 延髄

- 心拍数を調節する㉖＿＿＿＿中枢、呼吸を調節する㉗＿＿＿＿＿中枢などがある。

● 脊髄

- ㉘＿＿＿＿＿の中にあり、㉙＿＿＿と＿＿＿＿＿の間で刺激を伝える。

- 末梢からの刺激の一部に対して㉚＿＿＿を介さずに刺激を返す場合がある。

  ➡ ㉛＿＿＿＿＿反射

具体的には、熱いものに触れたときにとっさに手を引っ込めたり、目の前に
ボールが飛んできたときに無意識に目をつぶったりすることをいうのじゃ。

答 ❶ 神経細胞 ❷ 情報伝達 ❸ 神経線維 ❹ 総合 ❺ 中枢 ❻ 刺激 ❼ 動き ❽ 脳 ❾ 脊髄 ❿ 体性 ⓫ 自律 ⓬ 緊張 ⓭ 安息 ⓮ 知覚、運動、記憶、情動（順不同） ⓯ 自律 ⓰ 視床下部 ⓱ 15 ⓲ 20 ⓳ 25 ⓴ 高く ㉑ イオン化 ㉒ 中枢 ㉓ 間質液 ㉔ 血液脳関門 ㉕ 脊髄、延髄（順不同） ㉖ 心臓 ㉗ 呼吸 ㉘ 脊椎 ㉙ 脳、末梢（順不同） ㉚ 脳 ㉛ 脊髄

2 末梢神経系

・末梢神経系は、随意運動、知覚などを担う**❶＿＿＿＿＿＿**神経系と、身体機能の維持のため無意識に働く**❷＿＿＿＿**神経系に分類される。

● 自律神経系の働き

・自律神経系は交感神経系と副交感神経系からなり、**❸＿＿＿＿＿＿**を支配している

　　➡　自律神経系の**❹＿＿＿＿＿**支配

　　　（交感神経系）——**❺＿＿＿＿＿**状態（闘争や恐怖など）に対応した態勢をとる

　　　（副交感神経系）——**❻＿＿＿＿＿**状態（食事や休憩など）となるように働く

・交感神経系と副交感神経系は、互いに**❼＿＿＿＿**して働き、一方が活発になっているときには他方は活動を**❽＿＿＿＿**して、効果器を制御している。

交感神経系	効果器など	副交感神経系
瞳孔が**❾**［散大／収縮］	目	瞳孔が**❿**［散大／収縮］
少量の粘性の**⓫**［低い／高い］唾液を分泌	唾液腺	唾液分泌が**⓬**［低下／亢進］
心拍数が**⓭**［減少／増加］	心臓	心拍数が**⓮**［減少／増加］
⓯＿＿＿＿する➡血圧が**⓰＿＿＿＿**	末梢血管	**⓱＿＿＿＿**する➡血圧が**⓲＿＿＿＿**
⓳［拡張／収縮］	気管、気管支	**⓴**［拡張／収縮］する
血管が**㉑**［拡張／収縮］	胃	胃液分泌が**㉒**［低下／亢進］
運動が**㉓**［低下／亢進］	腸	運動が**㉔**［低下／亢進］
グリコーゲンを**㉕**［合成／分解］	肝臓	グリコーゲンを**㉖**［合成／分解］
立毛筋が**㉗**［拡張／収縮］	皮膚	——
発汗が**㉘**［亢進／低下］	汗腺	——
排尿筋が**㉙**［収縮／弛緩］➡排尿を**㉚**［抑制／促進］	膀胱	排尿筋が**㉛**［収縮／弛緩］する➡排尿を**㉜**［抑制／促進］する
㉝＿＿＿＿＿＿＿を放出	神経伝達物質	**㉞＿＿＿＿＿＿＿**を放出

答 ❶体性　❷自律　❸効果器　❹二重　❺緊張　❻安息　❼拮抗_{きっ}　❽抑制　❾散大　❿収縮　⓫高い　⓬亢進　⓭増加　⓮減少　⓯収縮　⓰上昇　⓱拡張　⓲降下　⓳拡張　⓴収縮　㉑収縮　㉒亢進　㉓低下　㉔亢進　㉕分解　㉖合成　㉗収縮　㉘亢進　㉙弛緩　㉚抑制　㉛収縮　㉜促進　㉝ノルアドレナリン　㉞アセチルコリン

64

薬が働く仕組み（1）

⑧ 薬の生体内運命と体内での働き

● 全身作用と局所作用

医薬品の作用

有効成分が❶＿＿＿＿＿＿＿などから吸収されて❷＿＿＿＿＿＿＿＿中に移行し、全身を巡って薬効をもたらす全身作用

特定の狭い❸＿＿＿＿＿＿＿＿において薬効をもたらす局所作用

・内服薬が全身作用を現すまでには、❹＿＿＿＿＿、＿＿＿＿＿、＿＿＿＿＿という過程を経るため、時間が必要であるが、局所作用は医薬品の適用部位が❺＿＿＿＿＿＿＿である場合が多いため、反応は❻［緩やか／速やか］に現れる。

・内服薬は❼＿＿＿＿＿作用を示すものが多い。

・内服薬の中でも❽＿＿＿＿性下剤や❾＿＿＿＿製剤などのように、有効成分が消化管内で作用するものは❿＿＿＿＿作用である。

・胃腸に作用する薬であっても、有効成分が循環血液中に入ってから薬効をもたらす場合には、その作用は⓫＿＿＿＿作用の一部である。

・外用薬は、適用部位に対する❿＿＿＿＿的な効果を目的としていることが多い。

・外用薬の⓬＿＿＿剤、⓭＿＿＿＿＿＿＿製剤などの中には、適用部位から吸収された有効成分が循環血液中に移行して全身作用を示すことを目的として設計されたものもある。

> 副作用にも、全身作用によるものと局所作用によるものがあります。

・局所作用を目的とする医薬品によって⓮＿＿＿＿＿＿の副作用が生じたり、逆に、全身作用を目的とする医薬品で⓯＿＿＿＿＿な副作用が生じることもある。

答 ❶ 消化管　❷ 循環血液　❸ 身体部位　❹ 吸収、代謝、分布　❺ 作用部位　❻ 速やか　❼ 全身　❽ 膨潤　❾ 生菌　❿ 局所　⓫ 全身　⓬ 坐　⓭ 経皮吸収　⓮ 全身性　⓯ 局所的

1 薬の生体内運命

● **薬が体内でたどる流れ**

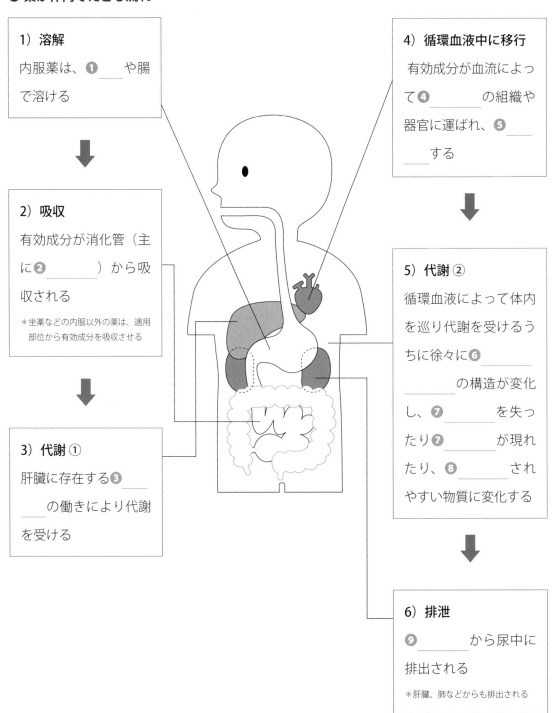

1）溶解

内服薬は、❶＿＿や腸
で溶ける

↓

2）吸収

有効成分が消化管（主
に❷＿＿＿＿）から吸
収される

＊坐薬などの内服以外の薬は、適用
部位から有効成分を吸収させる

↓

3）代謝①

肝臓に存在する❸＿＿
＿＿の働きにより代謝
を受ける

4）循環血液中に移行

有効成分が血流によっ
て❹＿＿＿＿＿の組織や
器官に運ばれ、❺＿＿
＿＿する

↓

5）代謝②

循環血液によって体内
を巡り代謝を受けるう
ちに徐々に❻＿＿＿＿
＿＿＿＿の構造が変化
し、❼＿＿＿＿を失っ
たり❼＿＿＿＿が現れ
たり、❽＿＿＿＿され
やすい物質に変化する

↓

6）排泄

❾＿＿＿＿から尿中に
排出される

＊肝臓、肺などからも排出される

(1) 有効成分の吸収

- 全身作用を目的とする医薬品では、その有効成分が消化管などから吸収されて、循環血液中に移行することが❿ ［期待される／不可欠である］。
- 循環血液中に移行せずに薬効を発揮する医薬品であっても、その成分が⓫ ［一部が循環血液中に移行し／体内から消失する過程では］、吸収されて循環血液中に移行する場合がある。
- 局所作用を目的とする医薬品には、目的とする局所の組織に有効成分が⓬＿＿＿＿＿して作用するものが多い。

● 消化管からの吸収

- 内服薬の⓭ ［ほとんど／約半分］は、その有効成分が消化管から吸収されて循環血液中に移行し、⓮＿＿＿＿作用を現す。
- 固形剤（錠剤、カプセル剤など）の大部分は、消化管で吸収される前に崩壊して⓯＿＿で有効成分が溶出する（⓰＿＿＿＿＿製剤などを除く）。
- 有効成分は主に⓱＿＿＿＿で吸収される。
- 内服薬の中には、服用後の作用を⓲＿＿＿＿させるため、有効成分がゆっくりと溶出するように作られている⓳＿＿＿＿＿製剤もある。
- 一般に、消化管からの吸収は、濃度の⓴ ［高い方から低い方／低い方から高い方］へ受動的に㉑＿＿＿＿していく現象である。
- 有効成分の吸収量や吸収速度は、消化管の㉒＿＿＿＿＿や他の㉓＿＿＿＿＿の作用によって影響を受ける。

全身作用を目的としない内服薬は、有効成分が消化管から吸収されることによって薬効を発揮するわけではないので、そのまま糞便中に排泄されるが、中には消化管内を通過する間に結果的に吸収されてしまうものがあるのじゃ。

そうした場合には、循環血液中に移行した有効成分によって、**好ましくない作用（副作用）** を生じることがあるんですね。

答 ❶ 胃 ❷ 小腸 ❸ 酵素 ❹ 全身 ❺ 作用 ❻ 有効成分 ❼ 作用 ❽ 排泄 ❾ 腎臓 ❿ 不可欠である ⓫ 体内から消失する過程では ⓬ 浸透 ⓭ ほとんど ⓮ 全身 ⓯ 胃 ⓰ 腸溶性 ⓱ 小腸 ⓲ 持続 ⓳ 徐放性 ⓴ 高い方から低い方 ㉑ 拡散 ㉒ 内容物 ㉓ 医薬品

● 内服以外の用法における粘膜からの吸収

直腸内壁の粘膜からの吸収	❶＿＿＿＿ から医薬品（❷＿＿ 剤）を挿入➡ ❸＿＿＿＿ 内で溶解 ➡ 薄い直腸内壁の粘膜から有効成分を吸収させる。
口腔粘膜からの吸収	有効成分が口腔粘膜から吸収されて全身作用を現す。 　　抗狭心症薬の❹＿＿＿＿＿＿＿＿＿（舌下錠、スプレー） 　　禁煙補助薬の❺＿＿＿＿＿（咀嚼剤）など

 舌下錠は、舌の下に入れ、急速に成分を口腔粘膜から吸収させる錠剤じゃよ。

・粘膜を通っている静脈血は❻＿＿＿＿＿ を経由せずに❼［腎臓／心臓］に至るため、吸収されて循環血液中に入った成分は、初めに❻＿＿＿＿＿で代謝を受けることなく❽＿＿＿＿＿に分布する。

・粘膜からの吸収では有効成分が❾［容易に／多く］循環血液中に入るため、内服の場合よりも全身作用が❿＿＿＿＿＿に現れる。

・有効成分の急激な吸収による全身性の⓫＿＿＿＿＿＿を回避するため、粘膜に障害があるときは⓬［使用量を減らす／使用を避ける］。

鼻腔の粘膜に適用する点鼻薬	有効成分は循環血液中に入るが、⓭＿＿＿＿＿医薬品には全身作用を目的とした点鼻薬はなく、鼻腔粘膜への⓮＿＿＿＿作用を目的として用いられている。
眼の粘膜に適用する点眼薬	鼻涙管を通って⓯＿＿＿＿＿から吸収されることがあり、眼⓰＿＿＿の部位に到達して副作用を起こすことがある。
含嗽薬（うがい薬）	多くは唾液や粘液によって⓱＿＿＿＿へ流れてしまうため、咽頭粘膜からの吸収が原因となって全身的な副作用が起こることは⓲［ない／少ない］。

・アレルギー反応は⓳＿＿＿＿の抗原でも生じるため、点眼薬や含嗽薬でも⓴＿＿＿＿＿＿＿＿（＿＿＿＿＿＿＿＿＿＿＿＿＿＿＿＿）等のアレルギー性副作用を生じることがある。

● 皮膚吸収（塗り薬、貼り薬など）

・皮膚に適用する医薬品（㉑＿＿＿＿＿薬、貼り薬など）は、適用部位に対する局所的な効果を目的とするものがほとんどであり、有効成分が皮膚から浸透する量は、㉒＿＿＿＿＿の状態、㉓＿＿＿＿の有無やその程度などに影響を受ける。

・皮膚表面から循環血液中へ移行する量は比較的㉔［多く／少ないが］、血液中に移行した有効成分は肝臓で代謝を受ける㉕＿＿＿＿＿に血流に乗って全身に分布するため、適用部位の㉖＿＿＿＿＿（＿＿＿＿＿＿＿）や使用㉗＿＿＿＿＿などによっては、全身作用が現れることがある。

(2) 薬の代謝、排泄（せつ）

> **代謝＝物質が体内で㉘＿＿＿＿＿的に変化すること**

・有効成分は、代謝を受けて

➡ 作用を失う（㉙＿＿＿＿＿＿＿＿化）

➡ 作用が現れる（㉚＿＿＿＿＿的活性化）

➡ 体外へ排泄されやすい㉛＿＿＿＿＿性の物質に変化

> **排泄＝㉜＿＿＿＿＿によって生じた物質が尿などで㉝＿＿＿＿＿へ排出されること**
> ◎主な排泄経路：
>
> 腎臓 ➡ ㉞＿＿＿＿＿中へ、肝臓 ➡ ㉟＿＿＿＿＿中へ、肺 ➡ ㊱＿＿＿＿＿中へ

● 消化管で吸収されてから循環血液中に入るまでの間に起こる代謝

・有効成分が移行した血液は全身循環に入る前に㊲＿＿＿＿＿を経由して肝臓を通過するため、吸収された有効成分は、まず肝臓に存在する㊳＿＿＿＿＿の働きにより代謝を受ける。

・㊴＿＿＿＿機能が低下した人は医薬品を代謝する能力が低いため、全身をめぐる有効成分の量が多くなり、効き目が㊵＿＿＿＿＿現れやすくなる。

答 ❶肛門（こう） ❷坐 ❸直腸 ❹ニトログリセリン ❺ニコチン ❻肝臓 ❼心臓 ❽全身 ❾容易に ❿速やか ⓫副作用 ⓬使用を避ける ⓭一般用 ⓮局所 ⓯鼻粘膜 ⓰以外 ⓱食道 ⓲少ない ⓳微量 ⓴ショック（アナフィラキシー） ㉑塗り ㉒皮膚 ㉓傷 ㉔少ないが ㉕前 ㉖面積（使用量） ㉗回数 ㉘化学 ㉙不活性 ㉚代謝 ㉛水溶 ㉜代謝 ㉝体外 ㉞尿 ㉟胆汁 ㊱呼気 ㊲門脈 ㊳酵素 ㊴肝 ㊵過剰に

● 循環血液中に移行した有効成分の代謝と排泄

- 循環血液中に移行した有効成分は、主に肝細胞の❶＿＿＿＿＿＿＿＿＿＿によって代謝を受ける。

- 多くの有効成分は血液中で血漿タンパク質と結合して❷＿＿＿＿＿＿を形成している。

- ❷＿＿＿＿＿＿を形成している有効成分の分子には❶＿＿＿＿＿＿＿＿＿＿の作用で代謝されず、また❸＿＿＿＿＿＿＿＿＿＿＊によって輸送されることもないため、代謝や分布が制限され、血中濃度の❹［上昇／低下］は徐々に起こる。

＊細胞膜の外側から内側へ極性物質やイオンを選択的に運ぶ、膜貫通タンパク質

❷＿＿＿＿＿を形成している分子：❶＿＿＿＿＿＿＿の作用で代謝されない
❷＿＿＿＿＿を形成していない分子：❶＿＿＿＿＿＿＿の作用で代謝される

- 循環血液中に存在する有効成分の多くは、❺＿＿＿＿＿体または❻＿＿＿＿物の形で腎臓から尿中に排泄されるため、腎機能が低下した人では、正常の人よりも有効成分の尿中への排泄が❼［早まり／遅れ］、血中濃度が❽［下がりやすい／下がりにくい］。

- 複合体は腎臓で❾＿＿＿＿されないため、有効成分が長く循環血液中に留まることとなり、作用が❿＿＿＿＿する原因となる。

② 薬の体内での働き

- 薬は、標的となる細胞に存在する⓫＿＿＿＿＿体、⓬＿＿＿＿＿、トランスポーターなどの⓭＿＿＿＿＿＿＿＿と結合し、その機能を変化させることで⓮＿＿＿＿やを現す。

- 医薬品が効果を発揮するためには、有効成分が⓯＿＿＿＿＿の細胞外液中または細胞内液（⓰＿＿＿＿質）中に、⓱＿＿＿＿＿＿＿の濃度で分布する必要があり、これらに強く関連するのが⓲＿＿＿＿＿＿である。

器官や組織中に存在する医薬品成分の量を直接調べることは容易でないため、通常、血液中の濃度（血中濃度）を目安としておるんじゃ。

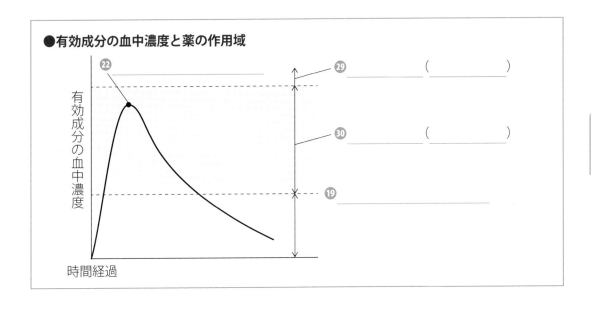

●有効成分の血中濃度と薬の作用域

・医薬品の成分が吸収されるにつれて血中濃度は上昇し、❶_____（❷_____）を超えると薬効が現れる。

・血中濃度が❶_____を下回ると、薬効は㉑_____する。

・血中濃度はある時点でピーク（㉒_____）に達し、その後は低下していく。これは㉓［吸収・分布／代謝・排泄］の速度が㉔［吸収・分布／代謝・排泄］の速度を上回るためである。

・一度に大量の医薬品を摂取したり、十分な間隔をあけずに追加摂取したりして血中濃度を㉕_____しても、ある濃度以上になるとより強い薬効は得られなくなり、薬効は頭打ちとなるが、一方、㉖_____な作用（㉗_____や_____）は現れやすくなる。

・全身作用を目的とする医薬品の多くは、使用後の㉘_____、その有効成分の血中濃度が、❶_____と毒性が現れる㉙_____（_____）の間の㉚_____（_____）に維持されるよう、使用量や使用間隔が定められている。

答 ❶ 薬物代謝酵素 ❷ 複合体 ❸ トランスポーター ❹ 低下 ❺ 未変化 ❻ 代謝 ❼ 遅れ ❽ 下がりにくい ❾ 濾過 ❿ 持続 ⓫ 受容 ⓬ 酵素 ⓭ タンパク質 ⓮ 薬効、副作用（順不同） ⓯ 組織 ⓰ 細胞 ⓱ 一定以上 ⓲ 血中濃度 ⓳ 最小有効濃度 ⓴ 閾値 ㉑ 消失 ㉒ 最高血中濃度 ㉓ 代謝・排泄 ㉔ 吸収・分布 ㉕ 高く ㉖ 有害 ㉗ 副作用、毒性（順不同） ㉘ 一定期間 ㉙ 危険域（中毒域） ㉚ 有効域（治療域）

薬が働く仕組み (2)

09 剤形の特徴と使用方法

 医薬品の形状のことを剤形というのじゃ。剤形は、その医薬品の使用目的と有効成分の性状とに合わせて決めるものじゃよ。

1 有効成分を全身に分布させて薬効をもたらすもの

(1) 錠剤（内服）

◎**長所：**❶＿＿＿＿させず、苦味や刺激性を❷＿＿＿＿で感じずに服用できる。

◎**短所：**一定の大きさがあるため❸＿＿＿＿や＿＿＿＿は飲み込みにくいことがある。

◎**使用方法と注意点**

・適切な量の水（または❹＿＿＿＿＿＿）とともに飲み込まなければならない。

・少ない水や水なしで服用したりすると、錠剤が❺＿＿＿や＿＿＿に張り付くことがあり、

　❻＿＿＿＿が現れないだけでなく、❺＿＿、＿＿＿＿の粘膜を傷めるおそれがある。

・錠剤（内服）は、❼＿＿や＿で崩壊して有効成分が溶出することが❽＿＿＿＿＿＿＿の

　前提となるため、例外的な場合を除いて、口中で噛み砕いて服用してはならない。

(2) 口腔用錠剤

● 口腔内崩壊錠

・❾＿＿＿＿によって速やかに溶ける工夫がされており、❿［少量の水／水なし］でも服用で

　きる。

・固形物を飲み込むことが困難な場合や⓫＿＿＿＿＿＿が制限されている場合でも、口の

　中で溶かした後に、❾＿＿＿＿と一緒に容易に飲み込むことができる。

● チュアブル錠

・⓬＿＿＿＿たり、＿＿＿＿＿＿たりして服用する。⓭［少量の水／水なし］でも服用できる。

● トローチ、ドロップ

・薬効を期待する部位が⓮＿＿＿＿＿や＿＿であるものが多い。

・飲み込まずに口の中で舐めて、⓯［素早く／徐々に］溶かして使用する。

(3) 散剤、顆粒剤

・錠剤のように固形状に固めず、粉末状にしたもの ➡ ⑯＿＿＿＿剤

・錠剤のように固形状に固めず、小さな粒状にしたもの ➡ ⑰＿＿＿＿＿剤

◎**長所**：錠剤を飲み込むことが困難な人にとっては⑱＿＿剤よりも服用しやすい。

◎**短所**：⑲＿＿（＿＿＿＿＿＿）の間に挟まったり、苦味や渋味を⑳＿＿＿＿＿感じる場合がある。

◎**使用方法と注意点**

・散剤を服用するときは、飛散を防ぐため、㉑＿＿＿＿＿＿＿＿少量の水などを口に含んでから口中に入れたり、何回かに分けて㉒＿＿＿＿＿＿＿服用するなどの工夫をする。

・口中に散剤が残ったときには、水などを口に含み、㉓＿＿＿＿＿＿ようにして飲み込む。

・顆粒剤は粒の表面が㉔＿＿＿＿＿＿＿＿＿されているものもあるので、㉕［噛み砕いてから／噛み砕かずに］水などで飲み込む。

(4) 経口液剤、シロップ剤

・液状の剤形のうち、㉖＿＿＿＿＿用のもので、固形の製剤より飲み込み㉗［やすい／にくい］。

・㉘＿＿＿＿＿＿＿＿＿が既に液中に溶けたり分散したりしているため、服用後、比較的速やかに㉙［口腔内／消化管］から吸収される。

◎**注意点**

・有効成分の血中濃度が㉚＿＿＿＿＿しやすいため、㉛＿＿＿＿性や＿＿＿＿性のある成分が配合されているものの場合、本来の目的と異なる㉜＿＿＿＿＿＿な使用がなされることがある。

・経口液剤を小児が用いる場合は、㉝＿＿＿＿を混ぜた㉞＿＿＿＿＿＿＿剤とすることが多い。

(5) カプセル剤

・カプセル内に㉟＿＿＿＿＿・＿＿＿＿＿・＿＿＿＿などを充填した剤形である。

◎**長所**：㊱＿＿＿＿させず、苦味や刺激性を㊲＿＿＿＿で感じずに服用できる。

◎**短所**：一定の大きさがあるため、㊳＿＿＿＿＿＿や＿＿＿＿＿＿は飲み込みにくいことがある。

答 ❶ 飛散 ❷ 口中 ❸ 高齢者、乳幼児（順不同） ❹ ぬるま湯 ❺ 喉、食道（順不同） ❻ 薬効 ❼ 胃、腸（順不同） ❽ 薬効発現 ❾ 唾液 ❿ 水なし ⑪ 水分摂取 ⑫ 舐め、噛み砕い（順不同） ⑬ 水なし ⑭ 口の中、喉（順不同） ⑮ 徐々に ⑯ 散 ⑰ 顆粒 ⑱ 錠 ⑲ 歯（入れ歯） ⑳ 強く ㉑ あらかじめ ㉒ 少しずつ ㉓ すすぐ ㉔ コーティング ㉕ 噛み砕かずに ㉖ 内服 ㉗ やすい ㉘ 有効成分 ㉙ 消化管 ㉚ 上昇 ㉛ 習慣、依存（順不同） ㉜ 不適正 ㉝ 糖類 ㉞ シロップ ㉟ 散剤・顆粒剤・液剤（順不同） ㊱ 飛散 ㊲ 口中 ㊳ 高齢者、乳幼児（順不同）

◎**使用方法と注意点**

・水なしで服用すると❶_____が喉や食道に貼り付くことがある。

・カプセルの原材料の❶_____はブタなどの❷_____を主成分としているため、❶_____の❸_____を持つ人は使用を避ける。

2 外用局所に適用する剤形

● 軟膏剤、クリーム剤

・軟膏剤とクリーム剤の違いは、❹_____の違いによる。

・どちらも有効成分が適用部位に❺_____やすい。

❻ 軟膏剤 •	• a 油性	•	• c 適用部位を水で洗い流したい場合	•	• e 患部が乾燥していても浸潤していても使用できる
❼ クリーム剤 •	• b 油性基剤に水分を加えたもの	•	• d 適用部位を水から遮断したい場合	•	• f 皮膚への刺激が強いため傷などへの使用は避ける

● 外用液剤

・外用の液状の製剤で、軟膏剤やクリーム剤に比べて患部が乾き❽［やすい／にくい］。

・適用部位に直接的な❾_____感などを与える場合がある。

● 貼付剤

・皮膚に貼り付けて用いる剤形で、❿_____剤や_____剤がある。

・適用部位に有効成分が一定時間留まるため、薬効の⓫_____が期待できるが、適用部位に⓬_____などを起こす場合もある。

● スプレー剤

・有効成分を⓭_____状にするなどして局所に⓮_____剤形である。

・手指等では塗りにくい部位や、⓯_____に適用する場合に適している。

答 ❶ ゼラチン　❷ タンパク質　❸ アレルギー　❹ 基剤　❺ 留まり　❻ a‐d‐e　❼ b‐c‐f　❽ やすい　❾ 刺激　❿ テープ、パップ（順不同）　⓫ 持続　⓬ かぶれ　⓭ 霧　⓮ 吹き付ける　⓯ 広範囲

74

症状からみた主な副作用（1）

⑩ 全身的に現れる副作用

■1 ショック（アナフィラキシー）

・即時型の❶＿＿＿＿＿＿＿＿反応の一種である。

・発生頻度は❷＿＿＿＿＿＿＿によって異なり、以前にその医薬品によって蕁麻疹（じん・しん）などの
❶＿＿＿＿＿＿を起こしたことがある人で起きる可能性が高い。

> 【症状】顔や上半身の❸＿＿＿＿・＿＿＿＿、皮膚の❹＿＿＿＿、蕁麻疹、口唇や舌・手
> 足の❺＿＿＿＿＿感、むくみ（浮腫）、吐きけ、顔面❻＿＿＿＿、手足の冷感、冷や汗、
> 息苦しさ・胸苦しさなどが、一般に❼＿＿＿＿現れる

・通常、❽［30分／2時間］以内に急変し、適切な対応が遅れると❾＿＿＿＿＿＿＿＿や
＿＿＿＿＿＿＿＿などを生じ、死に至ることがある。

■2 肝機能障害

・医薬品による肝機能障害は、有効成分やその代謝物の直接的肝毒性による❿＿＿＿＿性のも
のと有効成分に対する抗原抗体反応による⓫＿＿＿＿＿＿＿＿性のものに大別される。

> 【症状】全身の⓬＿＿＿＿感、黄疸（だん）、発熱、発疹（しん）、皮膚の痒（かゆ）み、吐きけなど

・肝機能障害が疑われる状態で原因医薬品を⓭＿＿＿＿と使用し続けると、不可逆的な病変
（⓮＿＿＿＿＿）を生じ、死に至ることもある。

> 黄疸とは、**ビルビリン**（黄色色素）が胆汁中へ排出されず血液中に滞留し、
> 皮膚や白目が黄色くなる病態のことです。過剰となった血液中のビルビ
> リンが尿中に排出されることにより、尿の色が濃くなることもあります。

答　❶ アレルギー　❷ 原因物質　❸ 紅潮・熱感（順不同）　❹ 痒（かゆ）み　❺ しびれ　❻ 蒼白（そう）　❼ 複数
❽ 2時間　❾ チアノーゼ、呼吸困難（順不同）　❿ 中毒　⓫ アレルギー　⓬ 倦怠（けん）　⓭ 漫然　⓮
肝不全

3 重篤な皮膚粘膜障害

● 皮膚粘膜眼症候群・中毒性表皮壊死融解症

・❶＿＿＿＿＿＿障害の合併症等により致命的な転帰をたどることがあり、皮膚症状が軽快した後も❷＿＿や❸＿＿＿＿器などに障害が残ることがある重篤な疾患である。

・両疾患には共通点が多く、❹［中毒性表皮壊死融解症／皮膚粘膜眼症候群］の症例の多くが❺［中毒性表皮壊死融解症／皮膚粘膜眼症候群］の進展型とみられる。

	皮膚粘膜眼症候群（SJS）	中毒性表皮壊死融解症（TEN）
発症時期	医薬品の使用開始後❻［10日／2週間］以内に発症することが多いが、❼［1ヶ月／3ヶ月］以上経ってから起こることもある	
発症機序	詳細は❽＿＿＿＿＿	
発生の予測	極めて❾＿＿＿＿＿	❾＿＿＿＿＿
症状	❿［38／39］℃以上の高熱、目の症状（充血・目やに、まぶたの腫れ、目が⓫［閉じづらい／開けづらい］）、口唇の違和感、口唇や陰部の⓬＿＿＿＿＿、排尿・排便時の痛み、喉の痛み、⓭＿＿＿＿＿の皮膚の発赤	
病態	発疹・発赤、⓮＿＿＿＿様の水疱等の激しい症状が比較的短時間のうちに⓯＿＿＿＿＿の皮膚、口、眼などの⓰＿＿＿＿＿に現れる	⓭＿＿＿＿＿の皮膚の発赤、全身の⓱［5／10］％以上の⓮＿＿＿＿様の水疱、皮膚の剥離、びらん等が認められ、かつ、⓲＿＿＿＿＿の発赤・びらん、眼の充血等の症状を伴う
発生頻度	人口100万人当たり年間1〜6人	人口100万人当たり年間0.4〜1.2人
別名	⓳＿＿＿＿＿＿＿＿＿症候群	⓴＿＿＿＿＿症候群

memo
....
....
....
....

4 偽アルドステロン症

偽アルドステロン症 ＝体内に㉑_____（_____）と水が貯留し、体から㉒_____

_____が失われることによって生じる

アルドステロン症は、副腎皮質からアルドステロンが過剰に分泌される病気じゃ。副腎皮質からのアルドステロン分泌が増加していないにもかかわらずこのような状態となることから、偽アルドステロン症と呼ばれているんじゃ。

【症状】手足の㉓_____、血圧の㉔_____、筋肉痛、こむら返り、倦怠感、手足の

㉕_____、頭痛、むくみ（浮腫）、喉の渇き、吐きけ・嘔吐など。進行すると、㉖_____

_____低下、㉗_____不能、㉘_____困難、痙攣などを生じる

・低身長、低体重など㉙_____が小さい者や㉚_____で生じやすい。

・㉛_____の医薬品や、医薬品と食品との間の㉜_____によって起きることがある。

5 病気等に対する抵抗力の低下など

● 医薬品の使用による㉝_____（_____）の減少

・血液中の㉝_____（_____）が減少し、細菌やウイルスの感染に対する抵抗力が

㉞_____なり、突然の高熱、悪寒、喉の痛み、口内炎、倦怠感などの症状が現れることがある。

・進行すると重症の細菌感染を繰り返し、㉟［免疫不全／致命的］となることもある。

・注意が必要な薬 ➡ ㊱_____性抗炎症薬、㊲_____薬など

● 医薬品の使用による㊳_____の減少

・血液中の㊳_____が減少し、鼻血、歯ぐきからの出血、手足の㊴_____、口腔粘膜の血腫などの㊵_____、経血が止まりにくい（月経過多）などの症状が現れることがある。

答 ❶ 多臓器　❷ 眼　❸ 呼吸　❹ 中毒性表皮壊死融解症　❺ 皮膚粘膜眼症候群　❻ ２週間　❼ １ヶ月　❽ 不明　❾ 困難　❿ 38　⓫ 開けづらい　⓬ ただれ　⓭ 広範囲　⓮ 火傷　⓯ 全身　⓰ 粘膜　⓱ 10　⓲ 口唇　⓳ スティーブンス・ジョンソン　⓴ ライエル　㉑ 塩分（ナトリウム）　㉒ カリウム　㉓ 脱力　㉔ 上昇　㉕ しびれ　㉖ 筋力　㉗ 起立　㉘ 歩行　㉙ 体表面積　㉚ 高齢者　㉛ 複数　㉜ 相互作用　㉝ 白血球（好中球）　㉞ 弱く　㉟ 致命的　㊱ ステロイド　㊲ 抗癌　㊳ 血小板　㊴ 青あざ　㊵ 内出血

症状からみた主な副作用（2）

 精神神経系に現れる副作用

1 精神神経障害

・医薬品の副作用によって❶＿＿＿＿＿神経系が影響を受け、精神神経症状を生じることがある。

> 【症状】物事に❷＿＿＿＿＿できない、落ち着きがなくなる、不眠、不安、震え（❸＿＿＿＿＿）、
> 興奮、眠気、うつなど

・❹＿＿＿＿＿を催すことが知られている医薬品を使用した後は、乗物や危険な機械類の運転操作を❺［慎重に行わなければならない／しないよう注意する］。

・精神神経症状は、通常の用法・用量で適正に❻［使用すれば発生することはない／使用しても発生することがある］。

2 無菌性髄膜炎

・髄膜炎のうち、❼＿＿＿＿＿に❽＿＿＿＿＿が検出されないものをいう。

・大部分は❾＿＿＿＿＿が原因と考えられているが、❿＿＿＿＿＿＿＿＿＿＿感染症やライム病、医薬品の副作用等によって生じることもある。

・医薬品の副作用が原因の場合、全身性⓫＿＿＿＿＿＿＿＿＿＿＿＿、混合性結合組織病、関節⓬＿＿＿＿＿等の基礎疾患がある人で発症リスクが高い。

> 【症状】首筋の⓭＿＿＿＿＿＿＿＿を伴った激しい頭痛、発熱、吐きけ・嘔吐、⓮＿＿＿＿＿
> 混濁など。多くの場合、発症は⓯［急性／亜急性］。

・早期に原因医薬品の使用を中止すれば、速やかに回復し、予後は比較的⓰＿＿＿＿＿であるが、重篤な⓱［中枢／末梢］神経系の後遺症が残ることもある。

答 ❶ 中枢　❷ 集中　❸ 振戦　❹ 眠気　❺ しないよう注意する　❻ 使用しても発生することがある　❼ 髄液　❽ 細菌　❾ ウイルス　❿ マイコプラズマ　⓫ エリテマトーデス　⓬ リウマチ　⓭ つっぱり　⓮ 意識　⓯ 急性　⓰ 良好　⓱ 中枢

体の局所に現れる副作用（1）

⑫ 消化器系・呼吸器系に現れる副作用

1 消化器系に現れる副作用

（1）消化性潰瘍

・消化性潰瘍は、胃や十二指腸の❶＿＿＿＿＿＿＿＿が傷害されて、❶＿＿＿＿＿＿＿の一部が粘膜筋板を超えて❷＿＿＿＿＿する状態。

> 【症状】胃のもたれ、食欲低下、胸やけ、吐きけ、胃痛、❸［空腹時／満腹時］のみぞおち痛、消化管出血に伴い糞便が❹［赤く／黒く］なるなど

・❺＿＿＿＿＿＿＿が乏しい場合もあり、❻＿＿＿＿症状（動悸や息切れなど）により検査をしたときや、突然の❼＿＿＿＿・＿＿＿＿によって発見されることもある。

組織の欠損が表面にとどまらず深い組織にまで広がりえぐられた状態を潰瘍というのじゃぞ。

（2）イレウス様症状（腸閉塞様症状）

・イレウスとは腸内容物の❽［吸収／通過］が阻害された状態をいう。

・❾＿＿＿＿自体は閉塞していなくても、医薬品の作用によって❾＿＿＿＿の運動が❿＿＿＿して腸内容物の❽＿＿＿＿が妨げられ、腸閉塞様症状が現れる。

> 【症状】激しい⓫＿＿＿＿、ガス排出（おなら）の⓬［頻発／停止］、嘔吐、腹部膨満感を伴う著しい⓭＿＿＿＿など

・腹痛などで水分や食物の摂取が抑制され、嘔吐がなくても⓮＿＿＿＿状態となることがある。

・悪化すると、腸内容物の⓯＿＿＿＿による嘔吐が原因で⓮＿＿＿＿症状を呈したり、⓰＿＿＿＿＿＿＿の異常増殖によって全身状態の衰弱が急激に進行する可能性がある。

答　❶粘膜組織　❷欠損　❸空腹時　❹黒く　❺自覚症状　❻貧血　❼吐血・下血　❽通過　❾腸管　❿麻痺　⓫腹痛　⓬停止　⓭便秘　⓮脱水　⓯逆流　⓰腸内細菌

- ❶＿＿＿＿や＿＿＿＿のほか、普段から❷＿＿＿＿傾向のある人は、発症のリスクが高い。
- ❸＿＿＿＿の治癒後の❷＿＿＿＿を放置して、症状を悪化させてしまうことがある。

(3) その他

- 消化器に対する医薬品の副作用により、吐き気・嘔吐、食欲不振、腹部（❹＿＿＿部）の不快感・膨満感、腹痛、❺＿＿＿＿炎、口腔内の荒れや刺激感などを生じることがある。
- 浣腸剤や坐剤の使用によって一過性に現れる症状として、❻＿＿＿＿部の熱感などの刺激、異物の注入による不快感、排便直後の❼＿＿＿＿＿＿＿＿＿などがある。

2 呼吸器系に現れる副作用
(1) 間質性肺炎

（原因医薬品）——— 小柴胡湯、総合感冒薬など

- 間質性肺炎は、肺の中で❽＿＿＿＿と＿＿＿＿＿＿を取り囲んで支持している組織（間質）が炎症を起こしたもの。
- ❾＿＿＿＿＿や＿＿＿＿が細菌に感染して生じる通常の肺炎とは異なる。
- 医薬品の使用開始から❿［5〜10日／1〜2週間］程度で起きることが多く、発症すると⓫＿＿＿＿＿効率が低下して血液に酸素を十分取り込むことができず、体内は⓬＿＿＿＿＿状態となる。

| 【症状】⓭＿＿＿＿＿＿（息切れ・息苦しさなど）、空咳、⓮＿＿＿＿（伴わないこともある）、息切れ（初期には⓯＿＿＿時、進行すると⓰＿＿＿＿時にも意識される） |

- 症状は一過性で、⓱＿＿＿に回復することもあるが、悪化すると⓲＿＿＿＿＿＿＿症に移行することがある。

間質

炎症を起こした
間質

(2) 喘息

原因医薬品 ── アスピリンなどの⑲_____性抗炎症成分を含む解熱鎮痛薬

・原因医薬品の使用後、⑳［1時間／数時間］以内に症状が現れる。

【症状】初めに㉑_____・_____が現れ、続いて咳、㉒_____や呼吸困難を生じる。時間とともに悪化し、顔面紅潮、目の㉓_____、吐き気、腹痛、下痢などを伴うこともある。

・内服薬のほか、㉔_____薬や_____薬でも誘発されることがある。

・㉕_____を起こさない限り、有効成分が体内から㉖［減少／消失］すれば寛解する。

・軽症例は㉗［半日／1日］程度で回復するが、重症例は24時間以上持続し、㉘_____による意識消失から死に至る危険もある。

・㉙［鼻／肺］の疾患を持つ人や、成人になってから喘息を発症した人、㉚［時間／季節］に関係なく喘息発作が起こる人などで発症しやすい。

memo
....
....
....
....
....
....
....
....
....

答 ❶ 小児、高齢者（順不同） ❷ 便秘 ❸ 下痢 ❹ 胃 ❺ 口内 ❻ 肛門 ❼ 立ちくらみ ❽ 肺胞、毛細血管（順不同） ❾ 気管支、肺胞（順不同） ❿ 1〜2週間 ⓫ ガス交換 ⓬ 低酸素 ⓭ 呼吸困難 ⓮ 発熱 ⓯ 運動 ⓰ 軽労作 ⓱ 自然 ⓲ 肺線維 ⓳ 非ステロイド ⓴ 1時間 ㉑ 鼻水・鼻づまり ㉒ 喘鳴 ㉓ 充血 ㉔ 坐、外用（順不同） ㉕ 合併症 ㉖ 消失 ㉗ 半日 ㉘ 窒息 ㉙ 鼻 ㉚ 季節

体の局所に現れる副作用（2）

⑬ 循環器系・泌尿器系・感覚器系に現れる副作用

1 循環器系に現れる副作用

（1）うっ血性心不全

・全身が必要とする量の血液を心臓から送り出すことができなくなり、❶［心臓／肺］に血液が❷［貯留して／貯留できず］、種々の症状を示す疾患である。

> 【症状】息切れ、疲れやすい、足のむくみ、急な体重の❸［増加／減少］、咳と❹［緑色／ピンク色］の痰（たん）など

・心不全の既往がある人は、❺＿＿＿＿＿＿による心不全を起こしやすい。

（2）不整脈

・❻＿＿＿＿＿の自動性や興奮伝導の異常が原因で、心臓の❼＿＿＿＿＿リズムが乱れる病態である。

> 【症状】めまい、立ちくらみ、全身のだるさ（疲労感）、❽＿＿＿＿＿、息切れ、❾＿＿＿部の不快感、❿＿＿＿の欠落など

・不整脈の種類によっては⓫＿＿＿＿＿（＿＿＿＿＿＿＿＿＿＿）することもあり、その場合は自動体外式除細動器（⓬＿＿＿＿＿）の使用を考慮しつつ、直ちに⓭＿＿＿＿＿＿＿＿処置が可能な医療機関を受診する。

・代謝機能の低下によって⓮＿＿＿＿＿＿＿＿が高まることがあるので、⓯＿＿＿機能や＿＿＿＿機能の低下、併用薬との相互作用等に留意する。

・⓰＿＿＿＿＿＿や心臓病など、循環器系疾患の診断を受けている人は、⓱＿＿＿＿＿や＿＿＿＿に悪影響を及ぼす可能性が高い医薬品を使用してはならない。

> 不整脈は、簡単にいうと、脈がゆっくり打つ、速く打つ、または不規則に打つ状態じゃ。一般に脈が50回/分以下の場合を徐脈、100回/分以上の場合を頻脈というぞ。

2 泌尿器系に現れる副作用

(1) 腎障害

・医薬品の使用により腎障害を生じることがある。

> 【症状】尿量の⑱＿＿＿＿＿＿、一時的な尿の⑲＿＿＿＿＿＿、むくみ（浮腫）、倦怠感、発疹、
> 吐きけ・嘔吐、発熱、尿が濁る、尿が赤みを帯びる（⑳＿＿＿＿＿＿）など

(2) 排尿困難、尿閉

・㉑［交感／副交感］神経系の機能を抑制する成分を含む医薬品を使用すると、膀胱の排尿筋
の収縮が㉒［促進／抑制］され、排尿困難となることがある。

> 【症状】尿が出にくい、少ししか出ない、㉓＿＿＿＿＿＿感など。進行すると、尿意があるの
> に尿が全く出ない㉔＿＿＿＿＿＿や、下腹部が膨満して激しい痛みを感じるようになる。

・㉕＿＿＿＿＿＿＿＿＿＿＿などの基礎疾患がない人でも、また、㉖＿＿＿＿＿＿でも起こる。

3 感覚器系に現れる副作用

・眼球内の角膜と水晶体の間を満たしている㉗＿＿＿＿＿＿＿＿が排出されにくくなる。

➡　眼圧が上昇➡　頭痛や吐きけ・嘔吐などの症状が現れ、視覚障害を生じることがある。

・㉘［コリン／抗コリン］作用により眼圧が上昇して㉙＿＿＿＿＿緑内障の発作を起こすと眼痛
や眼の充血、急激な㉚＿＿＿＿＿＿＿＿を来すことがあり、特に㉛＿＿＿＿＿＿＿緑内
障がある人では厳重な注意が必要である。

・高眼圧を長時間放置すると、㉜［網膜／視神経］が損傷して不可逆的な視覚障害（㉝＿＿＿
＿＿＿＿＿や＿＿＿＿）に至るおそれがある。

答 ❶ 肺　❷ 貯留して　❸ 増加　❹ ピンク色　❺ 薬剤　❻ 心筋　❼ 拍動　❽ 動悸　❾ 胸　❿
脈　⓫ 失神（意識消失）　⓬ AED　⓭ 救急救命　⓮ 発症リスク　⓯ 腎、肝（順不同）　⓰ 高血
圧　⓱ 心臓、血管（順不同）　⑱ 減少　⑲ 増量　⑳ 血尿　㉑ 副交感　㉒ 抑制　㉓ 残尿　㉔ 尿
閉　㉕ 前立腺肥大　㉖ 女性　㉗ 眼房水　㉘ 抗コリン　㉙ 急性　㉚ 視力低下　㉛ 閉塞隅角　㉜
視神経　㉝ 視野欠損、失明（順不同）

体の局所に現れる副作用（3）

⑭ 皮膚に現れる副作用

1 接触皮膚炎、光線過敏症

・❶_____や_____等に皮膚が反応して、激しい炎症症状、色素沈着、白斑等を生じることがある。一般に❷_____と呼ばれる日常的に経験する症状であるが、❸____薬の副作用で生じることもある。

● 接触皮膚炎

・❹_____性の物質が皮膚に接触することで、強い痒（かゆ）みを伴う❺_____・_____、腫れ、刺激感、水疱（ほう）・ただれ等が現れる。

・同じ医薬品が触れても発症するか否かはその人の❻_____によって異なる。

・症状が現れたときは、重篤な病態への進行を防止するため、❼_____と考えられる医薬品の使用を❽_____する。

・通常は❾［1／2］週間程度で症状は治まるが、再びその医薬品に触れると❿_____する。

● 光線過敏症

・⓫_____（_____）に曝（さら）されて初めてかぶれ症状が起こるものをいう。

・貼付剤の場合は⓬_____後でも発症することがある。

・光線過敏症が現れた場合は、原因医薬品の使用を⓭_____し、皮膚に医薬品が残らないよう十分に患部を⓮_____し、⓯_____（白い生地や薄手の服は⓰_____を透過するおそれがあるので不可）して速やかに医師の診療を受ける。

⓱ 接触皮膚炎 •	• a	発症部位は医薬品の接触部位に限定されない
⓲ アレルギー性皮膚炎 •	• b	医薬品が触れた部分だけでなく、全身へ広がって重篤化する場合がある
⓳ 光線過敏症 •	• c	医薬品が触れた皮膚の部分にのみ生じ、正常な皮膚との境界がはっきりしている

2 薬疹（しん）

- 医薬品によって引き起こされる❷⓪＿＿＿＿＿＿＿＿反応の一種で、発疹・発赤等の❷①＿＿＿＿症状を呈する場合をいう。

- 薬疹は、❷② ［特定の／あらゆる］医薬品で起きる可能性がある。

- 同じ医薬品でも生じる発疹の型は人によって様々で、❷③＿＿＿＿＿（赤い大小の斑点）、❷④＿＿＿＿＿（小さく盛り上がった湿疹）のほか、❷⑤＿＿＿＿＿を生じることもある。

- 薬疹は医薬品の使用後❷⑥ ［3～5日／1～2週間］で起きることが多いが、長期使用後に現れることもある。

- 多くの場合、原因医薬品の使用を中止すれば症状は次第に❷⑦＿＿＿＿＿するが、痒（かゆ）みなどの症状に対して❷⑧＿＿＿＿＿＿＿で対症療法を行うことは、❷⑨＿＿＿＿＿の特定を困難にするおそれがあるため、避けるべきである。

- ❸⓪＿＿＿＿＿＿＿体質の人や以前に❸①＿＿＿＿＿を起こしたことがある人で生じやすいが、そうでない人でも、❸②＿＿＿＿＿＿＿や＿＿＿＿＿＿＿が誘因となって現れることがある。

- 皮膚以外に特に、❸③＿＿＿＿＿を伴って❸④＿＿＿＿や口腔粘膜に異常が現れた場合は、急速に重篤な病態へ進行することがある。

急速に重篤な病態とは皮膚粘膜眼症候群や中毒性表皮壊死融解症などのことじゃよ。

- 薬疹の既往のある人が再度同種の医薬品を使用すると、❸⑤＿＿＿＿＿＿＿（＿＿＿＿＿＿＿）などの、より重篤なアレルギー反応を生じるおそれがあるので、使用を❸⑥［避けたほうがよい／避けなければならない］。

> 👆 Point
> ・医薬品を使用した後に発疹・発赤等が現れた場合は、**薬疹の可能性**を考慮する。
> ・重篤な病態への進行を防ぐため、原因と考えられる医薬品の使用を**直ちに中止**する。

答 ❶ 化学物質、金属（順不同） ❷ かぶれ ❸ 外用 ❹ 外来 ❺ 発疹（しん）・発赤（順不同） ❻ 体質 ❼ 原因 ❽ 中止 ❾ 1 ❿ 再発 ⓫ 太陽光線（紫外線） ⓬ 剥がした ⓭ 中止 ⓮ 洗浄 ⓯ 遮光 ⓰ 紫外線 ⓱ c ⓲ a ⓳ b ⓴ アレルギー ㉑ 皮膚 ㉒ あらゆる ㉓ 紅斑 ㉔ 丘疹 ㉕ 水疱 ㉖ 1～2週間 ㉗ 寛解 ㉘ 自己判断 ㉙ 原因 ㉚ アレルギー ㉛ 薬疹 ㉜ 暴飲暴食、肉体疲労（順不同） ㉝ 発熱 ㉞ 眼 ㉟ ショック（アナフィラキシー） ㊱ 避けなければならない

精神神経に作用する薬（1）

01 かぜ薬

1 かぜの発症・症状

・かぜは、❶＿＿＿＿＿ともいい、主に❷＿＿＿＿＿＿＿が鼻やのどなどに感染して起こるさまざまな症状の総称で、医学的には❸＿＿＿＿＿＿＿＿という。

かぜ（感冒）	インフルエンザ（流行性感冒）
・かぜの❹＿＿割はウイルスによる感染が原因	・ウイルスによる感染
・通常、数日から1週間程度で自然寛解	・感染力が強い
・発熱、頭痛、関節痛、❺＿＿＿＿＿＿＿＿など	・重症化しやすい

かぜは、ウイルスによる感染のほかに、細菌の感染や、まれに冷気や乾燥、❻＿＿＿＿＿＿＿＿などの**非感染性**の場合もあるんじゃ。

・かぜの症状は、❼＿＿＿＿＿症状（発熱、頭痛、関節痛、全身倦怠感など）と、❽＿＿＿＿＿＿症状（くしゃみ、鼻汁、鼻づまり、のどの痛み、咳、痰など）が組み合わさっている。

2 かぜ薬のはたらき

・かぜ薬は、さまざまな症状の緩和を目的とする❾［ 原因 ／ 対症 ］療法薬であり、ウイルスの増殖を抑えたり、体内から除去したりするもの❿［ である ／ ではない ］。

・発熱や咳、鼻水など、症状がはっきりしているときには、⓫＿＿＿＿＿＿＿のリスクを軽減するために、総合感冒薬ではなく、解熱鎮痛薬や鎮咳去痰薬、鼻炎を緩和させる薬などを検討する。

インフルエンザの原因はインフルエンザウイルスで、かぜとは区別して扱われます。

3 代表的な配合成分

作用		成分名
・発熱を鎮め、痛みを和らげる	→	・⑫＿＿＿＿＿＿＿成分
・くしゃみや鼻汁を抑える成分	→	・⑬＿＿＿＿＿＿＿成分、抗コリン成分
・鼻粘膜の充血を和らげ、気管や気管支を拡げる成分	→	・⑭＿＿＿＿＿＿＿作動成分
・咳を抑える成分	→	・⑮＿＿＿成分
・痰の切れをよくする成分	→	・⑯＿＿＿成分
・炎症による腫れを抑える成分	→	・⑰＿＿＿＿成分

(1) 解熱鎮痛成分

● 主な解熱鎮痛成分

・⑱＿＿＿＿＿＿＿	・⑳＿＿＿＿ザミド
・サザピリン	・㉑＿＿＿＿アミノフェン
・⑲＿＿＿＿＿＿＿ナトリウム	・イブプロフェン
・サリチルアミド	・㉒＿＿＿＿＿＿＿アンチピリン

● 主な生薬成分

㉓ 解熱成分 ● ● a ・センキュウ　・コウブシ

㉔ 鎮痛成分 ● ● b ・㉕＿＿＿　・カッコン　・サイコ　・ボウフウ　・ショウマ

✖ 注意！ アスピリン、サザピリン、サリチル酸ナトリウム、イブプロフェンは、一般用医薬品では小児に対していかなる場合も使用しない。

答 ❶ 感冒　❷ ウイルス　❸ かぜ症候群　❹ 8　❺ 全身倦怠感　❻ アレルギー　❼ 全身　❽ 呼吸器　❾ 対症　❿ ではない　⓫ 副作用　⓬ 解熱鎮痛　⓭ 抗ヒスタミン　⓮ アドレナリン　⓯ 鎮咳　⓰ 去痰　⓱ 抗炎症　⓲ アスピリン　⓳ サリチル酸　⓴ エテン　㉑ アセト　㉒ イソプロピル　㉓ b　㉔ a　㉕ ゴオウ

(2) 抗ヒスタミン成分、抗コリン成分

- 抗ヒスタミン成分、抗コリン成分は、❶＿＿＿＿＿＿や鼻汁を抑える。

- 抗ヒスタミン成分は、解熱鎮痛薬と併用すると効き目が強くなりすぎ、❷＿＿＿や口渇などの副作用が起こるおそれがある。

- 抗ヒスタミン成分は、ほかに❸＿＿＿＿＿＿薬、眠気を促す薬、アレルギー用薬、点鼻薬などにも配合されている。

- 抗コリン成分である❹＿＿＿＿＿＿総アルカロイド、❺＿＿＿＿＿イソプロパミドは、鼻孔内の刺激を伝達する❻［ 交感 ／ 副交感 ］神経系の働きを抑えることにより、くしゃみや鼻汁を抑える。

成分の種類	主な成分名
抗ヒスタミン成分	・❼＿＿＿＿＿＿マレイン酸塩 ・カルビノキサミンマレイン酸塩 ・メキタジン ・クレマスチンフマル酸塩 ・ジフェンヒドラミン塩酸塩
抗コリン成分	・❽＿＿＿＿＿＿総アルカロイド ・❾＿＿＿＿＿イソプロパミド

(3) アドレナリン作動成分

- アドレナリン作動成分は、❿＿＿＿＿＿の充血を和らげ、気管・気管支を拡げる。

● 主なアドレナリン作動成分

・⓫＿＿＿＿＿＿塩酸塩	・プソイドエフェドリン塩酸塩
・メチルエフェドリンサッカリン塩	・マオウ

アドレナリン作動成分には、**依存性**があるので、注意が必要です！

(4) 鎮咳成分、去痰成分

成分の種類	主な成分名
麻薬性 鎮咳成分	・⑫＿＿＿＿＿＿＿＿＿＿　水和物 ・ジヒドロコデインリン酸塩
非麻薬性 鎮咳成分	・デキストロメトルファン臭化水素酸塩水和物 ・ノスカピン　　　　　・チペピジンヒベンズ酸塩 ・クロペラスチン塩酸塩　　・ナンテンジツ
去痰成分	・⑬＿＿＿＿＿＿＿＿＿ ・⑭＿＿＿＿＿＿＿＿＿＿＿　酸カリウム ・ブロムヘキシン塩酸塩　　・エチルシステイン塩酸塩 ・セネガ　　・シャゼンソウ　　・キキョウ　　・セキサン　　・オウヒ

注意！ 中枢性鎮咳成分であるコデインリン酸塩水和物、ジヒドロコデインリン酸塩には依存性があり、12歳未満の小児には使用禁忌となっている。

(5) 抗炎症成分

・抗炎症成分は、⑮＿＿＿＿＿やのどの炎症による腫れを和らげる。

⑯ | トラネキサム酸 | ・　　　・a
- ・化学構造がステロイド性抗炎症成分と類似
- ・大量に摂取すると、⑱＿＿＿＿＿＿＿症を生じるおそれがある
- ・医薬品としての摂取量が1日⑲＿＿mgを超えない

⑰ | グリチルリチン酸ニカリウム | ・　　　・b
- ・体内での起炎物質の産生を抑える
- ・凝固した血液を溶解されにくくするため、血栓のある人では注意が必要

答 ❶くしゃみ　❷眠気　❸鎮咳去痰　❹ベラドンナ　❺ヨウ化　❻副交感　❼クロルフェニラミン　❽ベラドンナ　❾ヨウ化　❿鼻粘膜　⓫メチルエフェドリン　⑫コデインリン酸塩　⑬グアイフェネシン　⑭グアヤコールスルホン　⑮鼻粘膜　⑯b　⑰a　⑱偽アルドステロン　⑲200

4 主な漢方処方製剤

	製剤名	体力			向き不向き
❶	柴胡桂枝湯	中等度又はやや虚弱	•	• a	・かぜの中期から後期 ・多くは腹痛を伴う微熱、寒気、吐き気、胃腸炎
❷	麻黄湯	———	•	• b	・かぜの後期 ・食欲不振、吐き気、胃炎、胃痛、疲労感
❸	小柴胡湯	中等度	•	• c	・かぜの初期（汗をかいていないもの） ・咳、気管支炎、鼻かぜ、鼻づまり ・胃腸の弱い人、発汗傾向の著しい人には不向き
❹	桂枝湯	虚弱	•	• d	・神経過敏で気分がすぐれず、胃腸が弱い人のかぜの初期
❺	葛根湯	———	•	• e	・汗が出る人のかぜの初期
❻	香蘇散	虚弱	•	• f	・水様の痰を伴う咳や鼻水、気管支炎、花粉症 ・虚弱、胃腸の弱い人、発汗傾向の著しい人には不向き
❼	小青竜湯	中等度又はやや虚弱	•	• g	・かぜの初期（汗をかいていない人） ・鼻かぜ、鼻炎、頭痛、肩こり、筋肉痛 ・胃腸の弱い人、発汗傾向の著しい人には不向き

上記のすべての薬は、**カンゾウ**を含んでいるぞ。また、麻黄湯、葛根湯、小青竜湯は、**マオウ**を含んでいるので注意が必要じゃ。

マオウには、**依存性**があります。

5 相互作用と受診勧奨

・かぜ薬の多くに含まれているカンゾウには、❽＿＿＿＿＿＿＿＿＿＿＿酸が含まれている。

　❽＿＿＿＿＿＿＿＿＿酸を過剰に摂取すると、偽アルドステロン症となる可能性がある。

・偽アルドステロン症では、体内にナトリウムと水が貯留して**❾**＿＿＿＿＿＿＿＿＿が失われる
ことにより、**❿**＿＿＿＿の減少、血圧上昇、手足の脱力などが生じる。進行すると歩行困難、
けいれん等を生じる。

・酒類（アルコール）は、かぜの民間療法としてしばしば用いられるが、アルコールは医薬品
の成分の吸収や代謝に影響を**⓫**［ 与える ／ 与えない ］ので、風邪薬の服用期間中は、アルコー
ルの摂取を**⓬**［ 控える ／ 控える必要はない ］。

副作用	成分名
肝機能障害	・**⓭**＿＿＿＿＿＿＿＿＿＿ ・アセトアミノフェン ・イブプロフェン ・**⓮**＿＿＿＿＿ ・小柴胡湯 ・柴胡桂枝湯 ・小青竜湯
偽アルドステロン症	・**❽**＿＿＿＿＿＿＿＿酸二カリウム ・グリチルリチン酸 ・カンゾウ
腎障害、 無菌性髄膜炎	・**⓯**＿＿＿＿＿＿＿＿＿
眠気、口渇	・**⓰**＿＿＿＿＿＿＿成分
便秘	・**⓱**＿＿＿＿＿＿＿酸塩水和物 ・ジヒドロコデインリン酸塩
排尿困難	・**⓲**＿＿＿＿＿成分 ・抗ヒスタミン成分 ・マオウ

・一定期間使用して症状の改善が認められない。
・高熱、膿性の鼻汁・痰、喉の激しい痛みや腫れ、
　呼吸困難を伴う激しい咳がある。
・呼吸器疾患、心臓病、糖尿病などの基礎疾患がある。

こんなときには、
医療機関を受診
しましょう！

答 **❶** a **❷** 充実、c **❸** b **❹** e **❺** 中等度以上、g **❻** d **❼** f **❽** グリチルリチン **❾**
カリウム **❿** 尿量 **⓫** 与える **⓬** 控える **⓭** アスピリン **⓮** 葛根湯 **⓯** イブプロフェン **⓰**
抗ヒスタミン **⓱** コデインリン **⓲** 抗コリン

精神神経に作用する薬（2）

02 解熱鎮痛薬

1 痛みや発熱が起こる仕組み

・痛みは、病気や外傷に対して生体が発する❶＿＿＿＿＿信号である。

・発熱は、細菌やウイルス等の❷＿＿＿＿＿から生体を防御するはたらきがおこす症状である。

・痛みや発熱は、生体内で産生されるプロスタグランジンという物質によりおこる。

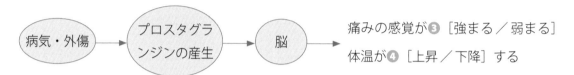

病気・外傷　→　プロスタグランジンの産生　→　脳　→　痛みの感覚が❸［強まる／弱まる］
体温が❹［上昇／下降］する

プロスタグランジンは、**ホルモン**に似た働きをする物質
で、病気や外傷があるときに、活発に産生されるんじゃ。

2 解熱鎮痛薬のはたらき

・解熱鎮痛薬は、プロスタグランジンの産生を❺［促す／抑える］ことで痛みや発熱を緩和
する。

・解熱鎮痛薬は、痛みや発熱の原因となっている病気や外傷自体を根本的に治すもの❻［である／ではない］。

・月経痛は、月経がおこる過程にプロスタグランジンが関与しているため、解熱鎮痛薬の効能・効果に❼［含まれる／含まれない］。

・プロスタグランジンには、❽＿＿＿＿＿保護作用がある。解熱鎮痛薬は、プロスタグランジンの産生を❾＿＿＿＿＿、❽＿＿＿＿＿障害を起こすことがあるため、❿＿＿＿＿＿＿を
避けて服用する。

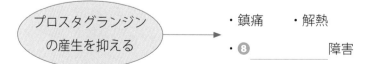

プロスタグランジンの産生を抑える　→　・鎮痛　・解熱
・❽＿＿＿＿＿障害

3 代表的な配合成分

(1) 解熱鎮痛成分

成分名	特徴
サリチル酸系解熱鎮痛成分 ⑪＿＿＿＿ ＿＿＿＿	・⑫＿＿＿＿＿＿＿をおこしやすい ・出産予定日⑬＿＿週間以内の使用を避ける ・⑭＿＿歳未満の小児に対しては使用できない
⑮＿＿＿＿	・痛みの発生を抑えるはたらきが強い
アセトアミノフェン	・末梢における⑯＿＿＿＿＿＿作用は期待できない ・胃腸障害は⑰＿＿＿＿＿＿、食後の服用が推奨される
イブプロフェン	・抗炎症作用がある ・アスピリンに比べると、胃腸への悪影響が少ない ・⑱＿＿歳未満の小児に対しては使用できない ・出産予定日⑲＿＿週間以内の使用を避ける
⑳＿＿＿＿＿ ＿＿＿＿＿	・一般用医薬品で唯一の㉑＿＿＿＿＿＿解熱鎮痛成分 ・抗炎症作用は弱い ・薬疹（ピリン疹）等のアレルギー症状をおこした人は使用できない

・サリチル酸系解熱鎮痛成分は、㉒＿＿＿＿症候群を発症させるおそれがある。

・サリチル酸系解熱鎮痛成分には、上記のほかに、㉓＿＿＿＿＿＿＿＿＿、サリチル酸ナトリウム、サリチルアミドなどがある。

・アセトアミノフェン、カフェイン、エテンザミドの組み合わせは、アルファベットの頭文字をとって「㉔＿＿＿＿＿処方」と呼ばれる。

答 ❶ 警告　❷ 感染　❸ 強まる　❹ 上昇　❺ 抑える　❻ ではない　❼ 含まれる　❽ 胃粘膜　❾ 抑え　❿ 空腹時　⑪ アスピリン　⑫ 胃腸障害　⑬ 12　⑭ 15　⑮ エテンザミド　⑯ 抗炎症　⑰ 少ないが　⑱ 15　⑲ 12　⑳ イソプロピルアンチピリン　㉑ ピリン系　㉒ ライ　㉓ サザピリン　㉔ ACE

(2) 生薬成分

	生薬名	基原				作用
❶	カンゾウ	マメ科の植物の根 *1	•	•	a	鎮痛・利尿作用
❷	———	オオツヅラフジの茎及び根茎	•	•	b	古くから「熱さまし」として利用
❸	シャクヤク	ボタン科シャクヤクの根	•	•	c	鎮痛鎮痙作用
❹	ジリュウ	*2	•	•	d	抗炎症作用

＊1 マメ科の *Glycyrrhiza uralensis* Fischer または *Glycyrrhiza glabra* Linné の根およびストロン
＊2 フトミミズ科の *Pheretima aspergillum* Perrier またはその近縁動物の内部を除いたもの

・生薬の解熱作用は、プロスタグランジンの産生の抑制とは異なるため、❺＿＿＿＿＿＿＿＿＿

などを使用できないときに有効である。

・発汗を促して解熱を助ける作用を期待して、❻＿＿＿＿＿＿＿＿＿やケイヒが他の解熱鎮

痛成分と組み合わせて配合されることがある。

ジリュウは漢字で「地竜」と書くのじゃ。

(3) 鎮静成分

・解熱鎮痛成分の鎮痛作用を助ける。いずれの成分にも、依存性が❼（ある ／ ない）。

➡ ❽＿＿＿＿＿＿＿＿＿＿＿＿＿＿、アリルイソプロピルアセチル尿素

(4) 制酸成分

・解熱鎮痛成分による❾＿＿＿＿＿＿＿を軽くする。➡ ❿＿＿＿＿＿＿＿＿＿＿、

酸化マグネシウム、水酸化アルミニウムゲルなど

注意！ 解熱鎮痛薬は、胃腸粘膜を保護するプロスタグランジンの産生を抑制する作用があるため、胃腸障害を引き起こすことがある。

(5) 骨格筋の緊張を鎮める成分

・骨格筋の緊張や筋肉のこりを和らげる。鎮静作用があるため、眠気やめまい、ふらつきが現れることがある。 ➡ ⑪ _____

(6) カフェイン類

・鎮痛作用を増強させ、⑫ _____ 系を刺激して頭をすっきりとさせたり、疲労感・倦怠感を和らげる。 ➡ ⑬ _____ や無水カフェイン、⑭ _____ _____ カフェインなど

(7) ビタミン成分

・発熱等によって消耗されやすい⑮ _____ を補給する。

⑯ ビタミンB$_1$ ・	・ a	リボフラビン、リボフラビンリン酸エステルナトリウムなど
⑰ ビタミンB$_2$ ・	・ b	アスコルビン酸、アスコルビン酸カルシウムなど
⑱ ビタミンC ・	・ c	チアミン塩化物塩酸塩、チアミン硝化物など

・解熱鎮痛成分
・生薬成分
・鎮静成分
・制酸成分
・骨格筋の緊張を鎮める成分
・カフェイン類
・ビタミン成分

解熱鎮痛薬には、さまざまな成分が配合されています。

答 ❶ d ❷ ボウイ、a ❸ c ❹ ミミズ、b ❺ アスピリン ❻ ショウキョウ ❼ ある ❽ ブロモバレリル尿素 ❾ 胃腸障害 ❿ ケイ酸アルミニウム ⑪ メトカルバモール ⑫ 中枢神経 ⑬ カフェイン ⑭ 安息香酸ナトリウム ⑮ ビタミン ⑯ c ⑰ a ⑱ b

4 漢方処方製剤

向き不向き

	製剤名	体力
❶	呉茱萸湯 <small>ご しゅ ゆ とう</small>	中等度以下

・a
- ・痛みのあるこむらがえり、筋肉の けいれん、腹痛、腰痛
- ・症状があるときのみ服用し、連用 しない
- ・❺＿＿＿＿＿の人は使用しない

	製剤名	体力
❷	芍薬甘草湯 <small>しゃくやくかんぞうとう</small>	体力に関わらない

・b
- ・関節痛、筋肉痛、神経痛
- ・虚弱な人、胃腸の弱い人、発汗傾 向の著しい人には不向き

	製剤名	体力
❸	疎経活血湯 <small>そ けいかっけつとう</small>	中等度

・c
- ・痛みやしびれのある関節痛、神経 痛、腰痛、筋肉痛
- ・胃腸が弱く、下痢しやすい人には 不向き

	製剤名	体力
❹	薏苡仁湯 <small>よく い にんとう</small>	中等度

・d
- ・手足が冷えて肩がこり、ときにみ ぞおちが膨満する人の頭痛、頭痛 に伴う吐き気
- ・嘔吐<small>おう</small>、しゃっくり

・芍薬甘草湯、薏苡仁湯、疎経活血湯は、構成生薬として❻＿＿＿＿＿を含んでいる。

・薏苡仁湯は構成生薬として❼＿＿＿＿を含んでいる。

・薏苡仁湯、疎経活血湯、呉茱萸湯は、比較的長期間（1か月くらい）服用されることがあり、 症状の❽＿＿＿＿に注意する必用がある。

✖ 注意！ **カンゾウを過剰摂取すると、偽アルドステロン症を起こすおそれがある。**

memo
....
....
....

⑤ 相互作用と受診勧奨

・解熱鎮痛薬の使用は、❾［原因／対症］療法であり、以下のような症状の場合は、医療機関を受診するなどの対応が必要である。

主な症状	疑われる疾患
・歩くときや歩いたあとに膝関節が痛む ・関節が腫れて、強い熱感がある	⑩＿＿＿＿＿＿＿＿、 痛風、変形性関節炎
・⑪＿＿＿＿＿が、しだいに増悪していく	子宮内膜症
・24時間以上続く頭痛がある ・しだいに増していく耐えがたい頭痛がある ・手足のしびれや意識障害などを伴う頭痛がある	⑫＿＿＿＿＿出血などの重大な病気
・⑬＿＿＿＿のほか、激しい腹痛や下痢、息苦しさ、排尿時の不快感、発疹やかゆみ ・⑬＿＿＿＿が1週間以上続く	かぜ以外の感染症やその他の重大な病気

頭痛の発症は心理的な影響が大きいので、症状が軽いうちに服用すると効果的じゃぞ。
じゃが、症状が現れる前に**予防的**に使用することは、**適切ではない**ぞ。

連続して使用すると、頭痛が常態化することもあるので、注意が必要です。

答 ❶d ❷a ❸c ❹b ❺心臓病 ❻カンゾウ ❼マオウ ❽経過 ❾対症 ⑩関節リウマチ ⑪月経痛 ⑫くも膜下 ⑬発熱

精神神経に作用する薬（3）

03 眠気を促す薬

1 適応する症状

| ストレスや生活環境の変化 | → | 自律神経系のバランスのくずれ | → | ❶［慢性的／一時的］な不眠 |

・眠気を促す薬（催眠鎮静薬）は、❶［慢性的／一時的］な不眠に対して、睡眠を促し、精神のたかぶりを鎮める目的で使用される。

・❷［慢性的／一時的］な不眠には、❸＿＿＿＿＿用医薬品である睡眠薬が使用される。

一般用医薬品である眠気を促す薬は、睡眠薬と区別するため、**睡眠改善薬**または**睡眠補助薬**と呼ばれているぞ。

2 代表的な配合成分

（1）抗ヒスタミン成分

・ヒスタミンは、脳神経を❹＿＿＿＿＿して、❺［目覚めさせる／眠気を生じさせる］。

・抗ヒスタミン成分は、脳内のヒスタミン刺激を❻＿＿＿＿＿させ、❼［目覚めさせる／眠気を生じさせる］。

| ヒスタミン | → | 睡眠・覚醒神経の❹＿＿＿＿＿ | → | ❽［覚醒／眠気］ |
| 抗ヒスタミン成分 | → | ヒスタミン刺激の❻＿＿＿＿＿ | → | ❾［覚醒／眠気］ |

・抗ヒスタミン成分の中でも、❿＿＿＿＿＿＿＿＿＿＿塩酸塩は、特に中枢神経への働きが強い。

・⓫＿＿＿＿＿＿の睡眠障害は、ホルモンのバランスや体型の変化などが原因であることが多く、睡眠改善薬の適用の対象とはならない。

❌ 注意！ 小児や若者では、抗ヒスタミン成分により、神経過敏や中枢興奮が生じることがある。特に15歳未満の小児では、使用を避ける必要がある。

(2) ブロモバレリル尿素、アリルイソプロピルアセチル尿素

⑫ 脳の興奮を抑え、痛覚を鈍くする作用 •

•　a　ブロモバレリル尿素

⑬ 少量でも、眠気を催しやすい •

•　b　アリルイソプロピルアセチル尿素

⑭ 胎児に障害を引き起こす可能性があるため、妊娠中は服用を避ける •

 ブロモバレリル尿素は、以前は多く用いられていたが、大量摂取による自殺が社会問題化し、近年では**ベンゾジアゼピン系成分**が用いられるようになっている。

(3) 生薬成分

・チョウトウコウ
・⑮＿＿＿＿＿＿＿＿
・⑯＿＿＿＿＿＿ソウ
・チャボトケイソウ
・ホップ　など

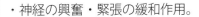

・神経の興奮・緊張の緩和作用。
・複数の鎮静薬の併用や長期連用は避ける。

これらの生薬は、ハーブ等として流通していることがあります。鎮静作用があるセントジョーンズワートなどの**ハーブ**を含む食品と医薬品を**一緒に摂取するのは避けましょう**！

 Point
・**一時的**な睡眠障害の緩和に用いる。
・**妊娠中**の睡眠障害は、睡眠改善薬の対象ではない。

答 ❶一時的　❷慢性的　❸医療　❹刺激　❺目覚めさせる　❻低下　❼眠気を生じさせる　❽覚醒　❾眠気　❿ジフェンヒドラミン　⓫妊娠中　⓬a、b　⓭a、b　⓮a　⓯サンソウニン　⓰カノコ

3 漢方処方製剤

向き不向き

・a
・心身が疲れ、血色が悪く、ときに熱感を伴う人の貧血、不眠症、精神不安、神経症

製剤名	体力

① 酸棗仁湯
（さんそうにんとう） | 中等度
——— •

・b
・心身が疲れ、精神不安、不眠などがある人の不眠症、神経症
・1週間くらい服用して改善しない場合は、医療機関を受診する

② 加味帰脾湯
（かみきひとう） | 中等度
——— •

・c
・神経がたかぶり、怒りやすい、イライラがある人の神経症、不眠症、小児夜泣き、小児疳（かん）症、更年期障害
・心不全を引き起こす可能性がある

③ ———加（か）
竜骨牡蛎湯
（りゅうこつぼれいとう） | 中等度
以　上 •

④ 抑肝散
（よくかんさん） | 中等度 •

・d
・精神不安がある動悸（き）、不安、不眠、便秘、神経症、小児夜泣き
・体の虚弱な人、胃腸が弱く下痢しやすい人、瀉（しゃ）下薬を服用している人は不向き

⑤ ———加（か）
竜骨牡蛎湯
（りゅうこつぼれいとう） | 中等度
以　下 •

・e
・疲れやすく、神経過敏で、興奮しやすい人の神経質、不眠症、小児夜泣き、夜尿症、眼精疲労、神経症

④ 相互作用と受診勧奨

・睡眠改善薬は、❻［一般用／医療用］医薬品であり、❼［一時的な／慢性的な］不眠や、寝つきが悪い場合などに使用することができる。

・入眠障害、❽＿＿＿＿＿障害、中途覚醒、❾＿＿＿＿＿覚醒などの症状が慢性的に続いている場合は、❿＿＿＿＿病等の精神神経疾患や身体疾患、または催眠鎮静薬の使いすぎによる不眠等の場合があるので、医療機関の受診を勧める。

⑪ 入眠障害 ●	● a	睡眠時間を十分にとったつもりでも、ぐっすり眠った感じがしない
⑫ ＿＿＿＿障害 ●	● b	なかなか寝つけない
⑬ 中途覚醒 ●	● c	まだ眠りたいのに早く目が覚めてしまい寝つけない
⑭ ＿＿＿＿覚醒 ●	● d	何度も目が覚め、再び寝つくのが難しい

・⑮＿＿＿＿＿＿＿＿＿＿尿素などの鎮静成分を大量摂取した場合には、専門的判断が必要となる。

・⑯＿＿＿＿＿や呼吸抑制が生じているときには、ただちに救急医療機関を受診する。

・ジフェンヒドラミン塩酸塩、ブロモバレリル尿素、アリルイソプロピルアセチル尿素は、催眠鎮静薬以外の薬品に配合されていること⑰［ はない ／ がある ］。併用されると効き目や副作用が増強されるおそれ⑰［はない／がある］。

安易に医薬品を使用するような場合には、特に副作用につながる危険性が高いのじゃ。

答 ❶以下、b ❷以下、a ❸柴胡（さいこ）、d ❹c ❺桂枝（けいし）、e ❻一般用 ❼一時的な ❽熟眠 ❾早朝 ❿うつ ⑪b ⑫熟眠、a ⑬d ⑭早朝、c ⑮ブロモバレリル ⑯昏睡 ⑰がある

精神神経に作用する薬（4）

04 眠気を防ぐ薬

1 眠気を防ぐ仕組み

・眠気防止薬は、❶［一時的／持続的］に精神的な集中を必要とするときに使用される。

・眠気防止薬によって、疲労を解消したり、睡眠を不要にしたりすること❷［ができる／はできない］。

2 代表的な配合成分

・眠気防止薬には、代表的な配合成分としてカフェインが含まれている。

| カフェイン | ➡ | 脳に軽い❸＿＿＿＿状態を引き起こす | ➡ | ❹＿＿＿＿＿＿に眠気や倦怠感を抑える |

・カフェインにより脳が過剰に❸＿＿＿＿＿すると、副作用として震え、めまい、不安、不眠、頭痛などが生じることがある。

・カフェインには、反復摂取による❺＿＿＿＿＿を形成する性質がある。

・カフェインは吸収されて循環血液中に移行するが、その一部は❻＿＿＿＿＿＿＿＿関門を通過して胎児に到達することが知られている。

・カフェインの一部は❼＿＿＿＿＿に移行する。

> 眠気防止薬には、倦怠感を和らげる補助成分としてビタミンB_1、B_2、B_6、B_{12}などが配合されていることもあります。

● カフェインのその他の作用

・腎臓における❽＿＿＿＿＿＿＿イオンと❾＿＿＿＿＿の再吸収を抑制し、尿量の増加を促す ➡ カフェインによる❿＿＿＿＿作用

・胃液の分泌を亢進させる作用 ➡ ⓫＿＿＿＿＿障害（副作用）

・心筋を⓬＿＿＿＿＿させる作用 ➡ 動悸（副作用）。⓭＿＿＿＿＿病のある人は、服用を避ける

3 相互作用と休養の勧奨

- カフェインは、かぜ薬、⑭＿＿＿＿＿＿＿＿薬、乗物酔い防止薬、滋養強壮保健薬などの医薬品にも含まれている場合がある。

- カフェインは、お茶や⑮＿＿＿＿＿＿＿＿などの食品にも含まれている。

- 眠気防止薬と、カフェインが含まれている医薬品や食品を同時に摂取すると、⑯＿＿＿＿神経系や循環器系などへの作用が強く現れるおそれがある。

> 眠気防止薬におけるカフェインの上限
> ➤ 1回に⑰＿＿＿＿mg
> ➤ 1日に⑱＿＿＿＿mg

100g 中に含まれているカフェイン量の目安				
玉露	煎茶	ウーロン茶	紅茶	コーヒー
160mg	20mg	20mg	30mg	60mg

- 十分な睡眠をとっていても、眠気防止薬で抑えられない眠気や倦怠感が続く場合は、神経、心臓、肺、肝臓などの⑲＿＿＿＿＿＿＿＿＿が原因の場合があり、受診が必要である。

- また、⑳＿＿＿＿＿＿＿＿症候群、重度の不安症やうつ病、㉑＿＿＿＿＿＿＿＿＿＿＿などの症状として眠気がある場合がある。

㉑＿＿＿＿＿＿＿＿＿は、睡眠を十分にとっているのに、突然、耐えがたい眠気の発作に襲われる病気なんじゃ。

- 細菌やウイルス感染によって生じる眠気は、発熱と同様の生体防御反応であるため、眠気防止薬で眠気を㉒［抑えなければならない／抑えてはいけない］。

- 成長期の小児の発育には睡眠が重要㉓［ではないため／であるため］、小児用の眠気防止薬は㉔［ない／ある］。

答 ① 一時的 ② はできない ③ 興奮 ④ 一時的 ⑤ 依存 ⑥ 血液 – 胎盤 ⑦ 乳汁中 ⑧ ナトリウム ⑨ 水分 ⑩ 利尿 ⑪ 胃腸 ⑫ 興奮 ⑬ 心臓 ⑭ 解熱鎮痛 ⑮ コーヒー ⑯ 中枢 ⑰ 200 ⑱ 500 ⑲ 重大な病気 ⑳ 睡眠時無呼吸 ㉑ ナルコレプシー ㉒ 抑えてはいけない ㉓ であるため ㉔ ない

精神神経に作用する薬（5）

(05) 鎮暈薬（乗物酔い防止薬）

1 鎮暈薬とは

- 鎮暈薬は、❶＿＿＿＿＿＿＿＿＿（動揺病）によるめまい、❷＿＿＿＿＿＿＿、頭痛を防止し、緩和するための薬である。

- めまいは、体の❸＿＿＿＿＿を感知して保持する機能に異常が生じて起こる。

- めまいは、❹［外耳 ／ 内耳］にある平衡器官の障害や、❺［中枢 ／ 末梢］神経の障害など、さまざまな要因によって引き起こされる。

2 代表的な配合成分

❻ 抗めまい成分	•	• a	・ブロモバレリル尿素
❼ 抗ヒスタミン成分	•	• b	・スコポラミン臭化水素酸塩水和物
❽ 抗コリン成分	•	• c	・ジメンヒドリナート ・メクリジン塩酸塩
❾ 鎮静成分	•	• d	・ジフェニドール塩酸塩
❿ キサンチン系成分	•	• e	・アミノ安息香酸エチル
⓫ 局所麻酔成分	•	• f	・カフェイン ・ジプロフィリン

抗ヒスタミン成分は気分が悪くなるのを防ぐ成分、また
抗コリン成分は神経の混乱を抑える成分なんじゃよ。

(1) 抗めまい成分

- ⑫_____塩酸塩は、前庭と脳を結ぶ神経の調節作用のほか、⑬_____へ
の血流を改善する。

- 副作用として、⑭_____、_____、眠気、散瞳、口渇などがある。

(2) 抗ヒスタミン成分

- 抗ヒスタミン成分は、延髄にある⑮_____中枢への刺激や、内耳の前庭における⑯_____
神経反射を抑える。

- 抗ヒスタミン成分として、⑰_____や⑱_____塩酸塩な
どがある。

- ⑱_____塩酸塩は、他の抗ヒスタミン成分と比べて、作用が現れるのが⑲[早く・
遅く]、効果が持続する時間が⑳[短い・長い]。

✗ 注意！ ・プロメタジン塩酸塩など、プロメタジンを含む成分は、外国において乳児突然死症候群や
乳児睡眠時無呼吸発作のような致命的な呼吸抑制を生じたとの報告があるため、15歳未満
の小児は使用しない。

(3) 抗コリン成分

- 抗コリン成分は、中枢では㉑_____神経系の混乱を軽減し、末梢では㉒_____管の緊張
を低下させる。

- ㉓_____臭化水素酸塩水和物は、消化管からの吸収がよく、脳内に移行し
やすい一方、㉔_____ですみやかに代謝されるため、効果が持続する時間が短い。

> 抗コリン成分は、眠気を促すほか、散瞳による**目のかすみ**や
> 異常なまぶしさを引き起こすことがあります。

(4) 鎮静成分

- 不安や緊張などの㉕_____な要因を和らげるために、ブロモバレリル尿素、アリルイ
ソプロピルアセチル尿素などが配合されている場合がある。

答 ❶乗物酔い ❷吐きけ ❸平衡 ❹内耳 ❺中枢 ❻d ❼c ❽b ❾a ❿f ⓫e
⑫ジフェンドール ⑬内耳 ⑭頭痛、排尿困難（順不同） ⑮嘔吐 ⑯自律 ⑰ジメンヒド
リナート ⑱メクリジン ⑲遅く ⑳長い ㉑自律 ㉒消化 ㉓スコポラミン ㉔肝臓 ㉕
心理的

(5) キサンチン系成分

・キサンチン系成分として、❶＿＿＿＿＿＿＿＿＿や、❷＿＿＿＿＿＿＿＿＿＿などがある。

・脳に軽い❸＿＿＿＿を起こさせて、平衡感覚の混乱によるめまいを軽減させる。

(6) 局所麻酔成分

・❹＿＿＿＿＿＿＿＿＿＿＿＿は、胃粘膜への麻酔作用により、嘔吐刺激を軽減し、吐きけを抑える作用がある。

・メトヘモグロビン血症を起こすおそれがあるため❺＿＿歳未満への使用は避ける。

3 相互作用と受診勧奨

・鎮暈薬は、❻＿＿＿＿薬や解熱鎮痛薬と配合成分が重複することが多いため、併用を避ける。

❼＿＿＿＿＿＿＿成分、抗コリン成分、鎮静成分、カフェイン類の重複	→	作用の増強や副作用の発現リスクが高まる

・鎮暈薬に、❽＿＿歳未満の乳幼児向けの製品はない。

❽＿＿歳未満の乳幼児に乗物酔いが起きることはほとんどないんじゃ。

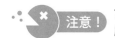 注意！ ブロモバレリル尿素が配合されたかぜ薬、解熱鎮痛薬、催眠鎮静薬、乗物酔い防止薬には、胎児障害の可能性があり、妊婦または妊娠していると思われる人は使用を避ける。

 Point
・乗物酔いによるめまいは、内耳にある**平衡器官**の障害や、**中枢神経**の障害などによって引き起こされる。
・**抗ヒスタミン成分**は、気分が悪くなるのを抑える成分である。
・乗物酔いの薬は、かぜ薬などとの併用を避けなければならない。

答 ❶カフェイン ❷ジプロフィリン ❸興奮 ❹アミノ安息香酸エチル ❺6 ❻かぜ ❼抗ヒスタミン ❽3

精神神経に作用する薬（6）

06 小児鎮静薬（小児の疳を適応症とする生薬製剤・漢方処方製剤）

1 小児鎮静薬とは

・小児鎮静薬は、血液の循環を促す作用があるとされる❶＿＿＿＿成分を中心に配合されており、乳児のむずがり、❷＿＿＿＿＿＿、乳吐きなどを鎮めるはたらきがある。

・また、小児鎮静薬は、小児における❸＿＿＿＿体質、消化不良の改善を図る。

症状の原因となる**体質を改善**するために、比較的長期間（1か月くらい）継続して服用されることがあります。

2 代表的な配合成分

・小児鎮静薬は、鎮静作用のほかに、血液の❹＿＿＿＿を促す作用がある生薬を中心に配合されている。

生薬名	基原	作用
❺ ゴオウ	A ウシ科のサイカレイヨウの角	a 鎮静、健胃、強壮作用がある
❻ ジャコウ	B ジンチョウゲ科ジンコウの樹脂	b 緊張や興奮を鎮める
❼ レイヨウカク	C ウシ胆嚢中の結石	c 緊張や興奮を鎮め、血液の循環を促す
❽ ジンコウ	D ジャコウジカの雄の分泌物	

生薬だからといって、「作用が穏やかで、小さな子どもにも副作用がない」という安易な考えで使用しないように、情報提供に努めることが大切じゃ。

答 ❶生薬 ❷夜泣き ❸虚弱 ❹循環 ❺C、c ❻D、c ❼A、b ❽B、a

3 漢方処方製剤

製剤名	体力			向き不向き
❶ 加竜骨牡蛎湯（かりゅうこつぼれいとう）	中等度以下	•	• a	神経質、不眠症、小児夜泣き、夜尿症、眼精疲労、神経症に適する
❷ 加竜骨牡蛎湯（かりゅうこつぼれいとう）	中等度以上	•	• b	神経症、不眠症、小児夜泣き、小児疳症、歯ぎしり、更年期障害、血の道症に適する
❸ 小建中湯（しょうけんちゅうとう）	____	•	• c	神経症、更年期神経症、小児夜泣き、便秘に適する
❹ 抑肝散（よくかんさん）	中等度	•	• d	小児虚弱体質、疲労倦怠、慢性胃腸炎、腹痛、神経質、小児夜尿症、夜泣きに適する

・抑肝散と同様のはたらきをするものに、抑肝散加陳皮半夏（よくかんさんかちんぴはんげ）がある。これは、やや❺_____ が弱いものにも用いることができる。

・漢方処方製剤を小児の夜泣きに用いる場合、❻_____くらい服用しても改善が見られない場合は、服用を中止する。

・桂枝加竜骨牡蛎湯、抑肝散、小建中湯には❼_____ が含まれている。

・❼_____は主として健胃作用を期待して用いられる。

・漢方処方製剤は、用法用量において適用年齢の下限が設けられていない場合であっても、生後❽____か月未満の乳児には使用しない。

小児の疳は、乾という意味もあり、痩せて血が少ないことから生じると考えられているのじゃ。

4 相互作用と受診勧奨

- 小児鎮静薬に多く含まれているカンゾウには、❾_____が含まれている。かぜ薬や鎮咳去痰薬、甘草湯（かんぞうとう）などの医薬品との併用に注意し、摂取量が多くなりすぎないようにする。

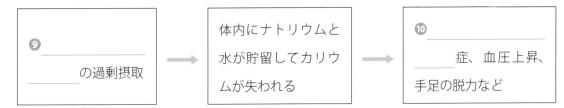

❾_____の過剰摂取 ➡ 体内にナトリウムと水が貯留してカリウムが失われる ➡ ❿_____症、血圧上昇、手足の脱力など

- 身体的な問題がなく生じる小児の疳は、成長に伴って自然に⓫［治まることはない／治まる］。発達段階の⓬［持続的／一時的］な症状として、保護者が達観することも重要である。
- 一方、乳幼児は状態が⓭［安定しやすく／急変しやすく］、また自分の体調を適切に伝えることが⓮［易しい／難しい］ため、保護者が状態をよく観察し、医薬品の使用や医療機関の受診の必要性を見極めることが必要である。
- 症状の改善が見られない場合は、⓯_____アレルギーや⓰_____胃腸炎などが原因であることも考慮し、漫然と使用を継続しない。

乳児のむずがりや夜泣き、乳吐きは、食道と胃を隔てている**括約筋**が未発達なために起こることが多い。成長とともに、自然に治まるのが通常じゃ。

Point
- 小児鎮静薬は、鎮静薬とともに、血液の循環を促す**生薬**を中心に配合されている。
- カンゾウが含まれる漢方処方製剤については、**グリチルリチン酸**の過剰摂取に注意する。

memo
_____
_____
_____
_____

答 ❶桂枝（けいし）、a ❷柴胡（さいこ）、c ❸虚弱、d ❹b ❺消化器 ❻1週間 ❼カンゾウ ❽3 ❾グリチルリチン酸 ❿偽アルドステロン ⓫治まる ⓬一時的 ⓭急変しやすく ⓮難しい ⓯食事 ⓰ウイルス性

呼吸器官に作用する薬（1）

⑦ 鎮咳去痰薬
（咳止め、痰を出しやすくする薬）

1 鎮咳去痰薬のはたらき

・鎮咳去痰薬は、咳を鎮める、痰の切れをよくする、❶_____症状を和らげることを目的とする医薬品の総称である。

咳 ➡ 気管や気管支に異変が起きたときに、その刺激が❷［中枢／末梢］神経系に伝わり、❸［小脳／延髄］にある咳嗽中枢の働きによって引き起こされる。

痰 ➡ 呼吸器官に❹_____を起こしたときや、空気の汚れた環境で過ごしたときに、気道粘膜からの❺_____分泌が増えてつくられる。痰は、その❺_____に、気道に入り込んだ異物や粘膜上皮細胞の残骸などが混じったものである。

咳はむやみに抑え込むべきではないが、長く続くと体力の消耗や睡眠不足を招くんじゃ。

2 代表的な配合成分

（1）気管支拡張成分

種類	成分名	特徴
アドレナリン作動成分	・❻_____塩酸塩 ・トリメトキノール塩酸塩水和物 ・メトキシフェナミン塩酸塩	・❼_____神経を刺激して気管支を拡げ、咳や喘息を鎮める ・血管の収縮、血圧上昇、血糖値上昇
キサンチン系成分	・❽_____	・自律神経系を介さずに気管支の❾_____筋に直接作用する ・中枢神経系を興奮させる
生薬成分	・❿_____	・発汗促進、利尿作用

- アドレナリン作動成分と⑩＿＿＿＿＿は、⑪＿＿＿＿病、高血圧、糖尿病、甲状腺機能亢進症の人には注意が必要である。

- ⑥＿＿＿＿＿＿＿＿＿＿塩酸塩と⑩＿＿＿＿＿は、中枢神経系に対する作用が⑫［弱く／強く］、依存性⑬［はない／がある］。

- キサンチン系成分は、中枢神経系を興奮させるため、甲状腺機能障害、⑭＿＿＿＿＿の人は注意する。

(2) 鎮咳成分

種類	成分名	特徴
麻薬性鎮咳成分	・⑮＿＿＿＿＿＿リン酸塩水和物 ・ジヒドロコデインリン酸塩	・長期連用や大量摂取で倦怠感、虚脱感が現れる ・⑯＿＿＿＿＿＿のおそれがある ・胃腸運動低下による便秘
非麻薬性鎮咳成分	・ノスカピン ・⑰＿＿＿＿＿＿臭化水素酸塩水和物 ・ジメモルファンリン酸塩	・デキストロメトルファンフェノールフタリン塩は、主に⑱＿＿＿＿＿剤やドロップ剤に配合される
生薬成分	・⑲＿＿＿＿	・サトイモ科カラスビシャクのコルク層を除いた塊茎が基原

- 鎮咳成分は、延髄の咳嗽⑳＿＿＿＿＿（中枢神経系）に作用し咳を抑える。
- 麻薬性鎮咳成分は㉑＿＿＿＿＿＿と同じ基本構造を持っている。

注意！ 中枢性麻薬性鎮咳成分であるコデインリン酸塩水和物、ジヒドロコデインリン酸塩には依存性があり、12歳未満の小児には使用禁忌となっている。

答 ❶喘息 ❷中枢 ❸延髄 ❹感染 ❺粘液 ❻メチルエフェドリン ❼交感 ❽ジプロフィリン ❾平滑 ❿マオウ ⓫心臓 ⓬強く ⓭がある ⓮てんかん ⓯コデイン ⓰薬物依存 ⓱デキストロメトルファン ⓲トローチ ⓳ハンゲ ⓴中枢 ㉑モルヒネ

(3) 去痰成分

成分名	特徴
・❶＿＿＿＿＿＿＿＿＿＿＿＿ ・グアヤコールスルホン酸カリウム	・気道粘膜からの粘液分泌を促進する
・エチルシステイン塩酸塩 ・❷＿＿＿＿＿＿＿＿＿＿＿＿	・粘性タンパク質を溶解・低分子化して粘性を減少させる
・❸＿＿＿＿＿＿＿＿＿＿＿塩酸塩	・分泌促進、溶解低分子化、線毛運動促進

去痰成分には、痰の排除を助けるために、**粘液の分泌**を
促進させたり、**痰の粘性**を**減少**させる働きがあります。

(4) 抗炎症成分

成分名	特徴
・❹＿＿＿＿＿＿＿＿＿＿＿酸 ・グリチルリチン酸二カリウム	・気道の炎症を和らげる
・❺＿＿＿＿＿＿＿＿＿＿＿	・生薬であり、グリチルリチン酸を含む

・グリチルリチン酸二カリウム、❺＿＿＿＿＿＿＿＿を過剰摂取すると、❻＿＿＿＿＿＿＿
＿＿＿＿＿症を起こすおそれがある。

❺＿＿＿＿＿＿＿＿＿は、さまざまな医薬品に配合されているだけではな
く、**甘味料**として食品にも広く用いられているんじゃ。摂取するグリチルリ
チン酸の総量が多くならないよう注意が必要じゃぞ。

memo
＿＿＿＿＿＿＿＿＿＿＿＿＿＿＿＿＿＿＿＿＿＿＿＿＿＿＿＿＿＿＿＿＿＿＿＿＿＿
＿＿＿＿＿＿＿＿＿＿＿＿＿＿＿＿＿＿＿＿＿＿＿＿＿＿＿＿＿＿＿＿＿＿＿＿＿＿
＿＿＿＿＿＿＿＿＿＿＿＿＿＿＿＿＿＿＿＿＿＿＿＿＿＿＿＿＿＿＿＿＿＿＿＿＿＿

(5) 抗ヒスタミン成分

成分名	特徴
・❼ _____ 　　　　酸塩 ・クレマスチンフマル酸塩	・アレルギーに起因する咳や喘息などの症状で、鎮咳成分、気管支拡張成分、抗炎症成分の働きを助ける

・抗ヒスタミン成分は、気道粘膜で粘液の分泌を❽［促進／抑制］し、痰が❾［出やすく／出にくく］なる。

(6) 殺菌消毒成分

成分名	特徴
・❿ _____ 　　塩化物	・口腔咽喉薬の効果を兼ねたトローチ剤やドロップ剤に含まれる

殺菌消毒成分は、口の中やのどで局所的に作用します。口の中に含んで、噛まずにゆっくり溶かしましょう！

(7) 生薬成分

鎮咳作用	・⓫ _____　　・ナンテンジツ　　・⓬ _____ ・シャゼンソウ　　・キキョウ　　・バクモンドウ
去痰作用	・シャゼンソウ　　・⓭ _____　　　・キキョウ　　・セネガ ・オンジ　　・⓮ _____　　　・バクモンドウ

・セネガ、オンジは、⓯ _____ 病の検査値に影響を与えることがある。

答 ❶ グアイフェネシン　❷ カルボシステイン　❸ ブロムヘキシン　❹ トラネキサム　❺ カンゾウ　❻ 偽アルドステロン　❼ クロルフェニラミンマレイン　❽ 抑制　❾ 出にくく　❿ セチルピリジニウム　⓫ キョウニン　⓬ ゴミシ　⓭ オウヒ　⓮ セキサン　⓯ 糖尿

3 主な漢方処方製剤

向き不向き

	製剤名	体力		
❶	麻杏甘石湯 （まきょうかんせきとう）	中等度以上	•	
❷	甘草湯 （かんぞうとう）	体力にかかわらない	•	
❸	麦門冬湯 （ばくもんどうとう）	中等度以下	•	
❹	五虎湯 （ごことう）	中等度以上	•	
❺	半夏厚朴湯 （はんげこうぼくとう）	中等度	•	
❻	柴朴湯 （さいぼくとう）	中等度	•	
❼	神秘湯 （しんぴとう）	中等度	•	

• a
- 激しい咳、咽喉痛、口内炎、しわがれ声
- 外用では❽＿＿＿＿、＿＿＿＿の痛み
- 短期間の服用にとどめ、連用しない

• b
- のどが乾くものの咳

• c
- 強く出る咳

• d
- 痰が切れにくく、ときに強く咳こみ、または咽頭の乾燥感がある人のからせき、気管支炎、気管支喘息、咽頭炎、しわがれ声
- ❾＿＿＿＿の多い人には不向き

• e
- ときに動悸、めまい、嘔気（おう）などを伴う不安神経症、神経性胃炎、咳、しわがれ声、のどの❿＿＿＿

• f
- 痰が少ないものの小児喘息

• g
- かぜをひきやすく、ときに動悸、めまい、嘔気などを伴う小児喘息、気管支炎、咳、不安神経症、虚弱体質
- むくみの症状のある人には不向き

・甘草湯、柴朴湯、麦門冬湯は、カンゾウを⓫［含む／含まない］。

・半夏厚朴湯は、カンゾウを⓬［含む／含まない］。

・五虎湯、麻杏甘石湯、神秘湯は、カンゾウと⓭＿＿＿＿の両方を含んでいる。

五虎湯、麻杏甘石湯、神秘湯は、発汗傾向の強い人には不向きなんじゃよ。

4 相互作用と受診勧奨

・鎮咳去痰薬には、複数の有効成分が配合されており、ほかの鎮咳去痰薬や、総合感冒薬、抗⓬＿＿＿＿＿＿成分配合医薬品、⓭＿＿＿＿＿＿＿＿＿作動成分配合医薬品などとの併用には、特に注意する。

・抗⓬＿＿＿＿＿＿成分配合医薬品 ・⓭＿＿＿＿＿＿＿＿＿作動成分配合医薬品	→	・鼻炎用薬　・睡眠改善薬 ・乗物酔い防止薬 ・アレルギー用薬　など

・咳がひどく、痰に⓰＿＿状の血が混じる場合や、⓱＿＿色や緑色の膿性の痰を伴う場合には、早めに医療機関を受診する。

・痰を伴わない乾いた咳が続く場合は、⓲＿＿＿＿＿＿＿＿＿＿の初期症状や、医薬品の副作用によることがある。

・咳や痰、息切れなどの症状が長期間続く場合には、⓳＿＿＿＿＿＿＿＿＿＿＿＿＿（COPD）の可能性がある。

COPD には、慢性気管支炎や肺気腫が含まれます。

Point
・咳は、**延髄**にある咳嗽中枢の働きによって引き起こされる。
・アドレナリン作動成分は、**交感神経**を刺激して気管支の拡張や血管の収縮をもたらす。

答　❶b　❷a　❸d　❹c　❺e　❻g　❼f　❽痔、脱肛（順不同）　❾水様痰　❿つかえ感　⓫含む　⓬含まない　⓭マオウ　⓮ヒスタミン　⓯アドレナリン　⓰線　⓱黄　⓲間質性肺炎　⓳慢性閉塞性肺疾患

呼吸器官に作用する薬（2）

08 口腔咽喉薬、うがい薬（含嗽薬）

1 口腔咽喉薬、含嗽薬のはたらき

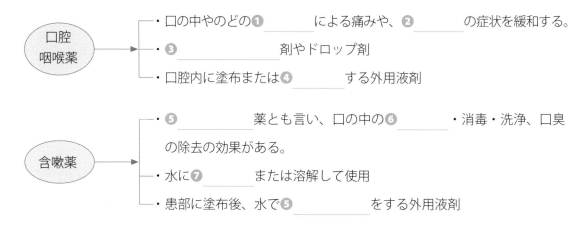

口腔咽喉薬
- 口の中やのどの❶＿＿＿＿＿による痛みや、❷＿＿＿＿＿の症状を緩和する。
- ❸＿＿＿＿＿＿＿剤やドロップ剤
- 口腔内に塗布または❹＿＿＿＿する外用液剤

含嗽薬
- ❺＿＿＿＿＿＿薬とも言い、口の中の❻＿＿＿＿＿・消毒・洗浄、口臭の除去の効果がある。
- 水に❼＿＿＿＿または溶解して使用
- 患部に塗布後、水で❺＿＿＿＿＿＿をする外用液剤

・❸＿＿＿＿＿＿剤やドロップ剤は、口中に含み、❽［よく噛んで・噛まずに］使用することが重要である。

・噴射式の液剤では、息を❾［吸いながら・吐きながら］噴射すると気管支や肺に入ってしまうおそれがあるため、軽く息を❿［吸いながら・吐きながら］噴射する。

・口腔咽喉薬と含嗽薬は⓫［全身・局所］的に作用する医薬品である。

・しかし、成分の一部が口腔や咽頭の粘膜から吸収されて循環血液中に入りやすく、⓬［全身・局所］的な影響を生じることがあり、副作用に注意を要する。

2 代表的な配合成分

成分の種類	成分名	特徴
抗炎症成分	・グリチルリチン酸二カリウム	・過剰摂取により、⓮＿＿＿＿＿＿＿＿＿＿＿を起こすおそれがある
	・⓭＿＿＿＿＿＿＿＿	・血栓のある人、血栓を起こすおそれがある人には注意
	・アズレンスルホン酸ナトリウム	・炎症を生じた粘膜の修復を促す

殺菌消毒成分	・セチルピリジニウム塩化物 ・㉕_____塩化物	・細菌による二次感染を防止する
	ヨウ素系殺菌消毒成分 ・⑯_____ ・ヨウ化カリウム ・ヨウ素	・まれにショック（アナフィラキシー） ・⑱_____疾患の人は注意 ・⑲_____、_____の人は使用しない ・副作用として、口腔粘膜の荒れ、しみる、灼熱感、吐きけ、不快感
	・⑰_____ グルコン酸塩	・口腔内に傷やひどいただれがある人は使用しない
局所保護成分	・⑳_____	・のどの粘膜を刺激から㉑_____する ・複方ヨード・グリセリンは、殺菌・消毒の効果もある
抗ヒスタミン成分	・クロルフェニラミンマレイン酸塩	・咽頭粘膜に付着した㉒_____による不快感を鎮める
生薬成分	・㉓_____	・収斂作用、㉕_____の寛解を促す
	・ミルラ	・収斂作用、㉖_____作用
	・㉔_____ ・ウイキョウ ・ユーカリ	・精油成分：芳香による清涼感

含嗽薬は、使用後すぐに食事をすると、殺菌消毒効果が**低下**するので注意が必要じゃ。

含嗽薬を水で希釈するときは、濃すぎても薄すぎても効果が十分に出ないので注意してください。

答 ❶ 炎症 ❷ 腫れ ❸ トローチ ❹ 噴霧 ❺ うがい ❻ 殺菌 ❼ 希釈 ❽ 噛まずに ❾ 吸いながら ❿ 吐きながら ⓫ 局所 ⓬ 全身 ⓭ トラネキサム酸 ⓮ 偽アルドステロン症 ⓯ ベンゼトニウム ⓰ ポビドンヨード ⓱ クロルヘキシジン ⓲ 甲状腺 ⓳ 妊婦、授乳中 ⓴ グリセリン ㉑ 保護 ㉒ アレルゲン ㉓ ラタニア ㉔ ハッカ ㉕ 炎症 ㉖ 抗菌

3 主な漢方処方製剤

	製剤名	体力			向き不向き
❶	白虎加人参湯（びゃっこかにんじんとう）	中等度以上	•	• a	・喉が腫れて痛み、ときに咳が出る人の扁桃炎、扁桃周囲炎
❷	響声破笛丸（きょうせいはてきがん）		•	• b	・喉が腫れて痛む扁桃炎、扁桃周囲炎 ・水またはぬるま湯に溶かしてうがいしながら少しずつゆっくりと服用する
❸	桔梗湯（ききょうとう）		•	• c	・❺＿＿＿＿＿と＿＿＿＿＿の強いものの喉の渇き、ほてり、湿疹（しっしん）、皮膚炎、皮膚のかゆみに適す ・体の虚弱な人、胃腸虚弱で冷え性の人には不向き
❹	駆風解毒湯（くふうげどくとう）		•	• d	・❻＿＿＿＿＿＿声、咽喉不快 ・胃腸が弱く下痢しやすい人には不向き

・いずれも構成生薬として❼＿＿＿＿＿＿を含む。

響声破笛丸の「響声破笛」には、「笛の音よりも美しく響く声」という意味があります。

memo

4 相互作用と受診勧奨

・ヨウ素は、レモン汁やお茶などに含まれる❽＿＿＿＿＿＿＿＿＿によって脱色され、殺菌作用が失われる。ヨウ素系殺菌消毒成分が配合された含嗽薬では、そうした食品をとった直後の使用や混合を❾＿＿＿＿＿必要がある。

ヨウ素系殺菌消毒成分は、酸化作用によって殺菌することができるぞ。しかし❽＿＿＿＿＿には抗酸化作用があるので、殺菌作用がなくなってしまうんじゃ。

・飲食物を飲み込むときに激しい痛みを感じるような場合には、扁桃蜂巣炎や扁桃膿瘍などを生じている可能性がある。

・喉を酷使していないにもかかわらず症状が数週間以上続く場合には、喉頭癌（がん）などの重大な疾患が原因となっている可能性がある。

・声がれ、喉の荒れ、喉の不快感、喉の痛みなどの症状は、❿＿＿＿＿の症状の一部として起こることが多く、通常はかぜの寛解とともに治まる。

口腔咽喉薬と含嗽薬には、鎮咳成分、気管支拡張成分、去痰成分は配合されていません。これらの成分が配合されている場合は、**鎮咳去痰薬**に分類されます。

Point

・トローチ剤やドロップ剤は、口の中や喉の粘膜に局所的に作用するため、噛（か）み砕いて飲み込んでしまうと、効果が期待できない。

・噴射式の液剤では、軽く**息を吐き**ながら噴射する。

・口腔咽喉薬、含嗽薬は、**全身的な影響**を生じることがある。

・口腔の粘膜を刺激から保護する成分として、**グリセリン**が配合される。

答 ❶ c ❷ 体力にかかわらない、d ❸ 体力にかかわらない、a ❹ 体力にかかわらない、b ❺ 熱感、口渇（順不同） ❻ しわがれ ❼ カンゾウ ❽ ビタミンC ❾ 避ける ❿ かぜ

胃腸に作用する薬（1）

09 胃の薬

1 胃の薬のはたらき

| 胃の働き
の異常 | → | ・❶＿＿＿＿の分泌量の増減
・食道への逆流
・胃を❷＿＿＿＿する働きの低下
・胃の運動の低下 | → | ・胸やけ　・胃の❸＿＿＿感
・❹＿＿＿不良　・胃もたれ
・❺＿＿＿不振
・吐き気や嘔吐　など |

・胃の不調によるさまざまな症状に対応するため、胃の薬には、制酸薬、健胃薬、消化薬、総合胃腸薬などの種類がある。

種類	特徴
制酸薬	・❻＿＿＿＿過多、それに伴う胸やけ、腹部不快感、吐きけ等の症状の緩和 ・制酸成分や、胃液分泌を❼［促進／抑制］する成分などが配合される
健胃薬	・弱った胃の働きを高めること（健胃）を目的とする ・苦みや香りにより唾液や胃液の分泌を促し、胃の働きを❽＿＿＿＿にする ❾＿＿＿成分が配合される
消化薬	・炭水化物、脂質、タンパク質等の分解に働く❿＿＿＿を補い、胃や腸の内容物の消化を助ける

・健胃薬、消化薬などには、医薬部外品として製造販売されている製品⓫（ はない ／ もある ）。

制酸薬は、胃粘膜を保護する作用があるので、食前または食間に使用するのじゃ。ただし、暴飲暴食による吐きけや嘔吐を予防するものではないぞ。

② 代表的な配合成分

(1) 制酸成分

・制酸成分は、⑫＿＿＿＿＿反応によって、胃酸の働きを弱める。

・酸度の高い食品といっしょに利用すると中和作用が低下するため、⑬＿＿＿＿＿飲料での服用を避ける。

・制酸成分には、以下のようなものがある。

> ・⑭＿＿＿＿＿＿＿ナトリウム
>
> ・⑮＿＿＿＿＿＿＿＿＿を含む成分…乾燥水酸化アルミニウムゲルなど
>
> ・⑯＿＿＿＿＿＿＿＿＿を含む成分…ケイ酸マグネシウム、酸化マグネシウムなど
>
> ・⑮＿＿＿＿＿＿＿と⑯＿＿＿＿＿＿＿＿＿の両方を含む成分…合成ヒドロタルサイトなど
>
> ・⑰＿＿＿＿＿＿＿＿＿を含む成分…沈降炭酸カルシウムなど

・アルミニウムを含む成分は、透析治療を受けている人が長期間服用した場合、⑮＿＿＿＿＿＿＿脳症や、⑮＿＿＿＿＿＿＿＿＿骨症を引き起こした報告がある。

⑮＿＿＿＿＿＿＿＿＿脳症	⑮＿＿＿＿＿＿＿＿＿骨症
・アルミニウムが脳に蓄積し発症 ・脳神経系の伝達が妨げられ、⑱＿＿＿＿＿＿＿＿＿＿＿などを引き起こす	・アルミニウムが骨組織に蓄積し発症 ・骨が⑲＿＿＿＿＿し、広範囲な骨・関節痛、骨折などを生じる

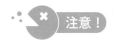 **注意！** 腎臓病の人が制酸成分を主体とする胃腸薬を使用すると、ナトリウム、カルシウム、マグネシウム等の無機塩類の排泄が遅れたり、体内貯留が現れやすい。

 アルミニウムを含む成分は、**止瀉薬**（下痢の薬）の配合成分でもある。また、**マグネシウム**を含む成分は**瀉下薬**（便秘の薬）の配合成分でもあるぞ。注意しよう。

答 ① 胃液 ② 保護 ③ 不快 ④ 消化 ⑤ 食欲 ⑥ 胃酸 ⑦ 抑制 ⑧ 活発 ⑨ 生薬 ⑩ 酵素 ⑪ もある ⑫ 中和 ⑬ 炭酸 ⑭ 炭酸水素 ⑮ アルミニウム ⑯ マグネシウム ⑰ カルシウム ⑱ 言語障害 ⑲ 軟化

(2) 健胃成分

・健胃成分として、生薬成分が配合されることがある。生薬成分は、❶＿＿＿＿＿や嗅覚を刺激

　して反射的な唾液や❷＿＿＿＿＿の分泌を促すことにより、弱った胃の働きを高める。

作用		成分名
❸ 苦味による健胃作用	・	・a　・乾燥酵母（胃腸の働きに必要な栄養素の補給）・カルニチン塩化物（胃液分泌を促す、胃の運動を高める）
❹ 香りによる健胃作用	・	・b　・ケイヒ　・コウボク　・ショウキョウ　・チョウジ　・チンピ
❺ 味覚・嗅覚の刺激以外による健胃作用	・	・c　・❻＿＿＿＿＿　・オウレン　・センブリ　・ゲンチアナ　・リュウタン　・ユウタン

・生薬の健胃成分は、オブラートで包むなど味や香りを❼＿＿＿＿＿する方法で服用すると、効

　果が期待できない。

ユウタン（熊胆）は熊の胆のうを乾燥させたものです。

(3) 消化成分

・ジアスターゼ　・プロザイム ・リパーゼ　・セルラーゼ	→	炭水化物、脂質、タンパク質、繊維質等の分解に働く❽＿＿＿＿を補う
・胆汁末　・ユウタンを含む動物胆 ・ウルソデオキシコール酸 ・デヒドロコール酸	→	❾＿＿＿＿＿の分泌を促し、消化を助ける

・これらの消化成分は、❿＿＿＿＿の働きを高める作用もあるとされるが、❿＿＿＿＿病の診

　断を受けた人では、かえって症状を悪化させるおそれがある。

(4) その他の成分

種類	成分名	特徴・注意点など
⑪＿＿＿＿保護・修復成分	・⑫＿＿＿＿酸ナトリウム ・ゲファルナート ・銅クロロフィリンカリウム	・胃粘液の分泌を促したり、胃粘膜を覆って保護・修復したりする
	・⑬＿＿＿＿ ・スクラルファート	・アルミニウムを含む ・⑭＿＿＿＿治療を受けている人は、使用不可 ・長期連用は避ける　・腎臓病の人は注意
	・ソファルコン ・テプレノン	・まれに重篤な副作用として肝機能障害 ・テプレノンは、その他の副作用として腹部膨満感、吐きけ、腹痛、頭痛など
	・⑮＿＿＿＿塩酸塩	・代謝によりトラネキサム酸を生じる ・血栓のある人は注意
	・⑯＿＿＿＿	・生薬成分　・胃粘膜保護作用
抗炎症成分	・⑰＿＿＿＿酸 ・カンゾウ	・過剰摂取により、⑱＿＿＿＿＿＿＿症のおそれ ・カンゾウは、生薬成分
⑲＿＿＿成分	・ジメチルポリシロキサン	・消化管内容物中の気泡を分離させる ・別名ジメチコン
⑳＿＿＿分泌抑制成分	・ピレンゼピン塩酸塩 ・㉑＿＿＿＿エキス	・㉒＿＿＿＿＿＿の働きを抑える ・胃腸鎮痛鎮痙薬、乗物酔い防止薬との併用を避ける

答　❶ 味覚　❷ 胃液　❸ c　❹ b　❺ a　❻ オウバク　❼ 遮蔽　❽ 酵素　❾ 胆汁　❿ 肝臓　⑪ 胃粘膜　⑫ アズレンスルホン　⑬ アルジオキサ　⑭ 透析　⑮ セトラキサート　⑯ アカメガシワ　⑰ グリチルリチン　⑱ 偽アルドステロン　⑲ 消泡　⑳ 胃液　㉑ ロート　㉒ アセチルコリン

第3章

09

胃の薬

123

3 主な漢方処方製剤

向き不向き

製剤名	体力
❶ 六君子湯 _{りっくん し とう}	中等度以下
❷ 人参湯 _{にんじんとう} （理中丸） _{り ちゅうがん}	虚弱
❸ 平胃散 _{へい い さん}	中等度以上
❹ ＿＿＿＿	中等度

・a
・疲れやすくて手足などが冷えやすい人の胃腸虚弱、下痢、嘔吐、胃痛、腹痛、急性・慢性胃炎

・b
・胃腸が弱く、食欲がなく、みぞおちがつかえ、疲れやすく、貧血性で手足が冷えやすい人の胃炎、胃腸虚弱、胃下垂、消化不良、食欲不振、胃痛、嘔吐
・まれに重篤な副作用として肝機能障害

・c
・腹部は力がなくて、胃痛または腹痛があり、ときに胸やけ、げっぷ、胃もたれ、食欲不振、吐きけを伴う人の神経性胃炎、慢性胃炎、胃腸虚弱

・d
・胃がもたれて消化が悪く、ときに吐きけ、食後に腹が鳴って下痢の傾向がある人の食べ過ぎによる胃もたれ
・慢性胃炎、消化不良、食欲不振

・人参湯を下痢または嘔吐に用いて、❺＿＿＿週間くらい使用しても症状が改善しない場合

➡ 使用を中止して専門家に相談する

・平胃散を急性胃炎に用いて、❻＿＿＿＿＿＿回使用しても症状が改善しない場合

➡ 使用を中止して専門家に相談する

4 相互作用と受診勧奨

・一般用医薬品の胃薬（制酸薬、健胃薬、消化薬）は、基本的に❼［慢性的／一時的］な胃の不調に伴う諸症状を❽［消失させる／緩和する］目的で使用される。

・嘔吐に❾＿＿＿＿や下痢、❿＿＿＿＿＿＿や興奮を伴う場合や、胃の中に吐くものがないのに吐きけがおさまらない場合等には、医療機関を受診する。

・特に乳幼児や高齢者で嘔吐が激しい場合には、⓫＿＿＿＿＿症状を招きやすく、また吐瀉物が気道に入り込んで⓬＿＿＿＿＿困難を生じることもある。

5 胃の薬の服用方法

・消化を助け、胃もたれを改善し、胃をすっきりさせる効果を主とする薬

 ➡ ⓭［空腹時／食後］に服用するものが多い

・空腹時や就寝時の胸やけ、ストレスによる胃酸の出すぎなどを抑える薬

 ➡ ⓮［食間や就寝前／食後］に服用するものが多い

・どちらの効果も有する薬

 ➡ ⓯［食後または食間／食前］に服用するものが多い

胃の薬には、制酸（胃液分泌抑制）と健胃（胃液分泌亢進）の相反する作用をもつ成分が配合されている場合もあるんですね。

症状により胃の薬を選択する場合は、その症状のひどい時間を確認し、あわせて製剤の服用方法も参考にして選択するとよいぞ。

・胃の薬には、**制酸薬**、**健胃薬**、**消化薬**、**総合胃腸薬**などの種類がある。
・アルミニウムを含む成分が配合されている胃の薬は、透析を受けている人では使用を避ける。
・**生薬**の健胃成分は、オブラートで包むなどして服用すると効果が期待できない。

memo

答 ❶ b　❷ a　❸ d　❹ 安中散、以下、c　❺ 1　❻ 5〜6　❼ 一時的　❽ 緩和する　❾ 発熱
❿ めまい　⓫ 脱水　⓬ 呼吸　⓭ 食後　⓮ 食間や就寝前　⓯ 食後または食間

胃腸に作用する薬（2）

⑩ 腸の薬

1 腸の薬のはたらき

・腸に異常が生じると、❶＿＿＿＿＿や軟便、❷＿＿＿＿＿の症状が現れる。

・腸の働きは、❸＿＿＿＿＿神経系により制御されている。そのため、腸以外の病気等が❸＿＿＿＿

　＿＿＿神経系を介して腸の働きに異常を生じさせる場合がある。

種類		原因
下痢	急性の下痢	・体の❹＿＿＿＿＿や消化不良 ・細菌や❺＿＿＿＿＿＿＿＿等の消化器感染（食中毒） ・緊張時の精神的❻＿＿＿＿＿＿
	慢性の下痢	・腸の病変の可能性
便秘	一過性の便秘	・環境変化などによる❻＿＿＿＿＿＿ ・医薬品の副作用
	慢性の便秘	・❼＿＿＿＿＿や病気による腸の働きの低下 ・便意を繰り返し我慢し続けることなどによる腸管の❽＿＿＿＿＿＿＿の低下

・腸の薬には、整腸薬、止瀉薬、瀉下薬などがある。

種類	特徴
整腸薬	・整腸、❾＿＿＿＿＿膨満感、軟便、便秘に用いる ・❿＿＿＿＿細菌に影響を与えたり、腸の活動を促す
止瀉薬	・⓫＿＿＿＿＿、食あたり、吐き下し、水あたり、下り腹、軟便に用いる
瀉下薬	・⓬＿＿＿＿＿、便秘に伴う肌荒れ、頭重、のぼせ、吹き出物、食欲不振、腹部膨満感、腸内異常発酵、痔症状の緩和、腸内容物の排除に用いる

2 代表的な配合成分

(1) 整腸成分

種類と作用	成分名
生菌成分 ・⑬＿＿＿＿細菌のバランスを整える	・⑭＿＿＿＿＿＿＿菌　・アシドフィルス菌 ・ラクトミン　・⑮＿＿＿菌　・酪酸菌
生薬成分 ・整腸作用がある	・⑯＿＿＿＿＿＿＿＿　・ゲンノショウコ ・アセンヤク

・整腸成分の⑰＿＿＿＿＿＿＿＿＿＿酸塩は、消化管の⑱＿＿＿＿＿＿に直接作用

し、消化管の運動を調整する。

(2) 止瀉成分

●収斂成分（しゅうれん）

・腸粘膜のタンパク質と結合して不溶性の膜を形成し、腸粘膜を⑲＿＿＿＿＿＿＿＿こと

で腸粘膜を保護する。

成分名	注意点など
・次硝酸⑳＿＿＿＿＿＿ ・次没食子酸⑳＿＿＿＿＿ （もっしょくし） ＿＿＿	・長期連用で精神神経症状➡　㉑＿＿週間以上継続使用しない ・アルコール併用で精神神経症状のおそれ➡　㉒＿＿＿＿を避ける ・㉓＿＿＿＿＿や十二指腸潰瘍では吸収が高まる➡　要相談 ・血液‐胎盤関門を通過➡　㉔＿＿＿＿中は使用しない
・㉕＿＿＿＿＿酸 アルブミン	・まれに重篤な副作用としてショック（アナフィラキシー） ・牛乳アレルギーがある人は使用しない
・㉖＿＿＿＿＿ ・オウレン	・収斂作用、抗菌作用、抗炎症作用

答 ❶ 便秘　❷ 下痢　❸ 自律　❹ 冷え　❺ ウイルス　❻ ストレス　❼ 加齢　❽ 感受性　❾ 腹部　❿ 腸内　⓫ 下痢　⓬ 便秘　⓭ 腸内　⓮ ビフィズス　⓯ 乳酸　⓰ ケツメイシ　⓱ トリメブチン　マレイン　⓲ 平滑筋　⓳ ひきしめる　⓴ ビスマス　㉑ 1　㉒ 飲酒　㉓ 胃潰瘍　㉔ 妊娠　㉕ タンニン　㉖ オウバク

127

・収斂成分を主体とする止瀉薬は、❶_____の❷_____や食中毒に使用して腸の運動

を鎮めると、かえって状態を悪化させるおそれがある。

 急性の激しい下痢や腹痛・腹部膨満、吐きけなどの症状で、収斂成分を
主体とする止瀉薬を、安易に使用することは避けなければいかんぞ。

●ロペラミド塩酸塩

・❸_____・飲み過ぎによる下痢、❹_____による下痢の症状に用いられる。

・❺_____や水あたりによる下痢には適用外である。

・❻_____の運動を低下させ、❼_____や電解質の分泌を抑える。

・❽_____神経系を抑制する作用もあり、副作用として❾_____や眠気が現れること

がある。

・❿_____歳未満の小児は、適用外である。

・まれに重篤な副作用としてイレウス様症状、⓫_____、皮膚粘膜眼症

候群、中毒性表皮壊死融解症がある。

・吸収された成分の一部が乳汁中に移行するため、⓬_____中は使用を避ける。

●腸内殺菌成分

・⓭_____感染による下痢の症状を鎮める。

成分名	注意点など
⓮_____塩化物	・抗菌作用、抗炎症作用
タンニン酸⓮_____	・⓮_____は、オウバク、オウレンの中に存在する物質のひとつ
⓯_____	・エキス製剤は、消化不良による下痢、食あたり、水あたりなどの症状に用いられる

腸内細菌成分の入った止瀉薬を、下痢の予防で服用したり、症
状が治まっても服用を続けたりしていると、腸内細菌のバラン
スを崩し、**腸内環境を悪化**させることがあるので注意してね！

●吸着成分

・吸着成分は、腸管内の⑯＿＿＿＿＿＿＿＿等によって生じた有害な物質を吸着させる。

成分名	注意点など
・⑰＿＿＿＿カルシウム ・沈降炭酸カルシウム　・乳酸カルシウム ・天然ケイ酸⑱＿＿＿＿＿＿＿	・透析治療を受けている人は使用しない ・腎障害の人は要相談
・⑲＿＿＿＿＿＿＿　・薬用炭	・生薬成分

●生薬成分

・木クレオソートは、過剰な⑳＿＿＿＿＿の運動を正常化し、あわせて㉑＿＿＿＿や電解質の分泌も抑える止瀉作用がある。

・また、木クレオソートは歯に使用の場合、㉒＿＿＿＿＿＿＿＿作用もあるとされる。

(3) 瀉下成分

・刺激性瀉下成分は、㉓＿＿＿＿＿を刺激して反射的な腸の運動を引き起こすことによる瀉下作用を目的として配合される。

●刺激性瀉下成分（小腸刺激性瀉下成分）

成分名	注意点など
㉔＿＿＿＿＿＿ 油	・小腸で㉕＿＿＿＿＿＿＿＿の働きによって分解された物質が小腸を刺激して瀉下作用をもたらす ・急激で強い瀉下作用➡　激しい腹痛または悪心・嘔吐症状の人、妊娠中、㉖＿＿歳未満の乳幼児には使用しない ・腸管内の物質をすみやかに体外に排除する場合に用いる ・㉗＿＿＿＿＿物質（防虫剤、殺鼠剤）の誤飲による中毒には使用不可 ・授乳中の使用を避ける

答 ①細菌性　②下痢　③食べ過ぎ　④寝冷え　⑤食あたり　⑥腸管　⑦水分　⑧中枢　⑨めまい　⑩15　⑪ショック（アナフィラキシー）　⑫授乳　⑬細菌　⑭ベルベリン　⑮オウバク　⑯異常発酵　⑰炭酸　⑱アルミニウム　⑲カオリン　⑳腸管　㉑水分　㉒局所麻酔　㉓腸管　㉔ヒマシ　㉕リパーゼ　㉖3　㉗脂溶性

●刺激性瀉下成分（大腸刺激性瀉下成分）

成分名	注意点など
・❶＿＿＿＿＿＿ ・センノシド	・センノシドは、❶＿＿＿＿＿＿から抽出された成分 ・センノシドは大腸の❷＿＿＿＿＿＿により分解され、分解生成物が大腸を刺激する ・流産、早産の誘発のおそれ➡　妊娠中は使用しない ・授乳中の使用を避ける
・❸＿＿＿＿＿＿	・ダイオウ中に存在する❹＿＿＿＿＿＿が作用の本体 ・各種漢方処方製剤に含有されており、瀉下が目的でない場合は、瀉下作用は副作用とされる ・授乳中の使用を避ける
・❺＿＿＿＿＿＿	・結腸や直腸粘膜を刺激する ・結腸で水分吸収を抑え、糞便のかさを増大させる ・浣腸薬としても用いられる ・腸内で溶けるようにコーティングされた製品が多く、胃内で溶けるのを防ぐため、服用前後1時間以内は制酸成分をふくむ胃腸薬の服用や❻＿＿＿＿＿の摂取を避ける
・ピコスルファートナトリウム	・大腸の❼＿＿＿＿＿＿により分解され、分解生成物が大腸を刺激する

・大腸刺激性瀉下成分配合の瀉下薬は、服用してから❽［すぐに／数時間後に］効果のあるものが多い。❾［食前／就寝前］に服用して❿［食後／起床時］に効果を求めると、排便のリズムもつきやすい。

刺激性瀉下成分が配合された瀉下薬は、腸管粘膜への刺激が大きくなり、激しい腹痛や腸管粘膜の炎症のおそれがあるのじゃ。大量に使用することは避けなければいかんぞ。

●無機塩類

・腸内容物の⑪＿＿＿＿＿＿＿を高め、糞便中の水分量を増して大腸を刺激する。

成分名	注意点など
マグネシウムを含む成分 ・酸化マグネシウム ・水酸化マグネシウム	・腎臓病の診断を受けた人では、⑫＿＿＿＿＿＿＿＿＿＿＿＿＿＿＿血症のおそれ
⑬＿＿＿＿＿＿＿＿＿＿＿＿	・心臓病を悪化させるおそれ

●膨潤性瀉下成分

・⑭＿＿＿＿＿＿＿で水分を吸収して糞便のかさを増やし、柔らかくする。

成分名	注意点など
・カルメロースナトリウム ・カルメロースカルシウム	・十分に⑮＿＿＿＿＿を摂取する ・生薬成分のプランタゴ・オバタの種子、種皮も同様

●ジオクチルソジウムスルホサクシネート（DSS）

・腸内容物に⑮＿＿＿＿が浸透しやすくする作用があり、糞便中の⑮＿＿＿＿量を増して柔らかくする。

●マルツエキス

・比較的作用が⑯＿＿＿＿＿＿であり、主に⑰＿＿＿＿＿＿＿の便秘に用いられる。

・⑱＿＿＿＿＿＿を60％以上含んでおり、水あめ状で甘く、乳幼児の発育不良時の栄養補給にも用いられる。

・⑱＿＿＿＿＿＿が腸内細菌によって分解（発酵）して生じる⑲＿＿＿＿＿によって便通を促す。

> センナ、センノシド、ダイオウは**大腸**に作用し、ヒマシ油は**小腸**に作用するんじゃ。覚えておこう！

答 ❶ センナ　❷ 腸内細菌　❸ ダイオウ　❹ センノシド　❺ ビサコジル　❻ 牛乳　❼ 腸内細菌　❽ 数時間後に　❾ 就寝前　❿ 起床時　⑪ 浸透圧　⑫ 高マグネシウム　⑬ 硝酸ナトリウム　⑭ 腸管内　⑮ 水分　⑯ 穏やか　⑰ 乳幼児　⑱ 麦芽糖　⑲ ガス

❸ 主な漢方処方製剤

向き不向き

製剤名	体力	
❶ 桂枝 加芍薬湯 <small>けい し か しゃくやくとう</small>	中等度以下	•
❷ 大黄 牡丹皮湯 <small>だいおう ぼ たん ぴ とう</small>	中等度以上	•
❸ 麻子仁丸 <small>ま し にんがん</small>	中等度以下	•
❹ 大黄 甘草湯 <small>だいおう かんぞうとう</small>	体力に関わ らない	•

• a
- ・腹部膨満感のある人のしぶり腹、腹痛、下痢、便秘
- ・1週間くらい使用して改善しない場合は専門家に相談する

• b
- ・ときに便がかたく❺＿＿＿＿な人の便秘、便秘に伴う頭重、のぼせ、湿疹・皮膚炎、ふきでもの（にきび）、食欲不振、腹部膨満、腸内異常発酵、痔などの症状の緩和
- ・5〜6日使用して改善しない場合は専門家に相談する

• c
- ・❻＿＿＿＿＿＿＿があり、便秘しがちな人の月経不順、月経困難、月経痛、便秘、痔疾
- ・1週間くらい使用して改善しない場合は専門家に相談する

• d
- ・便秘、便秘に伴う頭重、のぼせ、湿疹・皮膚炎、ふきでもの（にきび）、食欲不振、腹部膨満、腸内異常発酵、痔などの症状の緩和
- ・5〜6日使用して改善しない場合は専門家に相談する

- ・桂枝加芍薬湯、大黄甘草湯は、❼＿＿＿＿＿＿＿を含む。
- ・大黄甘草湯、大黄牡丹皮湯、麻子仁丸は、❽＿＿＿＿＿＿＿＿を含む。

しぶり腹とは、便後も残便感があり、繰り返し腹痛を伴い、便意を催すものをいいます。

4 相互作用と受診勧奨

- 下痢は腸管内の有害な物質を排出するために起こる❾＿＿＿＿反応である。止瀉薬によって下痢を止めることでかえって症状の❿＿＿＿を招くことがある。

- 下痢や便秘は、医薬品の⓫＿＿＿＿＿として現れることもある。医薬品の使用中に原因不明の下痢や便秘を生じた場合には、安易に止瀉薬や瀉下薬を使用するのではなく、まずその医薬品の使用を中止して専門家に相談する必要がある。

- 一般用医薬品の腸の薬の使用は、⓬［原因／対症］療法であり、下痢や便秘を引き起こす原因の特定やその解消を図ること⓭［は重要ではない／が重要である］。

便秘は、便秘になりやすい食生活などの**生活習慣**を改善することが重要じゃ。

刺激性瀉下成分を主体とする瀉下薬を繰り返し使用すると、腸管の感受性が低下して効果が弱くなります。

- 複数の⓮＿＿＿＿薬を併用すると、激しい腹痛を伴う下痢や脱水症状を生じるおそれがある。

- 下痢に発熱を伴う場合には、⓯＿＿＿＿＿＿＿症の可能性があり、⓰＿＿＿＿＿＿や虚血性大腸炎のような重大な疾患に起因する場合もある。

- 便に血が混じっている場合には、赤痢や腸管出血性大腸菌（O-157など）、潰瘍性大腸炎、大腸癌などによる⓱＿＿＿＿＿＿＿が起きている可能性がある。

- 駆虫薬は駆除した寄生虫の排出を促すために瀉下薬が併用されることがあるが、⓲＿＿＿＿＿＿を使用すると、駆虫成分が吸収されやすくなり、全身性の副作用を生じる危険性が高まる。

- 生菌成分が配合された整腸薬に、⓳＿＿＿＿＿＿＿成分が配合された止瀉薬が併用された場合、生菌成分の働きが弱められてしまう。

memo
＿＿
＿＿
＿＿

答 ❶a ❷c ❸b ❹d ❺塊状 ❻下腹部痛 ❼カンゾウ ❽ダイオウ ❾防御 ❿悪化 ⓫副作用 ⓬対症 ⓭が重要である ⓮瀉下 ⓯腸内感染 ⓰虫垂炎 ⓱腸管出血 ⓲ヒマシ油 ⓳腸内殺菌

胃腸に作用する薬（3）

⑪ 胃腸鎮痛鎮痙薬

１ 胃腸鎮痛鎮痙薬のはたらき

・急な胃腸の痛みは、主として胃腸の❶＿＿＿＿＿な動き（痙攣）によって生じる。

・胃腸鎮痛鎮痙薬は、胃腸の❶＿＿＿＿＿な動きによる胃痛、腹痛、❷＿＿＿＿＿＿＿＿（疝痛、癪）を鎮めることを目的として用いられる。

２ 代表的な配合成分

（1）抗コリン成分

・消化管の運動や胃液の分泌は、❸［交感／副交感］神経系の刺激によって亢進する。

・副交感神経の伝達物質である❹＿＿＿＿＿＿＿＿＿＿と受容体の反応を❺＿＿＿＿＿

➡　副交感神経系の作用を低下させ、消化管の運動や胃液の分泌を抑制する。

代表的な配合成分	生薬成分
・❻＿＿＿＿＿＿＿＿＿＿臭化物 ・ジサイクロミン塩酸塩　・ブチルスコポラミン臭化物 ・メチルオクタトロピン臭化物	・❼＿＿＿＿＿＿＿＿

ブチルスコポラミン臭化物 ➡ まれに重篤な副作用として❽＿＿＿＿＿＿を生じる。

❼＿＿＿＿＿＿ ➡ 成分の一部が母乳中に移行して乳児の脈が速くなる（頻脈）おそれがある。また、母乳が出にくくなることがある。

・抗コリン成分の作用は消化管に限定されないため、❾＿＿＿＿による目のかすみや異常なまぶしさ、顔のほてり、頭痛、眠気、口渇、便秘、排尿困難等の副作用が現れることがある。

抗コリン成分の服用後は、**眠気**等の副作用が現れることがある。乗物または機械類の運転操作は避ける必要があるぞ。

(2) パパベリン塩酸塩

・パパベリン塩酸塩は、抗コリン成分と異なり、自律神経系を介さず、消化管の❿＿＿＿＿＿＿＿＿に直接作用して胃腸の痙攣を鎮める。

・抗コリン成分と異なり、⓫＿＿＿＿＿＿＿＿＿＿＿＿＿作用はない。

・⓬＿＿＿＿＿を上昇させる作用があり、⓭＿＿＿＿＿＿＿の診断を受けた人は、症状の悪化を招くおそれがある。

(3) 局所麻酔成分

・局所麻酔成分は、消化管の粘膜や平滑筋に対する⓮＿＿＿＿＿作用による鎮痛鎮痙の働きがある。

成分名	注意点など
アミノ安息香酸エチル	・メトヘモグロビン血症を起こすおそれがあり、⓯＿＿歳未満の小児への使用は避ける
オキセサゼイン	・局所麻酔作用のほか、⓫＿＿＿＿＿＿＿＿＿＿＿作用がある ・妊婦または妊娠していると思われる女性、⓰＿＿歳未満の小児では使用を避ける

痛みを感じにくくなることで、重大な消化器疾患や状態の悪化を見過ごすおそれがあります。局所麻酔成分を長期間にわたって漫然と使用するのは避けなければいけません。

(4) 生薬成分

・鎮痛鎮痙作用を期待して、⓱＿＿＿＿＿＿＿＿、シャクヤク等が配合されている場合がある。

答 ❶ 過剰　❷ さしこみ　❸ 副交感　❹ アセチルコリン　❺ 妨げる　❻ メチルベナクチジウム　❼ ロートエキス　❽ ショック（アナフィラキシー）　❾ 散瞳　❿ 平滑筋　⓫ 胃液分泌抑制　⓬ 眼圧　⓭ 緑内障　⓮ 麻酔　⓯ 6　⓰ 15　⓱ エンゴサク

3 相互作用と受診勧奨

・胃腸鎮痛鎮痙薬に配合されている成分は、胃腸以外にも作用を示すもの❶［はほとんどない／がほとんどである］。複数の胃腸鎮痛鎮痙薬が併用されると、泌尿器系や循環器系、精神神経系などに対する副作用が現れやすくなる。

・抗コリン成分は、胃腸鎮痛鎮痙薬以外の医薬品に配合されている場合❷［はないため／があるため］、成分の重複に注意❸［は必要ない／が必要である］。

次のようなときは、
**医療機関の受診が
必要**じゃよ。

・痛みがしだいに強くなる

・痛みが周期的に現れる

・嘔吐や発熱を伴う

・下痢や血便、血尿を伴う

・原因不明の痛みが 30 分以上続く

・下痢を伴わずに腹部に痛みを生じるときは、❹＿＿＿＿＿＿、アニサキス症の場合がある。

・腹部の痛みは、必ずしも胃腸に生じたものとは限らず、❺＿＿＿＿＿＿症、胆嚢炎、胆管炎、胆石症、急性膵炎の場合がある。

・小児では、内臓に異常がないにもかかわらず、へその周りに激しい痛みが繰り返し現れることがあり、精神的なストレスによる❻＿＿＿＿＿＿系の乱れが主な原因と考えられている。数時間以内に自然寛解する場合が多いが、長時間頻回に腹痛を訴えるような場合には、医療機関に連れて行く。

・抗コリン成分：**自律神経系**を介して痙攣を鎮める。
　　　　　　　　受容体の反応を妨げる。
・パパベリン塩酸塩：**消化管の平滑筋**に直接作用して痙攣を鎮める。
　　　　　　　　胃液分泌は抑えない。
・オキセサゼイン：**麻酔作用**によって痙攣を鎮める。
　　　　　　　　胃液分泌を抑える。

答 ❶ がほとんどである　❷ があるため　❸ が必要である　❹ 腸閉塞　❺ 月経困難　❻ 自律神経

胃腸に作用する薬（4）

12 浣腸薬・駆虫薬

1. 浣腸薬

1 浣腸薬のはたらき

・浣腸薬は、便秘の場合に排便を促すことを目的として、❶＿＿＿＿＿内に適用される医薬品である。

浣腸薬　➤ 肛門から薬液を注入 ➡ ❷＿＿＿＿＿＿
　　　　➤ 肛門に挿入 ➡ ❸＿＿＿＿

・浣腸薬を繰り返し使用すると、直腸の感受性の❹［低下／高まり］（いわゆる慣れ）が生じて効果が弱くなるため、連用しない。

・便秘以外のときに、直腸内容物の排除を目的として用いることは❺［適当である／適当ではない］。

2 代表的な配合成分等

剤形	成分名	作用など
坐剤	・❻＿＿＿＿＿	・瀉下成分として、内服薬にも配合される
	・❼＿＿＿＿＿ 　ナトリウム	・直腸内で徐々に分解して❽＿＿＿＿＿の微細な気泡を発生することで直腸を刺激する ・まれに重篤な副作用としてショックが生じることがある

●坐剤の使用のポイント

・柔らかいときは、しばらく冷やしてから使用する。また、硬すぎる場合には、柔らかくなった後に使用する。無理に挿入すると、❾＿＿＿＿＿＿を傷つけるおそれがある。

・挿入後は、すぐに排便を試みると坐剤が排出されて効果が十分に得られないので、便意が強まるまで排便を我慢する。

答 ❶ 直腸　❷ 注入剤　❸ 坐剤　❹ 低下　❺ 適当ではない　❻ ビサコジル　❼ 炭酸水素　❽ 炭酸ガス　❾ 直腸粘膜

剤形	成分名	作用など
注入剤	・❶＿＿＿＿＿＿＿ ・ソルビトール	・浸透圧の差により腸管壁から水分を取り込んで ❷＿＿＿＿＿粘膜を刺激し、排便を促す

●**注入剤の使用のポイント**

・注入するときは❸［すばやく／ゆっくりと］押し込む。

・薬液は❹＿＿＿＿＿程度に温めておくと不快感を生じることが少ない。

・注入後は、すぐに排便を試みると薬液のみが排出されて効果が十分に得られない。

　➡　便意が強まるまで排便を我慢する。

・半量等を使用する用法がある場合、残量を再利用すると❺＿＿＿＿＿のおそれがあるので、使用後は廃棄する。

 注意！
　・グリセリン配合の浣腸薬は、排便時に血圧低下を生じて立ちくらみのおそれがある。高齢者や心臓に基礎疾患がある人は、医師等に相談する。
　・グリセリン配合の浣腸薬が、肛門や直腸の粘膜に出血を伴う傷があるときに使用されると、赤血球の破壊（溶血）が起こり、腎不全となるおそれがある。

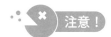 ・便秘は、食生活などの**生活習慣**の改善を図ることが重要であり、浣腸薬の使用は一時的なものにとどめるようにする。

2. 駆虫薬

1 駆虫薬のはたらき

・駆虫薬は、腸管内の❻＿＿＿＿＿＿を駆除するために用いられる。

・一般用医薬品の駆虫薬が対象とする寄生虫は、❼＿＿＿＿＿と＿＿＿＿＿である。

・❼＿＿＿＿＿と＿＿＿＿＿は、手指や❽＿＿＿＿＿に付着した虫卵が口から入ることで感染する。

❾＿＿＿＿＿	・	a ・	・ふ化した幼虫は、腸管壁から体組織に入り込んで体内を巡り、肺に達した後に気道から再び消化管内に入って成虫となる ・腹痛や下痢、栄養障害等の消化器症状のほか、呼吸器等の障害
❿＿＿＿＿	・	b ・	・肛門から這い出してその周囲に産卵する ・肛門部のかゆみや、それに伴う不眠、神経症

・駆虫薬は、腸管内に生息する⓫［虫体／虫卵］にのみ作用する。

・駆虫薬を複数併用しても駆虫効果は高まるわけではなく、⓬＿＿＿＿＿＿＿が現れやすくなる。

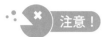 注意！ ・駆除した虫体や残留した駆虫成分の排出のため、瀉下薬が併用されることがあるが、ヒマシ油との併用は副作用を生じる危険性が高まるため、避けなければならない。

② 代表的な配合成分

作用など

成分名	対象
⓭ サントニン	［回虫／蟯虫／回虫・蟯虫］
⓮ カイニン酸	［回虫／蟯虫／回虫・蟯虫］
⓯ ピペラジンリン酸塩	［回虫／蟯虫／回虫・蟯虫］
⓰ パモ酸ピルビニウム	［回虫／蟯虫／回虫・蟯虫］

・a
・⓱＿＿＿＿＿＿＿＿伝達を妨げて、回虫及び蟯虫の運動筋を麻痺させる作用を示す
・痙攣症状のある人、貧血、著しい栄養障害、肝臓病、腎臓病の人は要相談

・b
・⓲＿＿＿＿＿＿を含む生薬成分としてマクリが配合される場合もある

・c
・⓳＿＿＿＿で代謝され、肝臓病の人は悪化のおそれ
・一時的に物が黄色く見える、耳鳴り、口渇

・d
・尿や糞便が⓴＿＿＿着色されることがある
・水に溶けにくい
・㉑＿＿＿＿＿＿＿を示す

駆虫薬は、腸管内における**局所作用**を目的としていて、消化管からの吸収は、全身作用（頭痛、めまい等）を生じる原因となるため、多くは、空腹時に使用されます。

答 ❶ グリセリン ❷ 直腸 ❸ ゆっくりと ❹ 人肌 ❺ 感染 ❻ 寄生虫 ❼ 回虫、蟯虫（順不同）
❽ 食物 ❾ 回虫、a ❿ 蟯虫、b ⓫ 虫体 ⓬ 副作用 ⓭ c ⓮ 回虫、b ⓯ 回虫・蟯虫、a
⓰ 蟯虫、d ⓱ アセチルコリン ⓲ カイニン酸 ⓳ 肝臓 ⓴ 赤く ㉑ 殺虫作用

心臓などの器管や血液に作用する薬（1）

⑬ 強心薬

1 強心薬のはたらき

・体の不調による動悸は、❶＿＿＿＿＿＿の働きが低下して十分な血液が送り出せなくなり、

❷＿＿＿＿＿＿を増やすことでそれを補おうとして起こる。

・❸＿＿＿＿＿：心臓から十分な血液を送り出せない ➡ 脈拍数を増やし補おうとする ➡ 心臓
の拍動が強く速くなり、不快に感じる

・❹＿＿＿＿＿＿：心臓から十分な血液を送り出せない ➡ 体への酸素の供給低下 ➡ 呼吸を
増やそうとする ➡ 息をすると胸苦しさや不快感

・強心薬は、❺＿＿＿＿＿やストレス等による軽度の心臓の働きの乱れについて、心臓の働きを

❻＿＿＿＿＿＿、動悸や息切れ等の改善を目的とする。

心臓は、**自律神経系**によって無意識に調整されておる。
動悸や息切れは、激しい運動や、興奮したときなど、正
常な健康状態でも現れるぞ。

2 代表的な配合成分

(1) 強心成分

・強心成分は、❼＿＿＿＿＿に直接作用して、その収縮力を高める。

成分名	基原	作用、注意点など
センソ	❽＿＿＿＿＿＿＿＿＿ ＿＿＿＿＿等の耳腺の分泌物	・微量で強い強心作用 ・局所麻酔作用があり、❾＿＿＿＿＿＿に服用する ・1 日❿＿＿mg 以下の用量とし、❿＿＿mg を超えた医薬品は劇薬指定

ジャコウ	⑪＿＿＿＿＿＿＿の オスの麝香腺の分泌物	・強心作用のほか、⑫＿＿＿＿＿中枢を刺激 して⑫＿＿＿＿＿機能を高め、意識をはっ きりさせる
ゴオウ	⑬＿＿＿＿＿の胆囊中の結石	・強心作用、末梢血管拡張による⑭＿＿＿＿＿ ＿＿＿＿＿作用、興奮を鎮める
ロクジョウ	⑮＿＿＿＿＿のオスの角化し ていない幼角	・強心作用、強壮、⑯＿＿＿＿＿

第3章

13

強心薬

・ジャコウ、ゴオウ、ロクジョウは、小児五疳薬、滋養強壮保健薬などにも配合されている場合がある。

(2) その他の配合成分

・強心薬には、強心成分の働きを助けたり、また、⑰＿＿＿＿＿、⑱＿＿＿＿＿などの作用を目的とする生薬成分が配合されている場合が多い。

成分名	基原、作用など
⑲＿＿＿＿＿	・中枢神経系の刺激作用による⑳＿＿＿＿＿の効果 ・ボルネオールが主体
㉑＿＿＿＿＿	・ウグイスガイ科のアコヤガイ　・㉒＿＿＿＿＿作用
その他	・㉓＿＿＿＿＿＿＿、ジンコウ（小児の疳にも適用） ・動物胆（胃薬にも適用）　など

気つけとは、心臓の働きの低下による一時的なめまい、立ちくらみなどの症状に
対して、意識をはっきりさせたり、活力を回復させたりする効果のことです。

答 ❶ 心臓　❷ 脈拍数　❸ 動悸　❹ 息切れ　❺ 疲労　❻ 整えて　❼ 心筋　❽ アジアヒキガエル　❾ 嚙まず　❿ 5　⑪ ジャコウジカ　⑫ 呼吸　⑬ ウシ　⑭ 血圧降下　⑮ シカ　⑯ 血行促進　⑰ 鎮静　⑱ 強壮　⑲ リュウノウ　⑳ 気つけ　㉑ シンジュ　㉒ 鎮静　㉓ レイヨウカク

(3) 漢方処方製剤

製剤名	体力	向き不向き
苓桂朮甘湯 （りょうけいじゅつかんとう）	体力❶［中等度以上／ 中等度以下］	・❷ ＿＿＿＿＿＿、ふらつきがあり、ときにの ぼせや動悸がある人の立ちくらみ、めまい、 頭痛、耳鳴り、動悸、息切れ、神経症、神経 過敏 ・❸ ＿＿＿＿＿＿がある生薬は含まれず、 主に❹ ＿＿＿＿作用により水毒の排出を促す

・構成生薬として❺＿＿＿＿＿＿を含む。過剰摂取による偽アルドステロン症に注意する。

3 相互作用と受診勧奨

・❻［心臓病のため／何らかの疾患のため］医師の治療を受けている場合は、医師または薬剤師に相談する。

・強心薬は一般に、5～6日間使用して症状の改善が見られない場合は、心臓以外の要因も考えられるため、医療機関を受診する。

・激しい運動をしていないのに、突発的な動悸や息切れが起こり、意識の薄れ、脈が十分触れなくなる、胸部の痛みまたは冷や汗などが伴う場合には、早めに医師の診療を受ける。

心臓に無理を生じない軽い運動と休息の繰り返しなどでも、心筋が鍛えられる。**生活習慣**の改善も大切なんじゃよ。

一般用医薬品の使用でも、副作用で**動悸**が現れることがあります。強心薬を使用するときには、症状が副作用によるものでないか確かめることが必要です。

memo

＿＿

＿＿

答 ❶ 中等度以下　❷ めまい　❸ 強心作用　❹ 利尿　❺ カンゾウ　❻ 何らかの疾患のため

心臓などの器管や血液に作用する薬（2）

(14) 高コレステロール改善薬

1 高コレステロール改善薬のはたらき

・コレステロールは、生体に❶［不必要な／不可欠な］物質である。

・コレステロールの産生、および代謝は、主に❷［肝臓／胆嚢］で行われる。

・コレステロールは、❸＿＿＿＿＿＿の構成成分であり、❹＿＿＿＿＿＿＿＿＿ホルモンなどの産生に重要な物質である。

・コレステロールは、水に❺［溶けやすい／溶けにくい］物質であり、血液中では、血漿タンパク質と結合しリポタンパク質として存在している。

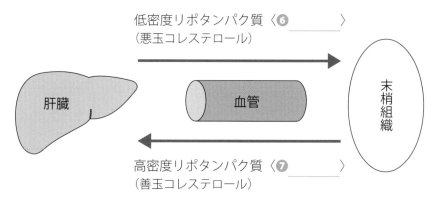

低密度リポタンパク質〈❻＿＿＿＿＿〉
（悪玉コレステロール）

肝臓　　血管　　末梢組織

高密度リポタンパク質〈❼＿＿＿＿＿〉
（善玉コレステロール）

・LDLとHDLという2種類のリポタンパク質によって、コレステロールは肝臓と末梢組織のあいだを行き来しているが、血液中の❽［LDL／HDL］が多く、❾［LDL／HDL］が少ないと、コレステロールの蓄積を招き、心臓病や肥満、動脈硬化等の生活習慣病につながる危険性が高くなる。

・高コレステロール改善薬は、血中コレステロール異常の改善、また血中コレステロール異常に伴う❿＿＿＿＿＿＿＿障害（手足の冷え、しびれ）の緩和等を目的として使用される。

次のいずれかの状態を脂質異常症という。
・LDL：140mg/dl 以上　　・HDL：40mg/dl 未満　　・中性脂肪：150mg/dl 以上

答　❶ 不可欠な　❷ 肝臓　❸ 細胞　❹ 副腎皮質　❺ 溶けにくい　❻ LDL　❼ HDL　❽ LDL　❾ HDL　❿ 末梢血行

2 代表的な配合成分

(1) 高コレステロール改善成分

成分名	作用
大豆油不けん化物 (❶　　　　　　　　　　)	・腸管におけるコレステロールの❷　　　　　　を抑える
・❸　　　　　　　酸 ・ポリエンホスファチジルコリン	・コレステロールと結合してコレステロールエステルを形成し、肝臓におけるコレステロールの❹　　　　を促す
❺	・❻　　　　　等の異化排泄を促進し、❼　　　　　産生を高める

(2) ビタミン成分

成分名	作用
ビタミン❽　　　 (リボフラビン酪酸エステル)	・コレステロールの生合成抑制、排泄・異化促進 ・中性脂肪抑制、過酸化脂質分解 ・尿が❾　　　　くなることがあるが、❿　　　　　　　は不要
ビタミン⓫　　　 (トコフェロール酢酸エステル)	・コレステロールからの過酸化脂質の生成⓬　　　　 ・末梢血管における血行⓭

大切なのは、生活習慣の改善じゃ。高コレステロール改善薬は、食事療法や運動療法の**補助的**な位置づけなんじゃよ。

目安として、ウエスト周囲径が**男性85cm以上、女性90cm以上**である場合、生活習慣病のリスクが高まるとされています。

答　❶ ソイステロール　❷ 吸収　❸ リノール　❹ 代謝　❺ パンテチン　❻ LDL　❼ HDL　❽ B_2
❾ 黄色　❿ 使用中止　⓫ E　⓬ 抑制　⓭ 促進

心臓などの器管や血液に作用する薬（3）

⑮ 貧血用薬（鉄製剤）

1 貧血用薬（鉄製剤）のはたらき

・貧血の一般的な症状は、❶＿＿＿＿＿、動悸、息切れ、❷＿＿＿＿＿不良、頭痛、耳鳴りなどである。

・貧血は、その原因により、❸＿＿＿＿＿＿欠乏性貧血、鉄欠乏性貧血などに分類される。

・一般用医薬品の貧血用薬（鉄製剤）で改善できるのは、❹＿＿欠乏性貧血のみである。

鉄分の❺［一時的な／持続的な］摂取不足	➡	赤血球中の❻＿＿＿＿＿＿＿＿＿が減少	➡	鉄欠乏性貧血

鉄分が摂取不足になっても体に貯めてあった鉄（貯蔵鉄）を使ってヘモグロビンを作るので、すぐに貧血症状は現れないんじゃよ。

・貧血用薬は、貧血の症状が現れる前に、予防的に使用すること❼［が望ましい／は望ましくない］。

2 代表的な配合成分

（1）鉄分

成分名	作用など
・❽＿＿＿＿＿酸第一鉄 ・溶性❾＿＿＿＿＿酸第二鉄 ・クエン酸鉄アンモニウム	・不足した鉄分の補充が目的 ・❿＿＿が黒くなることがあるが、使用中止は不要 ・服用前後30分に⓫＿＿＿＿＿＿を含む飲食物（緑茶、紅茶、コーヒー、ワイン、柿等）を摂取すると、鉄の吸収が悪くなる ・主な副作用として、悪心（吐きけ）、嘔吐、食欲不振、胃部不快感、腹痛、便秘、下痢などの胃腸障害

答　❶ 疲労　❷ 血色　❸ ビタミン　❹ 鉄　❺ 持続的な　❻ ヘモグロビン　❼ は望ましくない　❽ フマル　❾ ピロリン　❿ 便　⓫ タンニン酸

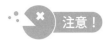 注意！ ・鉄製剤の服用前から便が黒い場合には、消化管内出血のおそれがある。

(2) 鉄以外の金属成分

成分名	作用など
❶_____	・❷_____ 産生過程で、鉄の代謝や輸送に重要な役割を持つ
❸_____	・赤血球ができる過程で不可欠な❹_____ の構成成分 ・骨髄での造血機能を高める
❺_____	・糖質、脂質、タンパク質の代謝をする際に働く❻_____ の構成物質であり、エネルギー合成を促進する

(3) ビタミン成分

成分名	作用など
ビタミン❼_____	・ヘモグロビン産生に必要
ビタミン❽_____	・正常な赤血球の形成に働く
ビタミン❾_____	・消化管内で鉄が吸収されやすい状態に保つ

3 相互作用と受診勧奨

・複数の貧血用薬と併用すると、鉄分の過剰摂取となり、❿_____ や便秘等の副作用が起こりやすくなる。

・基礎疾患等がなく鉄分の欠乏を生じる主な要因としては、⓫_____ の偏り（鉄分の摂取不足）が考えられ、貧血用薬の使用と併せて、⓬_____ の改善が重要である。

答 ❶ 銅　❷ ヘモグロビン　❸ コバルト　❹ ビタミン B_{12}　❺ マンガン　❻ 酵素　❼ B_6　❽ B_{12}
❾ C　❿ 胃腸障害　⓫ 食事　⓬ 食生活

心臓などの器管や血液に作用する薬（4）

16 その他の循環器用薬

1 代表的な配合成分

成分名	作用など
・❶＿＿＿＿＿	・ベニバナの管状花を基原とする生薬成分 ・末梢の❷＿＿＿＿を促してうっ血を除く作用がある 　➡　❸＿＿＿＿や血色不良に用いる
・ユビデカレノン （❹＿＿＿＿＿＿＿＿＿＿＿Q10)	・肝臓や心臓などに多く存在し、エネルギー代謝に関与する酵素の働きを助ける ・心筋の❺＿＿＿＿利用効率を高めて血液循環を改善する ・栄養素からエネルギーを産生する際にビタミン❻＿＿群とともに働く ・❼＿＿＿＿＿くらい使用して症状の改善が見られない場合には、漫然と使用しない ・15歳未満の❽＿＿＿＿＿＿の製品はない
・ヘプロニカート ・イノシトールヘキサニコチネート	・❾＿＿＿＿＿＿酸の働きによって末梢の血液循環を改善する ・ビタミンEと組み合わせて用いられる場合が多い
・ルチン	・ビタミン様物質の一種 ・高血圧等における❿＿＿＿＿血管の補強、強化

コウカは漢字で書くと「紅花」じゃ。

答　❶ コウカ　❷ 血行　❸ 冷え性　❹ コエンザイム　❺ 酸素　❻ B　❼ 2週間　❽ 小児向け　❾ ニコチン　❿ 毛細

2 主な漢方処方製剤

	製剤名	体力			向き不向き
❶	さんおうしゃしんとう 三黄瀉心湯	中等度以上	•	• a	・顔色が悪くて疲れやすく、胃腸障害のない人の高血圧に伴う随伴症状（のぼせ、肩こり、耳なり、頭重） ・15歳未満の小児への使用は避ける
❷	しちもつこう か とう 七物降下湯	中等度以下	•	• b	・のぼせ気味で顔面紅潮し、精神不安、みぞおちのつかえ、❸＿＿＿＿傾向がある人の❹＿＿＿＿の随伴症状（のぼせ、肩こり、耳なり、頭重、不眠、不安）、鼻血、痔出血、便秘、更年期障害、血の道症

・三黄瀉心湯は、構成生薬として❺＿＿＿＿＿＿を含み、瀉下作用がある。本剤を使用している間は、瀉下薬の使用を避ける。

3 相互作用と受診勧奨

・コエンザイムQ10は、❻＿＿＿＿食品の素材として流通することが可能となっており、そうした食品と併せて使用すると、❼＿＿＿＿不快感や吐きけ、下痢等の副作用が現れやすくなる。

・高血圧や心疾患に伴う諸症状を改善する医薬品は、いずれも高血圧や心疾患そのものの治療を目的として❽［おり／おらず］、これらの医薬品の使用は❾［主要な／補助的な］ものである。

コエンザイムQ10には、強心作用があり、**強心薬**との**併用は避ける**必要があるぞ。また、心臓病で受診している人は、まず専門家に相談することが大切じゃ。

答 ❶ b ❷ a ❸ 便秘 ❹ 高血圧 ❺ ダイオウ ❻ 健康 ❼ 胃部 ❽ おらず ❾ 補助的な

排泄にかかわる部位に作用する薬

⑰ 痔の薬／泌尿器用薬

1. 痔の薬

1 痔の薬のはたらき

・痔は、肛門付近の血管がうっ血し、肛門に過度の負担がかかることにより生じる肛門の病気の総称であり、その病態には痔核、❶＿＿＿＿＿（切れ痔）、❷＿＿＿＿＿がある。

痔は、ストレスなどにより生じることもある❸＿＿＿＿＿＿＿病です！

病態	発生要因と特徴
痔核	・肛門の細かい血管群が部分的に拡張し、❹＿＿＿＿＿の腫れが生じたもので、一般に「❺＿＿＿＿＿」と呼ばれる ・痔核が生じた場所により、❻＿＿＿核、＿＿＿核に分けられる ・❼＿＿＿＿は、成長した痔核が肛門からはみ出たものである
❶＿＿＿＿	・肛門の出口からやや内側の上皮に❽＿＿＿が生じた状態 ・硬くなった糞便を排泄する際や、下痢で多量の水分が肛門の粘膜に浸透して炎症を起こしやすくなった際に、肛門粘膜が傷つけられることで生じる
❷＿＿＿＿	・肛門内部の❾＿＿＿＿＿＿に糞便のかすがたまって炎症・化膿して生じる ・体力低下等により抵抗力が弱まっているときに起こりやすい ・炎症・化膿が進行すると、膿により赤く腫れ、激痛を生じる

・一般用医薬品の痔疾用薬には、肛門部または直腸内に適用する❿［内用／外用］痔疾用薬と、内服する⓫［内用／外用］痔疾用薬がある。

答　❶ 裂肛　❷ 痔瘻　❸ 生活習慣　❹ いぼ状　❺ いぼ痔　❻ 内痔、外痔（順不同）　❼ 脱肛　❽ 傷　❾ 肛門腺窩　❿ 外用　⓫ 内用

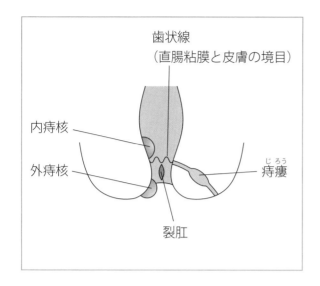

内痔核は歯状線より上の直腸粘膜にあり、**自覚症状が少ない**のが特徴じゃ。直腸粘膜には知覚神経が通っていないので自覚症状が少ないんじゃ。

2 代表的な配合成分

(1) 外用痔疾用薬

● 局所麻酔成分

成分名	作用など
・❶＿＿＿＿＿＿＿ ・リドカイン塩酸塩 ・アミノ安息香酸エチル	・適用部位周辺の❷＿＿＿＿＿＿＿に作用して刺激の神経伝導を遮断 ・痛み、痒みを和らげる ・まれに重篤な副作用としてショック（アナフィラキシー）

● 鎮痒成分

種類	成分名	作用など
抗ヒスタミン成分	❸＿＿＿＿＿＿＿	・痔に伴う痒みを和らげる
局所刺激成分	クロタミトン	・❹＿＿＿刺激で痒みを和らげる
	カンフル、ハッカ油、メントール	・❺＿＿＿刺激で痒みを和らげる

● 抗炎症成分

種類	成分名	作用など
ステロイド性抗炎症成分	・❻＿＿＿＿＿＿＿＿＿ 酢酸エステル ・プレドニゾロン酢酸エステル	・肛門部の炎症や痒みを和らげる ・含有量によらず長期連用を避ける
非ステロイド性抗炎症成分	❼＿＿＿＿＿＿＿＿＿酸	・比較的緩和な抗炎症作用

●組織修復成分

成分名	作用など
・❽＿＿＿＿＿＿＿＿＿ ・アルミニウムクロルヒドロキシアラントイネート（アルクロキサ）	・痔による肛門部の❾＿＿＿＿の治癒を促す

● 止血成分

成分の種類	成分名	作用など
アドレナリン作動成分	・❿＿＿＿＿＿＿＿＿＿ 塩酸塩 ・メチルエフェドリン塩酸塩	・血管収縮作用による止血効果
収斂保護止血成分	・⓫＿＿＿＿＿＿酸 ・酸化亜鉛	・粘膜表面に不溶性の膜を形成し、粘膜を保護・止血する

● 殺菌消毒成分

成分名	作用など
・⓬＿＿＿＿＿＿＿＿＿塩酸塩 ・イソプロピルメチルフェノール ・デカリニウム塩化物	・痔疾患に伴う局所の⓭＿＿＿＿を防止する

答 ❶ リドカイン　❷ 知覚神経　❸ ジフェンヒドラミン　❹ 熱感　❺ 冷感　❻ ヒドロコルチゾン　❼ グリチルレチン　❽ アラントイン　❾ 創傷　❿ テトラヒドロゾリン　⓫ タンニン　⓬ クロルヘキシジン　⓭ 感染

● **生薬成分**

成分名	作用など
❶_____	・ムラサキ科のムラサキの根を基原とする ・新陳代謝促進、殺菌、抗炎症作用
❷_____	・トチノキ科のセイヨウトチノキ（マロニエ）種子を基原とする ・血行促進、抗炎症作用

● **ビタミン成分**

成分名	作用など
ビタミン❸___ （トコフェロール酢酸エステル）	・肛門周囲の末梢血管の血行改善
ビタミン❹___油	・傷の治癒を促す

（2）内用痔疾用薬

種類	成分名	作用など
生薬成分	・❺_____ ・ダイオウ	・痔に伴う症状の緩和、瀉下作用 ・いずれもセンノシドを含む
	❻_____	・コガネバナの根を基原とする ・抗炎症作用
	・カイカ ・カイカク	・カイカはエンジュのつぼみ、カイカクはエンジュの成熟果実を基原とする ・❼_____作用
止血成分	❽_____	・毛細血管を補強、強化して出血を抑える
ビタミン成分	ビタミンE	・血行促進、うっ血改善

3 主な漢方処方製剤

製剤名		体力		特徴
⑨ 乙字湯（おつじとう）	・	・A 中等度以下	・	・a ・出血傾向があり胃腸障害のない人の痔出血、貧血
⑩ 芎帰膠艾湯（きゅうききょうがいとう）	・	・B 中等度以上	・	・b ・大便が硬く便秘傾向のある人のいぼ痔、切れ痔、便秘、軽度の脱肛

4 相互作用と受診勧奨

・外用痔疾用薬は、局所に適用されるものであるが、成分の一部が循環血流中に⑪［入りやすく／入りにくく］、⑫［部分的／全身的］な影響を生じることがある。

2. 泌尿器用薬

1 代表的な配合成分

種類	成分名	基原	作用など
尿路消毒成分	⑬＿＿＿＿＿	クマコケモモの葉	・⑭＿＿＿＿の殺菌消毒効果、利尿作用 ・煎薬として残尿感、排尿時の不快感に使用
利尿成分	⑮＿＿＿＿＿	ウツボグサの花穂	・煎薬として残尿感、排尿時の不快感に使用
	・キササゲ ・⑯＿＿＿＿＿ ・ソウハクヒ	・キササゲ等の果実 ・ユリ科 ・クワ科	・煎薬として尿量⑰＿＿＿＿の際に使用
	⑱＿＿＿＿＿	アケビ科	・利尿作用

答 ❶ シコン ❷ セイヨウトチノミ ❸ E ❹ A ❺ センナ ❻ オウゴン ❼ 止血 ❽ カルバゾクロム ❾ B、b ❿ A、a ⑪ 入りやすく ⑫ 全身的 ⑬ ウワウルシ ⑭ 尿路 ⑮ カゴソウ ⑯ サンキライ ⑰ 減少 ⑱ モクツウ

2 主な漢方処方製剤

	製剤名			体力	向き不向き
❶	牛車腎気丸 (ごしゃじんきがん)	•	• a	中等度以下	・四肢が冷えやすく、尿量減少 ・体力の充実している人は不向き
❷	八味地黄丸 (はちみじおうがん)	•	• b	中等度以下	・疲れやすく、尿量減少または多尿 ・胃腸が弱く下痢しやすい人は不向き
❸	六味丸 (ろくみがん)	•	• c	中等度以下	・四肢が冷えやすく、尿量減少または多尿 ・体力の充実している人は不向き
❹	猪苓湯 (ちょれいとう)	•	• d	中等度以上	・排尿痛、尿の濁り、こしけ（おりもの） ・胃腸が弱く下痢しやすい人は不向き
❺	竜胆瀉肝湯 (りゅうたんしゃかんとう)	•	• e	体力に 関わらない	・排尿異常 ・排尿困難、排尿痛、残尿感

・竜胆瀉肝湯は構成生薬として❻_____を含む。

memo

_____
_____
_____
_____
_____
_____
_____
_____

答 ❶a ❷c ❸b ❹e ❺d ❻カンゾウ

154

⑱ 婦人薬

1 適用対象となる体質・症状

- 婦人薬は、**❶**_____および**❷**_____に伴って生じる症状を中心として、女性に現れる特有の諸症状の緩和と保健が主な目的である。

- 加齢とともに卵巣からの女性ホルモンが減少し、やがて月経が停止する。➡　**❸**_____

- 閉経前後の更年期においては、月経周期が不規則になったり、不定愁訴として**❹**_____症の症状に加え、冷え性、腰痛、頭重などの症状が起こる。➡　**❺**_____障害

- 月経の10～3日前に現れ、月経開始とともに消失する腹部膨満感、頭痛、乳房痛などの身体症状や、感情の不安定、抑うつなどの精神症状を主体とするもの。

　　➡　**❻**_____

2 代表的な配合成分

● **女性ホルモン成分**

成分名	作用など
・**❼**_____ ・エストラジオール	・人工的に合成された女性ホルモンで、膣^{ちつ}粘膜または外陰部に適用される ・**❽**_____は使用を避ける ・長期連用により、**❾**_____、乳癌、脳卒中などのおそれ

閉経の前後には、**更年期**と呼ばれる移行的な時期があり、体内の女性ホルモンの量が大きく変動することがある。

答　❶ 月経　❷ 月経周期　❸ 閉経　❹ 血の道　❺ 更年期　❻ 月経前症候群　❼ エチニルエストラジオール　❽ 妊婦　❾ 血栓症

● 生薬成分

生薬名	作用など
・❶＿＿＿＿＿＿ ・コウブシ	・鎮静、鎮痛作用、滞っている月経を促す ・❶＿＿＿＿＿＿ を煎じて服用する製品は、冷え症、血色不良に用いられる
・❷＿＿＿＿＿＿ ・トウキ ・ジオウ	・血行の改善、❸＿＿＿＿＿＿ や冷えの緩和
・❹＿＿＿＿＿＿ ・ボタンピ	・鎮痛、鎮痙作用
・❺＿＿＿＿＿＿ ・カノコソウ	・鎮静作用
・❻＿＿＿＿＿＿ ・ソウジュツ ・ビャクジュツ ・❼＿＿＿＿＿＿	・胃腸症状
・❽＿＿＿＿＿＿ ・ブクリョウ	・利尿作用

● ビタミン成分

成分名	作用など
ビタミン❾＿＿（チアミン硝化物） ビタミン❿＿＿（リボフラビン） ビタミン⓫＿＿（ピリドキシン塩酸塩） ビタミン⓬＿＿（シアノコバラミン） ビタミン⓭＿＿（アスコルビン酸）	・疲労時のビタミン補給
ビタミン⓮＿＿（トコフェロールコハク酸エステル）	・血行促進

滋養強壮作用を目的として、アミノエチルスルホン酸（タウリン）、グルクロノラクトン、ニンジンなどが配合されている場合があります。

3 主な漢方処方製剤

製剤名	体力	向き不向き
温経湯 (うんけいとう)	中等度 以下	手足がほてり、唇が乾く人の月経不順、月経困難、⑮＿＿＿＿＿、更年期障害など
温清飲 (うんせいいん)	中等度	皮膚は⑯＿＿＿＿＿して色つやが悪く、のぼせる人の月経不順、月経困難、更年期障害など
加味逍遙散 (かみしょうようさん)	中等度 以下	⑰＿＿＿＿＿感があり、肩がこり、疲れやすく、精神神経症状がある人の⑱＿＿＿＿＿など
桂枝茯苓丸 (けいしぶくりょうがん)	比較的 体力あり	のぼせて⑲＿＿＿＿＿などを訴える人の、月経不順、月経異常、月経痛、更年期障害など
五積散 (ごしゃくさん)	中等度 または やや虚弱	⑳＿＿＿＿＿がある人の㉑＿＿＿＿＿、腰痛、神経痛、関節痛、月経痛、頭痛、更年期障害など
柴胡桂枝 乾姜湯 (さいこけいしかんきょうとう)	中等度 以下	⑱＿＿＿＿＿、貧血気味、神経過敏で動悸、息切れなどがある人の㉒＿＿＿＿＿など
四物湯 (しもつとう)	虚弱	⑱＿＿＿＿＿で皮膚が乾燥、色つやの悪い体質で胃腸障害のない人の月経不順など
桃核承気湯 (とうかくじょうきとう)	中等度 以上	のぼせて㉓＿＿＿＿＿しがちな人の月経不順、月経困難症、月経痛、月経時や産後の精神不安など
当帰芍薬散 (とうきしゃくやくさん)	虚弱	⑱＿＿＿＿＿で貧血の傾向があり、疲労しやすく、ときに下腹部痛などの月経不順、月経異常など

第3章

18

婦人薬

答 ❶ サフラン ❷ センキュウ ❸ 血色不良 ❹ シャクヤク ❺ サンソウニン ❻ オウレン ❼ ダイオウ ❽ モクツウ ❾ B_1 ❿ B_2 ⓫ B_6 ⓬ B_{12} ⓭ C ⓮ E ⓯ こしけ ⓰ かさかさ ⓱ のぼせ ⓲ 冷え症 ⓳ 足冷え ⓴ 冷え ㉑ 胃腸炎 ㉒ 更年期障害 ㉓ 便秘

4 相互作用と受診勧奨

- 内服で用いられる婦人薬は、複数の❶＿＿＿＿成分が配合されている場合が多く、他の婦人薬、❶＿＿＿＿成分を含有する医薬品と併用すると副作用が起こりやすくなる。
- 医師の治療を受けている疾患がある場合は、医師や薬剤師に相談する。
- 内服で用いられる婦人薬は、比較的作用が穏やかで、ある程度長期間使用することが多いが、漫然と使用せずに、❷＿＿＿＿＿くらい使用して改善が見られず、日常生活に支障がある場合は、医療機関を受診する。
- 月経痛が次第に増悪する場合や、大量の出血を伴う場合は、❸＿＿＿＿＿＿などの病気の可能性がある。月経以外の不正出血がある場合は医療機関を受診する。
- 更年期障害の❹＿＿＿＿＿＿とされるうつ状態や動悸・息切れなどの症状の背景に、原因となる病気が存在する可能性がある。

更年期は、さまざまな病気が起こりやすい年齢なんじゃ。そのような病気が見つかった場合には、その治療が優先されることになるぞ。

Point

- 婦人薬は、月経および月経周期に伴って生じる症状に対処するもので、おもに血の道症、更年期障害、月経異常などに効果がある。
- 人工的な女性ホルモンには、**エストラジオール**や、**エチニルエストラジオール**がある。
- 女性ホルモン成分は、長期連用により、**血栓症**、乳癌、脳卒中などを生じるおそれがある。

---

memo

....

....

....

....

....

答 ❶生薬　❷1か月　❸子宮内膜症　❹不定愁訴

⑲ 内服アレルギー用薬
（鼻炎用内服薬を含む）

１ 内服アレルギー用薬のはたらき

・❶_____ が体内に入ると、その物質を特異的に認識する❷_____

_____ によって、肥満細胞が刺激される。

・刺激された肥満細胞からは、❸_____ や、❹_____

などの生理活性物質が遊離する。

・肥満細胞から遊離した❸_____ は、周囲の器官や組織の表面に分布する特定の

タンパク質（受容体）と反応することで、血管拡張、血管透過性亢進等の作用を示す。

・肥満細胞は、血管周囲、特に❺_____・皮下組織、肺、消化管、肝臓に存在し、❻_____

機構の一端を担っている。

・アレルゲンを❼［抗原／抗体］、免疫グロブリンを❽［抗原／抗体］という。

・内服アレルギー用薬は、ヒスタミンの働きを抑える❾_____ 成分を主体と

して配合されている。

・蕁麻疹は、アレルゲンとの接触以外に、皮膚への物理的刺激等で生じたり、傷んだ食品に生

成される❸_____ 様物質によって生じたりする。

特に鼻粘膜の充血や腫れを和らげる

❿_____ 成分

(抗ヒスタミン成分)　＋　　　　　　　　　　　　　　　　　　　　＝　(鼻炎用内服薬)

鼻汁分泌やくしゃみを抑える

⓫_____ 成分

アレルゲンとなる
物質には、いろい
ろなものがあるぞ。

食品	小麦、卵、乳、そば、落花生、エビ、カニ
花粉	スギ、ヒノキ、カモガヤ、ブタクサ、ヨモギ
その他	ハウスダスト、化学物質、金属

答　❶ アレルゲン　❷ 免疫グロブリン　❸ ヒスタミン　❹ プロスタグランジン　❺ 皮膚　❻ 免疫
❼ 抗原　❽ 抗体　❾ 抗ヒスタミン　❿ アドレナリン作動　⓫ 抗コリン

2 代表的な配合成分

(1) 抗ヒスタミン成分

・抗ヒスタミン成分は、肥満細胞から遊離したヒスタミンが、❶＿＿＿＿＿＿と反応するのを妨げることにより、ヒスタミンの働きを抑え、アレルギー症状を緩和する。

・抗ヒスタミン成分が配合された内服薬を服用した後は、❷＿＿＿＿＿が促されるため、乗物または機械類の運転操作を避ける。

成分名	作用など
・❸＿＿＿＿＿＿＿＿＿＿＿酸塩 ・カルビノキサミンマレイン酸塩 ・ジフェンヒドラミン塩酸塩 ・メキタジン　・アゼラスチン ・ケトチフェンフマル酸塩 ・エピナスチン塩酸塩 ・❹＿＿＿＿＿＿＿＿＿塩酸塩 ・ロラタジン	・❺＿＿＿＿＿＿作用も示すため、副作用として排尿困難、口渇、便秘など ・❻＿＿＿＿＿＿、緑内障の人は要相談 ・❼＿＿＿＿＿＿は、まれに重篤な副作用としてショック（アナフィラキシー） ・❽＿＿＿＿＿＿＿＿＿＿＿＿を含む成分は、授乳中は使用しない

脳内の覚醒状態の維持を担っているヒスタミンが抗ヒスタミンの成分により働きが抑えられてしまうので眠くなってしまうのです。

(2) 抗炎症成分

・抗炎症成分は、❾＿＿＿＿や❿＿＿＿粘膜の炎症を和らげることを目的として配合される。

成分名	作用など
・⓫＿＿＿＿＿＿＿酸 　グリチルリチン酸二カリウム ・⓬＿＿＿＿＿＿	・副作用として⓭＿＿＿＿＿＿＿＿症
・⓮＿＿＿＿＿＿＿酸	・血栓のある人、血栓を生じるおそれがある人は、要注意

(3) アドレナリン作動成分

・⑮＿＿＿＿神経系を刺激して、鼻粘膜の血管を収縮させ、鼻粘膜の充血や腫れを和らげる。

成分名	作用など
⑯＿＿＿＿＿＿＿＿＿＿＿＿ ＿＿＿＿塩酸塩	・中枢神経系に対する作用が強く、副作用として ⑰＿＿＿＿＿＿や神経過敏 ・⑱＿＿＿＿性がある
⑲＿＿＿＿＿＿＿＿＿＿＿＿ ＿＿＿＿塩酸塩	・⑳＿＿＿＿＿＿＿＿作用により痒みを鎮める ・⑱＿＿＿＿性がある

(4) 抗コリン成分

成分名	作用など
・㉑＿＿＿＿＿＿＿総ア ルカロイド ・ヨウ化イソプロパミド	・鼻腔内の㉒＿＿＿＿＿＿＿＿＿腺からの粘液の分泌を抑え るとともに、鼻腔内の刺激を伝達する㉓＿＿＿＿＿神 経系の働きを抑えることによって、鼻汁分泌やくしゃみ を抑える

(5) 生薬成分

生薬名	作用など
㉔＿＿＿＿＿	・㉕＿＿＿＿＿＿科のハクモクレン、タムシバ、コブシ等のつぼみが基原 ・鎮静、鎮痛作用
サイシン	・㉖＿＿＿＿＿＿＿＿＿＿科のケイリンサイシンの根および根茎が基原 ・鎮痛、鎮咳、利尿作用、鼻閉効果
ケイガイ	・㉗＿＿＿＿＿科のケイガイの花穂が基原 ・㉘＿＿＿＿、解熱、鎮痛作用、鼻閉効果

答 ❶ 受容体　❷ 眠気　❸ クロルフェニラミンマレイン　❹ フェキソフェナジン　❺ 抗コリン　❻ 排尿困難　❼ メキタジン　❽ ジフェンヒドラミン　❾ 皮膚　❿ 鼻　⓫ グリチルリチン　⓬ カンゾウ　⓭ 偽アルドステロン　⓮ トラネキサム　⓯ 交感　⓰ プソイドエフェドリン　⓱ 不眠　⓲ 依存　⓳ メチルエフェドリン　⓴ 血管収縮　㉑ ベラドンナ　㉒ 粘液分泌　㉓ 副交感　㉔ シンイ　㉕ モクレン　㉖ ウマノスズクサ　㉗ シソ　㉘ 発汗

3 主な漢方処方製剤

製剤名	体力	向き不向き
茵蔯蒿湯 （いんちんこうとう）	中等度以上	・❶＿＿＿＿があり、尿量少なく、便秘する人の蕁麻疹、❷＿＿＿＿＿、湿疹・皮膚炎、皮膚の痒み ・❸＿＿＿＿な人、胃腸が弱く下痢しやすい人には不向き
十味敗毒湯 （じゅうみ はいどくとう）	中等度	・❹＿＿＿＿があり、ときに化膿する人の❺＿＿＿＿＿・急性皮膚疾患の初期、蕁麻疹、湿疹・皮膚炎、水虫 ・❸＿＿＿＿な人、胃腸が弱い人では不向き
消風散 （しょうふうさん）	中等度以上	・❻＿＿＿＿が強くて分泌物が多く、ときに局所の熱感がある人の❼＿＿＿＿・皮膚炎、蕁麻疹、水虫、あせも ・❸＿＿＿＿な人、胃腸が弱く下痢しやすい人には不向き
当帰飲子 （とうきいんし）	中等度以下	・❽＿＿＿＿で皮膚が乾燥する人の❼＿＿＿＿・皮膚炎（分泌物の少ないもの）、痒み ・❾＿＿＿＿が弱く下痢しやすい人には不向き
葛根湯 （かっこんとう） 加川芎辛夷 （かせんきゅうしんい）	比較的体力があるもの	・❿＿＿＿＿＿、蓄膿症、慢性鼻炎 ・❸＿＿＿＿な人、胃腸が弱い人、⓫＿＿＿＿傾向の著しい人には不向き
荊芥連翹湯 （けいがいれんぎょうとう）	中等度以上	・⓬＿＿＿＿の色が浅黒く、ときに手足の裏に脂汗をかきやすく腹壁が緊張している人の⓭＿＿＿＿、慢性鼻炎など ・胃腸の弱い人には不向き
辛夷清肺湯 （しんいせいはいとう）	中等度以上	・濃い⓮＿＿＿＿が出て、ときに熱感を伴う人の❿＿＿＿＿＿、慢性鼻炎、蓄膿症 ・虚弱な人、胃腸虚弱で❽＿＿＿＿の人には不向き

4 相互作用と受診勧奨

- 一般用医薬品のアレルギー用薬は、複数の有効成分が配合されている場合が多く、他のアレルギー用薬、**⓯** ＿＿＿＿＿＿＿＿ 成分、アドレナリン作動成分、抗コリン成分が配合された医薬品などと併用すると、効き目が強すぎたり、副作用が起こりやすくなる。

- 一般用医薬品のアレルギー用薬は、一時的な症状の緩和に用いられるものであり、長期の連用は避け、**⓰** ＿＿＿＿ 日間使用しても症状の改善が見られない場合には、医師の診療を受けるなどの対応が必要である。

- 一般用医薬品には、アトピー性皮膚炎による慢性湿疹等の治療に用いることを目的とするものは**⓱**［ある／ない］。

アレルギー症状を軽減するには、日常生活におけるアレルゲンの除去・回避といった根源的な対応が図られることが重要なんじゃ。

- アレルゲンが体内に入ると、その物質を**免疫グロブリン**が認識し、**肥満細胞**が刺激される。
- 肥満細胞からは、**ヒスタミン**やプロスタグランジンが遊離し、アレルギー症状が引き起こされる。
- 抗ヒスタミン成分は、ヒスタミンの働きを抑え、アレルギー症状を緩和する。
- アドレナリン作動成分は、**交感神経**を刺激して、鼻粘膜の血管を収縮させる。

memo
＿＿
＿＿
＿＿
＿＿
＿＿
＿＿

答 ❶ 口渇　❷ 口内炎　❸ 虚弱　❹ 発赤　❺ 化膿性皮膚疾患　❻ 痒み　❼ 湿疹　❽ 冷え症　❾ 胃腸　❿ 鼻づまり　⓫ 発汗　⓬ 皮膚　⓭ 蓄膿症　⓮ 鼻汁　⓯ 抗ヒスタミン　⓰ 5～6　⓱ ない

⑳ 鼻に用いる薬

1 鼻に用いる薬のはたらき

・鼻炎用点鼻薬は、諸症状のうち、鼻づまり、鼻みず、くしゃみ、頭重の❶＿＿＿＿＿を目的とし、鼻腔内に適用される外用液剤である。

❷＿＿＿＿＿鼻炎	→	・ウイルスや細菌が原因の鼻粘膜の炎症
❸＿＿＿＿＿＿＿＿＿＿ 鼻炎	→	・ハウスダストや花粉等のアレルゲンに対する過敏反応による鼻粘膜の炎症
❹＿＿＿＿＿＿＿炎	→	・鼻粘膜の炎症が副鼻腔にも及んだもの ・慢性のものは一般に❺＿＿＿＿＿＿＿と呼ばれる

・鼻炎用点鼻薬は、鼻粘膜の充血を和らげる❻＿＿＿＿＿＿＿＿＿＿＿＿＿＿成分が主体であり、抗ヒスタミン成分や抗炎症成分は、鼻腔内における局所的な作用を目的としている。

・成分が鼻粘膜から吸収されて循環血液中に入り、❼＿＿＿＿＿＿な影響を生じることがある。

剤形はスプレー式で鼻腔内に噴霧するものが多いです。

◎スプレー式点鼻薬を使用するときには…

・噴霧後に鼻汁とともに逆流する場合があるので、使用前によく鼻をかんでおく

・使用後は必ずキャップを閉め、清潔に保つ

・容器はなるべく直接鼻に触れないようにする

・他人と点鼻薬を共有しない

中耳炎や鼻茸（たけ）になっている場合は受診が必要じゃ。

2 代表的な配合成分

(1) アドレナリン作動成分

成分名	作用など
・ナファゾリン塩酸塩 ・フェニレフリン塩酸塩 ・❽_____ 　塩酸塩	・❾_____ 神経系を刺激して鼻粘膜血管を❿_____ させ、鼻粘膜の充血や腫れを和らげる ・過度に使用されると、逆に血管が拡張して⓫_____ がひどくなりやすい

(2) 抗ヒスタミン成分

成分名	作用など
・⓬_____ 　酸塩 ・ケトチフェンフマル酸塩	・⓭_____ の働きを抑え、くしゃみや鼻汁の症状を緩和する

(3) 抗アレルギー成分

成分名	作用など
・⓮_____	・肥満細胞から⓭_____ の遊離を抑える ・鼻アレルギー症状の緩和 ・アレルギー性でない鼻炎には⓯_____

・通常、⓰_____ 成分と組み合わせて配合される。

・まれに重篤な副作用としてアナフィラキシーを生じることがある。

3日間使用して症状の改善がみられない時には、アレルギー以外の原因による可能性が考えられます。

答 ❶ 緩和　❷ 急性　❸ アレルギー性　❹ 副鼻腔　❺ 蓄膿症　❻ アドレナリン作動　❼ 全身的　❽ テトラヒドロゾリン　❾ 交感　❿ 収縮　⓫ 鼻づまり　⓬ クロルフェニラミンマレイン　⓭ ヒスタミン　⓮ クロモグリク酸ナトリウム　⓯ 無効　⓰ 抗ヒスタミン

(4) その他の成分

成分の種類	成分名	作用など
局所麻酔成分	・**❶**_____ 塩酸塩 ・リドカイン	・鼻粘膜の**❷**_____や痛み、痒みを抑える
殺菌消毒成分	・**❸**_____ _____塩化物 ・ベンゼトニウム塩化物 ・セチルピリジニウム塩化物	・細菌による二次感染を防止する ・いずれも陽性界面活性成分で、**❹**_____ _____菌、溶血性連鎖球菌、カンジダなどの真菌類に対する殺菌消毒作用 ・**❺**_____やウイルスには効果がない
抗炎症成分	・**❻**_____ _____酸二カリウム	鼻粘膜の**❼**_____を和らげる

3 相互作用と受診勧奨

- アドレナリン作動成分は、鎮咳去痰薬に**❽**_____成分として配合されているほか、外用痔疾用薬に**❾**_____成分として配合されていたり、点眼薬にも結膜の**❿**_____を取り除く目的で配合されている場合がある。

- 一般用医薬品の鼻炎用点鼻薬の対応範囲は、**⓫**［急性またはアレルギー性の／慢性の］鼻炎およびそれに伴う副鼻腔炎であり、蓄膿症などの**⓬**［急性／慢性］のものは対象となっていない。

- かぜ症候群等に伴う鼻炎症状の場合、鼻炎が続くことで副鼻腔炎や**⓭**_____などにつながることもあり、**⓭**_____が発生した場合などは医療機関を受診する。

 Point

- 鼻炎用点鼻薬は、局所的な作用を目的としているが、**全身的**な影響を生じることがある。
- アドレナリン作動成分は、**交感神経系**を刺激して鼻粘膜血管を収縮させ、鼻粘膜の充血や腫れを和らげる。

答 ❶ リドカイン ❷ 過敏性 ❸ ベンザルコニウム ❹ 黄色ブドウ球 ❺ 結核菌 ❻ グリチルリチン ❼ 炎症 ❽ 気管支拡張 ❾ 止血 ❿ 充血 ⓫ 急性またはアレルギー性の ⓬ 慢性 ⓭ 中耳炎

㉑ 眼科用薬

1 眼科用薬のはたらき

- 眼科用薬は、❶＿＿＿＿＿＿や、かすみ、痒みの緩和を目的とする外用薬である。
- 眼科用薬には、点眼薬、❷＿＿＿＿薬、コンタクトレンズ装着液がある。
- さらに点眼薬は、その主な配合成分から、❸＿＿＿＿＿液、一般点眼薬、❹＿＿＿＿性点眼薬、❺＿＿＿＿＿＿＿点眼薬に大別される。

薬の種類		作用など
点眼薬	❸＿＿＿＿＿液	・❻＿＿＿＿成分を補う ・目の疲れや乾き、コンタクトレンズ装着時の不快感等に用いられる
	一般点眼薬	・目の疲れや痒み、❼＿＿＿＿充血など
	❽＿＿＿＿用点眼薬	・目の❽＿＿＿＿＿＿症状を緩和する ・抗❾＿＿＿＿＿成分、抗アレルギー成分配合
	❿＿＿＿＿性点眼薬	・⓫＿＿＿＿＿、ものもらい、眼瞼炎（まぶたのただれ）に用いられる ・❿＿＿＿成分配合
❷＿＿＿＿薬		・目の⓬＿＿＿＿、眼病予防
コンタクトレンズ装着液		・あらかじめ定められた範囲内の成分のみを含む製品は、⓭＿＿＿＿＿＿＿として認められている

答 ❶目の疲れ　❷洗眼　❸人工涙　❹抗菌　❺アレルギー用　❻涙液　❼結膜　❽アレルギー　❾ヒスタミン　❿抗菌　⓫結膜炎　⓬洗浄　⓭医薬部外品

2 点眼薬における一般的な注意

(1) 点眼方法

・点眼薬は、結膜嚢に適用する外用薬であり、通常、❶［無菌的／殺菌的］に製造されている。

結膜でおおわれた瞼（まぶた）の内側と、眼球の間の空間を**結膜嚢**というぞ。
点眼薬は、この結膜嚢に適用される薬じゃ。

・雑菌が薬液に混入するのを防ぐため、容器の先端が、❷＿＿＿＿＿や❸＿＿＿＿＿に触れないようにする。

・点眼後はしばらくまぶたを❹［開いて／閉じて］、薬液を結膜嚢内に行き渡らせる。その際、❺［目頭／目尻］を押さえると、薬液が鼻腔内に流れ込むのを防ぐことができる。

・一度に何滴も点眼しても効果が増すわけではなく、むしろ副作用を起こしやすくなる。

(2) 保管および取り扱い上の注意

・容器が開封されてから長期間を経過した製品は、使用を避ける❻［必要はない／べきである］。

(3) コンタクトレンズ使用時の点眼法

・コンタクトレンズをしたままの点眼は、❼［ソフトの場合／ソフト・ハードに関わらず］、添付文書に使用可能と記載されていない限り行うべきではない。

・ソフトコンタクトレンズは、❽＿＿＿＿＿などの配合成分がレンズに吸着されて、角膜に障害を引き起こす原因となるおそれがあるため、通常、装着したままの点眼は避ける。

別の人が使用している点眼薬は、中身が汚染されている可能性があるので、共用は避けなければいけません！

3 代表的な配合成分

(1) 目の調節機能を改善する成分

・自律神経系の伝達物質である❾＿＿＿＿＿＿＿は、毛様体に作用し、目の調節機能に関与している。

成分名	作用など
⑩_____ 硫酸塩	・目の⑪_____機能に関与しているアセチルコリンの働きを助ける ・目の疲れやかすみに作用

(2) 目の乾きを改善する成分

成分名	作用など
⑫_____硫酸ナトリウム	・角膜の⑬_____を防ぐ

(3) 目の痒みを抑える成分

種類	成分名	作用など
抗ヒスタミン成分	・⑭_____ 　　　塩酸塩 ・クロルフェニラミンマレイン酸塩 ・⑮_____ 　　　酸塩	・⑯_____の働きを抑えて目の痒みを和らげる
抗アレルギー成分	・⑰_____ 酸ナトリウム	・アレルギー性でない結膜炎には⑱_____ ・通常、⑲_____成分と併用 ・まれに重篤な副作用として⑳_____

答 ❶ 無菌的　❷ まぶた　❸ まつげ　❹ 閉じて　❺ 目頭　❻ べきである　❼ ソフト・ハードに関わらず　❽ 防腐剤　❾ アセチルコリン　❿ ネオスチグミンメチル　⑪ 調節　⑫ コンドロイチン　⑬ 乾燥　⑭ ジフェンヒドラミン　⑮ ケトチフェンフマル　⑯ ヒスタミン　⑰ クロモグリク　⑱ 無効　⑲ 抗ヒスタミン　⑳ アナフィラキシー

（4）目の充血、炎症を抑える成分

種類	成分名	作用など
アドレナリン作動成分	・❶＿＿＿＿＿＿＿塩酸塩 ・エフェドリン塩酸塩 ・❷＿＿＿＿＿＿＿＿＿＿塩酸塩	・結膜を通っている血管を❸＿＿＿させて目の❹＿＿＿除去
抗炎症成分	・❺＿＿＿＿＿＿＿酸二カリウム ・ベルベリン硫酸塩	・比較的緩和な抗❻＿＿＿作用
	・❼＿＿＿＿＿＿＿－アミノカプロン酸	・❻＿＿＿物質の生成を抑制
	・プラノプロフェン	・❽＿＿＿＿＿＿性抗炎症成分 ・❻＿＿＿物質の生成を抑制
組織修復成分	・❾＿＿＿＿＿＿＿酸ナトリウム ・アラントイン	・炎症を生じた❿＿＿＿＿＿の組織修復
収斂成分	・⓫＿＿＿＿＿水和物	・眼粘膜の⓬＿＿＿＿＿＿＿と結合して皮膜を形成し、外部刺激から保護

アドレナリン作動成分は、連用または頻回に使用すると、異常なまぶしさを感じたり、かえって充血を招くことがあるぞ。

5～6日間使用して症状の改善が見られない場合には、医療機関を受診する必要があります。

(5) 抗菌作用を有する成分

成分の種類	成分名	作用など
⑬_____剤	スルファメトキサゾール	・⑭_____による結膜炎やものもらい、眼瞼炎などの化膿性の症状を改善 ・⑮_____や真菌には無効
ホウ酸	ホウ酸	・結膜嚢の⑯_____、消毒 ・抗菌作用による⑰_____効果

(6) その他の成分

無機塩類	・塩化⑱_____ ・塩化カリウム　など	・涙液の主成分である⑱_____やカリウム等の電解質
ビタミン成分	・ビタミン⑲___	・⑳_____調整などの反応を改善
	・ビタミン㉑___	・ビタミン㉑___欠乏による角膜炎を改善
	・㉒_____	・自律神経系の伝達物質の産生に重要 ・目の㉓_____機能の回復
	・ビタミン㉔___	・目の疲れ等の改善
	・ビタミン㉕___	・目の調節機能を助ける
	・ビタミン㉖___	・結膜充血、疲れ目等の改善
アミノ酸成分	・㉗_____酸カリウム	・新陳代謝を促し、目の疲れを改善

答 ❶ ナファゾリン　❷ テトラヒドロゾリン　❸ 収縮　❹ 充血　❺ グリチルリチン　❻ 炎症　❼ イプシロン　❽ 非ステロイド　❾ アズレンスルホン　❿ 眼粘膜　⓫ 硫酸亜鉛　⓬ タンパク質　⓭ サルファ　⓮ 細菌感染　⓯ ウイルス　⓰ 洗浄　⓱ 防腐　⓲ ナトリウム　⓳ A　⓴ 視力　㉑ B_2　㉒ パンテノール　㉓ 調節　㉔ B_6　㉕ B_{12}　㉖ E　㉗ アスパラギン

4 相互作用と受診勧奨

- ・❶［局所性／全身性］の副作用として、目の充血や痒み、腫れがあらわれることがある。
- ・❷［局所性／全身性］の副作用として、皮膚に発疹、発赤、痒み等があらわれることがある。
- ・一般用医薬品の点眼薬に、緑内障の症状を改善できるものは❸［ない／ある］。
- ・目の痛みが激しい場合には、急性緑内障、角膜潰瘍、眼球への外傷等を生じている可能性があり、すみやかに眼科専門医を受診する。
- ・目に視力の異常、外観の変化、感覚の変化等があらわれ、目そのものに原因がない場合、特に❹＿＿が原因であることが多く知られている。

 抗菌作用成分として配合されるサルファ剤は、ウイルスや真菌の感染には効果がないので、3〜4日間使用しても症状が改善しない場合には、眼科専門医を受診するなどの対応が必要である。また、サルファ剤によるアレルギー症状を起こしたことがある人は、使用を避けることとされている。

- ・点眼薬は結膜嚢に適用する外用薬であり、通常、**無菌的**に製造されている。
- ・コンタクトレンズをしたままの点眼は、ソフト・ハードに関わらず、添付文書に使用可能と記載されていない限り行うべきではない。
- ・アドレナリン作動成分は、結膜の血管を**収縮**させて、目の充血を除去する。
- ・ビタミンAは、**視力調整**などの反応を改善する。

memo

答 ❶局所性　❷全身性　❸ない　❹脳

㉒ 皮膚に用いる薬

❶ 外皮用薬のはたらき

・外皮用薬は、外用局所に直接適用する医薬品である。

・外皮用薬は、皮膚表面に生じた❶＿＿＿＿＿や症状、皮膚下にある❷＿＿＿＿＿、血管、筋組織、関節などの症状を改善するために用いる。

・皮膚表面に汚れや皮脂が付着していると有効成分が浸透しにくくなるため、患部を❸＿＿＿＿＿にしてから使用する。

 角質層が柔らかくなり、成分が浸透しやすくなっている、**入浴後**に用いるのが**効果的**です！

剤形	特徴
❹＿＿＿＿＿ （軟膏剤、クリーム剤）	・容器内に雑菌が混入しないように、指を何度も容器内に入れない。いったん❺＿＿＿＿＿などに必要量を取って塗布する
❻＿＿＿＿＿ （テープ剤、パップ剤）	・患部に汗や汚れがついていると、はがれやすくなる ・❼＿＿＿＿＿を防ぐため、同じ部位には連続して貼付しない
❽＿＿＿＿＿、 ❾＿＿＿＿＿	・❿＿＿の周囲や口唇などの粘膜に使用しない ・⓫＿＿＿＿＿を起こすおそれがあり、同じ部位に連続して使用しない ・連続して噴霧する時間は⓬＿＿秒以内が望ましい

・どの剤形にも共通する局所性の副作用として、⓭＿＿＿＿＿・発赤、痒み等があらわれることがある。

答 ❶創傷　❷毛根　❸清浄　❹塗り薬　❺手の甲　❻貼付剤　❼かぶれ　❽スプレー剤　❾エアゾール剤　❿目　⓫凍傷　⓬3　⓭発疹

2 代表的な配合成分

(1) きず口などの殺菌消毒成分

・殺菌消毒薬は、日常生活上の比較的小さな切り傷、擦り傷、掻き傷等の創傷面の❶_____
防止や手指・皮膚の❷_____を目的として使用される。

成分名	作用など
・❸_____	・❹_____球菌、❺_____球菌などの化膿菌に効果 ・❻_____、結核菌、ウイルスには無効 ・❼_____の色素 　・比較的刺激性が低い
・オキシドール	・❹_____球菌、❺_____球菌などの化膿菌に効果 ・❽_____の分解で発生する活性酸素による酸化、および発生する酸素の泡立ちによる物理的洗浄効果 ・持続性に乏しく、浸透性が低い
ヨウ素系殺菌消毒成分	・❾_____による酸化作用 ・❿_____を含む一般細菌類、真菌類、ウイルスに効果
⓫_____	・❾_____をポリビニルピロリドン（PVP）に結合させて水溶性にしたもので、徐々にヨウ素が遊離して殺菌作用を示す
⓬_____	・ヨウ素およびヨウ化カリウムを⓭_____に溶解させたもの ・皮膚刺激性が強く、粘膜や目の周囲には使用しない
・⓮_____グルコン酸塩 ・⓮_____塩酸塩	・⓯_____類、真菌類に効果 ・結核菌、ウイルスには⓰_____

・⑰ _____ _____塩化物 ベンゼトニウム塩化物 ・⑱ _____ _____塩化物	・陽性⑲_____活性成分 ・⑳ _____との混合により、殺菌消毒効果が低下するので注意する
・⑬ _____ （消毒用⑬ _____ ____）	・手指・皮膚、器具類、創傷面の殺菌・消毒 ・皮膚刺激性が強い

● 一般的な創傷への対応

・出血しているときは、創傷部に清潔なガーゼやハンカチ等を当てて㉑［圧迫し／圧迫しないで］、止血する。

・この場合、5分程度は圧迫を続け、創傷部を心臓より㉒［低くして／高くして］圧迫すると止血効果が高い。

・火傷（熱傷）の場合は、できるだけ早く、水道水などで熱傷部を冷やす。水疱（ほう）になっている場合は、㉓［破ってから／破らないように］ガーゼ等で軽く覆う。

・㉔_____火傷は、表面上は軽傷に見えても、組織の損傷が深部に達していることがあり、受診が必要である。

創傷部に殺菌消毒薬を**繰り返し適用**すると、治癒が遅れたり状態を**悪化**させたりすることがあるので、注意が必要じゃ。

答 ❶ 化膿 ❷ 消毒 ❸ アクリノール ❹ 連鎖 ❺ 黄色ブドウ（❹、❺順不同） ❻ 真菌 ❼ 黄色 ❽ 過酸化水素 ❾ ヨウ素 ❿ 結核菌 ⓫ ポビドンヨード ⓬ ヨードチンキ ⓭ エタノール ⓮ クロルヘキシジン ⓯ 一般細菌 ⓰ 無効 ⓱ ベンザルコニウム ⓲ セチルピリジニウム（⓱、⓲順不同） ⓳ 界面 ⓴ 石けん ㉑ 圧迫し ㉒ 高くして ㉓ 破らないように ㉔ 低温

(2) 痒み、腫れ、痛みなどを抑える成分

● ステロイド性抗炎症成分

・ステロイド化合物は、**❶**_____ホルモン（ステロイドホルモン）と共通の化学構造を持ち、抗炎症成分として用いられる。

・体の**❷**［一部分／広範囲］に生じた皮膚症状、および**❸**［一時的な／慢性の］湿疹・皮膚炎を対象とする。

成分名	特徴
・**❹**_____ ・プレドニゾロン酢酸エステル ・**❺**_____	・末梢組織における**❻**_____を抑える ・特に、痒みや発赤などの皮膚症状を抑える

・ステロイドの好ましくない作用として、末梢組織の**❼**_____機能を低下させる作用があり、細菌、真菌、ウイルス等による**❽**_____や、刺激感の副作用があらわれることがある。

・水痘（とう）、**❾**_____、たむし等、または化膿している患部については症状を悪化させるおそれがあり、使用を避ける。

ステロイド性抗炎症成分は、**広範囲**に生じた皮膚症状や、
慢性の湿疹や皮膚炎を対象とするものではありません。

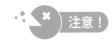 **注意！** ステロイド性抗炎症成分をコルチゾンに換算して、1g または 1ml 中に 0.025mg を超えて含有する製品では、特に長期連用を避ける必要がある。医薬品販売従事者は、まとめ買いや、何度も購入を繰り返す購入者に対して、注意を促していくことが重要である。

memo
....
....
....
....
....
....

● 非ステロイド性抗炎症成分

・分子内にステロイド骨格を持たず、末梢組織における⑩＿＿＿＿＿＿＿＿＿＿＿＿＿＿＿＿

の産生を抑えることで抗炎症作用を示す。

成分名	特徴
・⑪＿＿＿＿＿＿＿＿＿＿＿	・皮膚の炎症によるほてりや痒み等の緩和を目的とする ・細胞膜の安定化、⑫＿＿＿＿＿＿酸素の生成抑制 ・湿疹、皮膚炎、かぶれ、あせも等 ・副作用として⑬＿＿＿＿＿感、熱感、乾燥感
・インドメタシン ・ケトプロフェン ・⑭＿＿＿＿＿＿＿＿＿＿＿	・⑮＿＿＿＿＿＿痛、関節痛、打撲、捻挫等による鎮痛等を目的とする ・皮膚の下部にある骨格筋や関節部まで浸透して⑩＿＿＿＿＿＿＿＿＿＿＿＿＿＿＿＿の産生を抑える ・塗り薬、エアゾール剤は1週間あたり⑯＿＿gを超えての使用は避ける。また、貼付剤は⑰＿＿＿週間以上の使用は避ける ・⑱＿＿＿＿＿＿の副作用を引き起こす可能性がある ・⑲＿＿歳未満の小児向けの外皮用薬はない
・⑳＿＿＿＿＿＿＿＿＿酸メチル ・サリチル酸グリコール	・局所刺激により患部の㉑＿＿＿＿＿を促し、末梢の知覚神経に軽い麻痺を起こすことによる鎮静作用
・㉒＿＿＿＿＿＿＿＿＿＿＿＿＿＿＿＿＿＿＿＿＿＿＿	・吹き出物に伴う皮膚の発赤や腫れ、吹き出物の拡張を抑える（㉓＿＿＿＿＿＿＿＿＿＿＿＿＿） ・イブプロフェンの誘導体である

答 ❶ 副腎皮質　❷ 一部分　❸ 一時的な　❹ デキサメタゾン　❺ ヒドロコルチゾン　❻ 炎症　❼ 免疫　❽ 皮膚感染　❾ みずむし　❿ プロスタグランジン　⓫ ウフェナマート　⓬ 活性　⓭ 刺激　⓮ ピロキシカム　⓯ 筋肉　⓰ 50　⓱ 2　⓲ 喘息　⓳ 11　⓴ サリチル　㉑ 血行　㉒ イブプロフェンピコノール　㉓ にきび治療薬

● その他の配合成分

種類	成分名	特徴
抗炎症成分	・❶_____酸	・比較的穏やかな抗❷_____作用
局所麻酔成分	・❸_____塩酸塩 ・リドカイン ・❹_____ 　___エチル	・創傷面の痛み、皮膚の痒みを和らげる ・その他、アンモニアは❺_____神経に麻痺を起こさせて痒みを抑える
抗ヒスタミン成分	・❻_____ 　___	・患部局所におけるヒスタミンの働きを抑える
冷感刺激成分	・❼_____ ・ハッカ油 ・カンフル ・❽_____油	・冷感刺激により皮膚表面に軽い❷___を起こして血行を促す ・❺_____神経を麻痺させて鎮痛・鎮痒
温感刺激成分	・❾_____ ・トウガラシ	・末梢血管を拡張させて患部の❿___を促す
	・⓫_____	・皮膚に軽い灼熱感を与え、痒みを感じにくくさせる
収斂・皮膚保護成分	・⓬_____	・患部のタンパク質と結合して皮膜形成
	・⓭_____	・創傷面に薄い皮膜形成
血行促進成分	・⓮_____ 　___ ・ポリエチレンスルホン酸ナトリウム ・ビタミン⓯___	・患部局所の血行を促す ・ヘパリン類似物質では、⓰_____作用や保湿作用も期待される ・血液凝固を抑えるため、⓱_____しやすい人は使用を避ける

組織修復成分	・❶⃝⃝ _____	・損傷皮膜組織の修復を促す
血管収縮成分	・❶⃝⃝ _____ 塩酸塩	・創傷面の血管を収縮させて止血する

 収斂・皮膚保護成分は、患部が湿潤または化膿している場合、傷が深い場合は、表面だけを乾燥させて、かえって症状を悪化させるおそれがあり、**使用を避ける**こととされているぞ。

● 漢方処方製剤

製剤名	特徴
紫雲膏（しうんこう）	・❷⃝⃝ _____ 、あかぎれ、❷⃝⃝ _____ 、うおのめ、あせも、ただれ、外傷、火傷、痔核による疼痛（とう）、肛門裂傷、湿疹・皮膚炎に適す
中黄膏（ちゅうおうこう）	・急性化膿性皮膚疾患（❷⃝⃝ _____ ）の初期、打ち身、捻挫に適す ・❷⃝⃝ _____ 、打撲、関節痛、筋肉痛、肩こりに用いる貼り薬とした製品もある

・いずれの薬も、❷⃝⃝ _____ 、ただれ、火傷または外傷のひどい場合、傷口が❷⃝⃝ _____ している場合、患部が広範囲の場合には不向きとされる。

(3) 肌の角質化、かさつきなどを改善する成分

・うおのめ、たこは、皮膚の一部に機械的刺激や圧迫が繰り返し加わったことにより、皮膚の❷⃝⃝ _____ が部分的に厚くなったものである。

・❷⃝⃝ ［たこ／うおのめ］は、角質の芯が真皮に食い込んでいるため、圧迫されると痛みを感じるが、❷⃝⃝ ［たこ／うおのめ］は角質層の一部が肥厚したもので芯がなく、通常、痛みはない。

・いぼは、表皮が隆起した小型の良性の腫瘍で、❷⃝⃝ _____ 性のいぼと❸⃝⃝ _____ 性のいぼに大別される。

答 ❶ グリチルレチン ❷ 炎症 ❸ ジブカイン ❹ アミノ安息香酸 ❺ 知覚 ❻ ジフェンヒドラミン ❼ メントール ❽ ユーカリ ❾ カプサイシン ❿ 血行 ⓫ クロタミトン ⓬ 酸化亜鉛 ⓭ ピロキシリン ⓮ ヘパリン類似物質 ⓯ E ⓰ 抗炎症 ⓱ 出血 ⓲ アラントイン ⓳ ナファゾリン ⓴ ひび ㉑ しもやけ（⓴、㉑順不同）㉒ 腫れ物 ㉓ 捻挫 ㉔ 湿潤 ㉕ 化膿 ㉖ 角質層 ㉗ うおのめ ㉘ たこ ㉙ ウイルス ㉚ 老人

成分の種類	成分	特徴
角質軟化成分	・❶＿＿＿＿＿＿酸	・角質成分の溶解による角質軟化 ・❷＿＿＿＿、抗真菌、抗炎症作用（にきび用薬等に配合）
	・❸＿＿＿＿	・角質層を構成する❹＿＿＿＿＿＿を変質させて角質を軟化する ・抗菌、抗真菌作用（にきび用薬等に配合）
保湿成分	・❺＿＿＿＿＿ ・尿素 ・❻＿＿＿＿＿	・角質層の❼＿＿＿＿保持量を高め、乾燥を改善する

（4）抗菌作用を有する成分

・にきび、吹き出物は、皮膚に❽＿＿＿＿が感染して化膿する化膿性皮膚疾患である。

・皮膚常在菌である❾＿＿＿＿＿桿菌（アクネ菌）が繁殖し、毛包周囲に炎症を生じ、さらに他の細菌の感染を誘発すると、膿疱や膿腫となる。

・毛嚢炎は、黄色ブドウ球菌などの化膿菌が、❿＿＿＿＿から侵入し、皮脂腺、汗腺で繁殖して起こる。

・とびひは、毛穴を介さずに、⓫＿＿＿＿＿＿やあせも、掻き傷などから化膿菌が侵入したもので、水疱やかさぶた、ただれを生じる。

成分名

⓬ サルファ剤
・スルファジアジン、
・ホモスルファミンなど　●

⓭ バシトラシン　●

⓮ ・フラジオマイシン硫酸塩
・クロラムフェニコール　●

特徴

● a ・細菌の細胞壁合成を阻害することによる抗菌作用

● b ・細菌のDNA合成を阻害することによる抗菌作用

● c ・細菌のタンパク質合成を阻害することによる抗菌作用

化膿性皮膚疾患用薬を漫然と使用していると、皮膚常在菌は抑制されても、連鎖球菌や黄色ブドウ球菌などの化膿菌は耐性を獲得するおそれがあるので、注意が必要です。

(5) 抗真菌作用を有する成分

・みずむし、たむし等は、皮膚糸状菌（⑮＿＿＿＿＿＿菌）という真菌類の一種が皮膚に寄生することによって起こる疾患である。

・みずむし：ほとんどの場合は足に生じるが、まれに⑯＿＿＿に生じることもある。

・ぜにたむし：輪状の小さな丸い病巣が、⑰＿＿＿や四肢に発生し、発赤と鱗屑（りんせつ）、痒みを伴う。

・いんきんたむし：ぜにたむしと同様の病巣が⑱＿＿＿＿＿にでき、尻や陰嚢付近に広がっていく。

・このほか白癬（せん）菌による皮膚疾患には、爪に発生する⑲＿＿＿＿＿＿や、頭部に発生する⑳＿＿＿＿＿＿＿＿＿がある。

みずむし、たむしなどは、スリッパやタオルなどを介して、保菌者やペットから感染することも多いですよ。

・剤形の選択

　　一般にじゅくじゅくと湿潤している患部 ➡ ㉑［液剤／軟膏］

　　皮膚が厚く角質化している患部 ➡ ㉒［液剤／軟膏］

　液剤は有効成分の浸透性が高いが、患部に対する刺激が強い。

　湿疹とみずむしの初期症状は似ていることが多いぞ。**湿疹**に**抗真菌作用**をもつ成分を使用すると、かえって湿疹が**悪化**してしまうので注意が必要じゃ。

答 ❶ サリチル　❷ 抗菌　❸ イオウ　❹ ケラチン　❺ グリセリン　❻ 白色ワセリン（❺、❻順不同）　❼ 水分　❽ 細菌　❾ にきび　❿ 毛穴　⓫ 虫さされ　⓬ b　⓭ a　⓮ c　⓯ 白癬　⓰ 手　⓱ 胴　⓲ 内股　⓳ 爪白癬　⓴ しらくも　㉑ 軟膏　㉒ 液剤

181

成分名	特徴
❶＿＿＿＿＿＿＿＿系抗真菌成分 ・オキシコナゾール硝酸塩 ・❷＿＿＿＿＿＿＿＿＿＿塩酸塩 ・ミコナゾール硝酸塩	・皮膚糸状菌の❸＿＿＿＿＿＿を構成する成分の産生を妨げたり、細胞膜の透過性を変化させて増殖を抑える ・副作用として❹＿＿＿＿＿、腫れ、刺激感等
・❺＿＿＿＿＿＿＿＿＿塩酸塩 ・ブテナフィン塩酸塩 ・❻＿＿＿＿＿＿＿＿＿塩酸塩	・皮膚糸状菌の細胞膜を構成する成分の産生を妨げることにより、増殖を抑える
・シクロピロクスオラミン	・皮膚糸状菌の細胞膜に作用して、その増殖・生存に必要な物質の❼＿＿＿＿＿機能を妨げて増殖を抑える
・ウンデシレン酸 ・ウンデシレン酸亜鉛	・患部を❽＿＿＿＿＿にすることで皮膚糸状菌の発育を抑える
・❾＿＿＿＿＿＿＿＿＿＿＿	・皮膚糸状菌の❿＿＿＿＿＿や代謝を妨げることで増殖を抑える ・作用が弱いため、他の抗真菌成分とともに配合される

(6) 頭皮・毛根に作用する成分

・毛髪用薬は、⓫＿＿＿＿＿の防止、⓬＿＿＿＿＿、ふけや痒みを抑えること等を目的として、頭皮に適用する。

・人体に対する作用が緩和なものは、育毛剤や養毛剤などの⓭［医薬品／医薬部外品］として販売されている。

・円形脱毛症など脱毛症の疾患名を掲げたものは、⓮［医薬品／医薬部外品］においてのみ認められている。

成分名	特徴
・❶ 　　　　　塩化物	・末梢組織において❻　　　　　　　　　　　　に似た作用を示し、頭皮の血管を拡張、毛根への血行を促す
・エストラジオール安息香酸エステル	・❼　　　　　　　　　　　成分による脱毛抑制効果（脱毛は、男性ホルモンの働きが過剰であることも一因とされている）
・❽	・タデ科のツルドクダミの塊根を基原とする生薬 ・頭皮における❾　　　　　　　　　を高めて、余分な皮脂を取り除く
・❿	・ウコギ科のトチバニンジンの根茎を基原とする生薬 ・㉑　　　　　促進、抗炎症作用
・㉒	・ヒノキ科のタイワンヒノキ、ヒバ等から得られた精油成分 ・㉓　　　　　、抗炎症作用

第3章 22 皮膚に用いる薬

3 相互作用と受診勧奨

・慢性の湿疹や皮膚炎、または皮膚症状が広範囲にわたって生じているような場合には、㉔　　　　　　　や内臓疾患、または㉕　　　　　　　　の異常等による可能性もある。

・㉖　　　　　　　性皮膚炎は、医師による専門的な治療を要する疾患であり、一般用医薬品の使用によって対処できる範囲を超えている。

・異常を生じている部位と皮膚に痒みや痛みが現れる部位とは、㉗［近接している／必ずしも近接していない］。原因がはっきりしない痒みや痛みについて、安易に一般用医薬品による症状の緩和（対症療法）を図ることは適当でない。

答 ❶ イミダゾール　❷ ネチコナゾール　❸ 細胞膜　❹ かぶれ　❺ アモロルフィン　❻ テルビナフィン　❼ 輸送　❽ 酸性　❾ ピロールニトリン　❿ 呼吸　⓫ 脱毛　⓬ 育毛　⓭ 医薬部外品　⓮ 医薬品　⓯ カルプロニウム　⓰ アセチルコリン　⓱ 女性ホルモン　⓲ カシュウ　⓳ 脂質代謝　⓴ チクセツニンジン　㉑ 血行　㉒ ヒノキチオール　㉓ 抗菌　㉔ 感染症　㉕ 免疫機能　㉖ アトピー　㉗ 必ずしも近接していない

23 歯や口中に用いる薬

1. 歯痛・歯槽膿漏薬

1 代表的な配合成分

(1) 歯痛用（外用）

・歯痛薬は、歯の❶＿＿＿＿＿と歯髄炎による痛みを応急的に鎮めるものであり、基本的には歯科診療を受けることが優先される。

・歯痛薬で歯の❶＿＿＿＿＿を修復すること❷［ができる／はできない］。

種類	成分	特徴
局所麻酔成分	・アミノ安息香酸エチル ・❸＿＿＿＿＿＿塩酸塩 ・テーカイン	・齲蝕（う しょく）により露出した歯髄を通っている❹＿＿＿＿＿神経の伝達を遮断する
	・❺＿＿＿＿＿ ・ハッカ油	・❻＿＿＿＿＿刺激により知覚神経を麻痺させ、痒みや痛みを鎮める
殺菌消毒成分	・❼＿＿＿＿＿ ・オイゲノール	・齲蝕部の❽＿＿＿＿＿の繁殖を抑える ・粘膜刺激があるため、口腔粘膜や唇に付着しないように注意する
生薬成分	❾＿＿＿＿＿＿	・❿＿＿＿＿＿科のクチナシの果実を基原とする ・抗炎症作用

外用歯痛薬は、第三大臼歯（親知らず）の痛みには効果が期待できません。

184

(2) 歯槽膿漏薬

・歯と歯肉の境目にある溝（歯肉溝）では細菌が繁殖しやすく、歯肉の炎症を起こすことがある。歯肉炎が重症化して、炎症が歯周組織全体に広がる。➡　⑪＿＿＿＿＿＿＿（＿＿＿＿＿＿＿）

・外用薬と内服薬があり、内服薬は、抗炎症成分、ビタミン成分等が配合されており、外用薬と併せて用いると効果的である。

● **外用薬**

種類	成分名	特徴
殺菌消毒成分	・⑫＿＿＿＿＿＿＿塩化物 ・クロルヘキシジングルコン酸塩 ・イソプロピルメチルフェノール ・⑬＿＿＿＿＿	・歯肉溝での⑭＿＿＿＿の繁殖抑制 ・⑮＿＿＿＿＿＿＿＿＿は、まれに重篤な副作用としてショック（アナフィラキシー）
抗炎症成分	・⑯＿＿＿＿＿＿酸二カリウム ・グリチルレチン酸	・歯周組織の炎症を和らげる
	⑰＿＿＿＿＿性抗炎症成分	・長期連用を避ける
止血成分	⑱＿＿＿＿＿＿	・炎症を起こした⑲＿＿＿＿組織からの出血を抑える
組織修復成分	⑳＿＿＿＿＿＿＿	・炎症を起こした⑲＿＿＿＿組織の㉑＿＿＿＿を促す
生薬成分	㉒＿＿＿＿＿	・抗炎症、抗菌作用

答 ❶齲蝕　❷はできない　❸ジブカイン　❹知覚　❺メントール　❻冷感　❼フェノール　❽細菌　❾サンシシ　❿アカネ　⑪歯周炎（歯槽膿漏）　⑫セチルピリジニウム　⑬チモール　⑭細菌　⑮クロルヘキシジングルコン酸塩　⑯グリチルリチン　⑰ステロイド　⑱カルバゾクロム　⑲歯周　⑳アラントイン　㉑修復　㉒カミツレ

● **内服薬**

種類	成分名	特徴
抗炎症成分	・❶＿＿＿＿＿＿＿＿＿ 酸二カリウム	・❷＿＿＿＿＿ 組織の炎症を和らげる
止血成分	・カルバゾクロム ・❸＿＿＿＿＿＿＿＿ （ビタミン K_1）	・❸＿＿＿＿＿＿＿＿＿＿＿ は、血 液の凝固機能を正常に保つ
組織修復成分	・❹＿＿＿＿＿＿＿＿＿ ＿＿＿＿＿ナトリウム	・炎症を起こした歯周組織の修復を促す ・歯肉炎に伴う❺＿＿＿＿＿ を抑える
ビタミン成分	・ビタミン❻＿＿＿＿ （アスコルビン酸）	・❼＿＿＿＿＿＿＿＿＿ 代謝を改善し、炎 症を起こした歯周組織の修復を助ける ・❽＿＿＿＿＿ 血管を強化し、炎症による 腫れや出血を抑える
	・ビタミン❾＿＿＿＿	・歯周組織の血行を促す

② 相互作用と受診勧奨

・外用薬の場合、歯痛薬、歯槽膿漏薬のいずれについても、口腔内を❿＿＿＿＿＿ にしてから使用する。

・⓫＿＿＿＿＿ 病（歯肉炎・歯槽膿漏）については、日頃の十分な歯磨き等によって歯肉溝での細菌の繁殖を抑えることが重要であるが、⓬＿＿＿＿＿ の沈着等により、慢性化しやすくなる場合がある。

2. 口内炎用薬

① 代表的な配合成分

・口内炎は、⓭＿＿＿＿＿ 粘膜に生じる炎症で、⓮＿＿＿＿＿ や潰瘍ができて痛む。

・口内炎用薬は、口内炎や舌炎の緩和を目的として⓯［胃／口腔内局所］に適用される⓰［内服薬／外用薬］である。

・口内炎は、⓱＿＿＿＿＿＿ウイルスの口腔内感染や、医薬品の⓲＿＿＿＿＿＿＿として生じる場合もある。

口内炎は、医薬品の使用による副作用として現れることがあります。

種類	成分名	特徴
抗炎症成分	・グリチルリチン酸二カリウム ・⓳＿＿＿＿＿＿＿酸	・口腔粘膜の炎症を和らげる
	・⓴＿＿＿＿＿＿＿酸ナトリウム	・口腔粘膜の組織修復を促す
	・㉑＿＿＿＿＿性抗炎症成分	・長期連用を避ける
殺菌消毒成分	・㉒＿＿＿＿＿＿塩化物 ・クロルヘキシジン塩酸塩 ・アクリノール ・㉓＿＿＿＿＿ヨード	・患部からの㉔＿＿＿＿＿＿＿＿＿を防ぐ
生薬成分	・㉕＿＿＿＿＿	・ムラサキ科のムラサキの根が基原 ・組織修復促進、抗菌作用

口内炎用薬を使用するときは、口腔内を清浄にすることが大切じゃ。また、口腔咽喉薬や含嗽薬を使用するときは、十分な間隔を置くようにしよう。

答 ❶ グリチルリチン　❷ 歯周　❸ フィトナジオン　❹ 銅クロロフィリン　❺ 口臭　❻ C　❼ コラーゲン　❽ 毛細　❾ E　❿ 清浄　⓫ 歯周　⓬ 歯石　⓭ 口腔　⓮ 水疱　⓯ 口腔内局所　⓰ 外用薬　⓱ 疱疹　⓲ 副作用　⓳ グリチルレチン　⓴ アズレンスルホン　㉑ ステロイド　㉒ セチルピリジニウム　㉓ ポビドン　㉔ 細菌感染　㉕ シコン

2 主な漢方処方製剤

製剤名	体力	特徴
<ruby>茵蔯蒿湯<rt>いんちんこうとう</rt></ruby>	中等度❶ [以上／以下]	・❷＿＿＿＿があり、尿量少なく、便秘する人の❸＿＿＿＿＿＿＿、口内炎、湿疹・皮膚炎、皮膚の痒みに適す ・構成生薬として❹＿＿＿＿＿＿＿を含む ・虚弱な人、胃腸が弱く下痢しやすい人では不向き ・まれに重篤な副作用として❺＿＿＿＿＿＿＿

3 相互作用と受診勧奨

・口内炎や舌炎は、通常であれば❻［3〜4日／1〜2週間］で自然寛解するが、一度に複数箇所に発生して食事に著しい支障を来すほどの状態であれば、受診が必要である。

・長期間にわたって病状が長引く場合は、腫瘍の可能性もあり、また、再発を繰り返す場合は、❼＿＿＿＿＿＿＿＿＿＿などの可能性も考えられる。

ベーチェット病は、口腔粘膜の潰瘍を初期症状とする全身性の疾患のことじゃよ。

・歯痛は基本的に歯科診療を受けることが優先され、歯痛薬による対処は、旅行中や夜間、歯科診療を受けることが困難な場合など、最小限にとどめる必要がある。

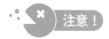 ステロイド性抗炎症成分が配合されている場合は、口腔内に適用されるため、その含有量によらず、長期連用を避ける必要がある。

memo

_____

_____

_____

答 ❶ 以上　❷ 口渇　❸ 蕁麻疹　❹ ダイオウ　❺ 肝機能障害　❻ 1〜2週間　❼ ベーチェット病

188

(24) 禁煙補助剤

1 禁煙補助剤のはたらき

・タバコの煙に含まれるニコチンは、肺胞の毛細血管から血液中に取り込まれ、脳の❶［記憶／情動］を司る部位に働いて覚醒、❷＿＿＿＿＿＿＿効果などをもたらす。

・習慣的な喫煙により、喫煙していないと、イライラ感、集中困難、落ち着かないなどのニコチン❸＿＿＿症状（禁断症状）があらわれる。

・禁煙を達成するため、ニコチンの摂取方法を喫煙以外に換えて❸＿＿＿症状の軽減を図りながら、徐々にニコチンの摂取量を減らし、最終的に摂取量をゼロにする ➡　ニコチン❹＿＿＿療法

・禁煙補助剤は、ニコチン❹＿＿＿療法に使用されるニコチンを有効成分とする医薬品で、❺＿＿＿剤と、❻＿＿＿＿＿＿剤がある。

❺＿＿＿剤	・噛むことにより口腔内でニコチンが放出され、❼＿＿＿粘膜から吸収されて循環血流中に移行する ・❽＿＿＿＿＿＿と断続的に噛む ・大量に使用しても禁煙が早まることはなく、かえって副作用のおそれがあるため、1度に❾＿＿個以上の使用は避ける
❻＿＿＿＿＿剤	・1日❿＿＿回皮膚に貼付することによりニコチンが皮膚を透過して血中に移行する

咀嚼剤をガムのように噛むと、唾液が多く分泌され、ニコチンが唾液とともに飲み込まれてしまい、口腔粘膜から吸収が十分なされないんじゃ。また、吐きけや腹痛などの副作用も**あらわれやすくなる**ぞ。

答　❶情動　❷リラックス　❸離脱　❹置換　❺咀嚼　❻パッチ製　❼口腔　❽ゆっくり　❾2　❿1

●使用を避けた方がよい人

・顎の関節に障害がある人

・口内炎、喉の痛みや腫れのある人

・脳梗塞、脳出血などの急性期脳血管障害の人

・重い❶＿＿＿＿病などの基礎疾患がある人

・❷＿＿＿＿病と診断されたことがある人

・❸＿＿＿＿＿＿、授乳中の女性

・非喫煙者

禁煙補助剤は避け
た方がよい人がい
るのじゃ。

2 相互作用と受診勧奨

・口腔内が❹［酸性／アルカリ性］になるとニコチンの吸収が❺＿＿＿＿するため、コーヒー

や炭酸飲料など、口腔内を❹［酸性／アルカリ性］にする食品を摂取した後しばらくは使用を

避ける。

・ニコチンは、❻［交感／副交感］神経系を興奮させる作用を示し、❼＿＿＿＿＿＿＿＿

作動成分が配合された医薬品との併用により、その作用を増強させるおそれがある。

・禁煙は、初めから無理に減らそうとするより、禁煙補助剤によりニコチン離脱症
状を軽減しながら使用量を減らしていくことが有効である。

・ただし、禁煙補助剤は長期間にわたって使用されるべきものではなく、添付文書
で定められた期限を超える使用は避けるべきである。

禁煙に伴うイライラ感、集中困難、落ち着かないなどのニコチン離脱
症状は、通常、禁煙開始から、1～2週間の間に起きることが多いです。
この時期を乗り切る工夫が大切なんですね。

答 ❶心臓 ❷うつ ❸妊娠中 ❹酸性 ❺低下 ❻交感 ❼アドレナリン

25 滋養強壮保健薬

1 滋養強壮保健薬のはたらき

・滋養強壮保健薬は、体調の不調を生じやすい状態や、体質の改善、特定の栄養素の不足による症状の❶＿＿＿＿＿または❷＿＿＿＿＿等を目的としている。

・❸＿＿＿＿＿＿＿＿成分、カルシウム、アミノ酸、生薬成分などが配合された医薬品である。

・医薬部外品の保健薬の効能・効果の範囲は、❹＿＿＿＿＿＿＿＿、虚弱体質の改善、病中・病後の栄養補給等に限定されている。

2 代表的な配合成分

(1) ビタミン成分

・ビタミンは、微量で体内の❺＿＿＿＿＿に重要な働きを担うにもかかわらず、生体が自ら産生することができない、または産生されても不十分であるため外部から摂取する必要がある化合物のことである。

種類	成分名	特徴
ビタミン❻＿＿	・レチノール酢酸エステル ・ビタミン❻＿＿油	・❼＿＿＿＿＿＿＿＿の維持、皮膚や粘膜機能の維持 ・目の乾燥感、❽＿＿＿＿症の症状を緩和 ・1日分量❾＿＿＿＿国際単位が上限
ビタミン❿＿＿	・⓫＿＿＿＿＿＿＿＿＿ ・コレカルシフェロール	・⓬＿＿＿＿＿＿＿＿吸収及び尿細管での⓬＿＿＿＿＿＿再吸収を促して、骨の形成を助ける ・骨歯の発育不良、⓭＿＿＿＿病予防 ・過剰摂取により高⓬＿＿＿＿＿＿血症

答　❶ 改善　❷ 予防　❸ ビタミン　❹ 滋養強壮　❺ 代謝　❻ A　❼ 夜間視力　❽ 夜盲　❾ 4,000　❿ D　⓫ エルゴカルシフェロール　⓬ カルシウム　⓭ くる

ビタミン ❶＿＿	❷＿＿＿＿＿＿	・体内の脂質を❸＿＿＿＿から守る（抗酸化作用） ・❹＿＿＿＿＿＿＿＿＿分泌を調節する ・末梢血管障害の症状、更年期症状
ビタミン ❺＿＿	・❻＿＿＿＿＿＿＿ 　塩化物塩酸塩 ・ビスチアミン硝酸塩	・❼＿＿＿＿＿＿＿＿＿＿からのエネルギー産生に不可欠 ・❽＿＿＿＿＿の正常な働きを維持、腸管運動を促進 ・神経痛、筋肉痛、関節痛、手足のしびれ、便秘、眼精疲労の症状の緩和、脚気
ビタミン ❾＿＿	・❿＿＿＿＿＿＿酪酸エステル ・フラビンアデニンジヌクレオチドナトリウム	・⓫＿＿＿＿＿の代謝に関与、皮膚や粘膜機能を維持する ・口角炎、口唇炎、口内炎、舌炎、皮膚炎、にきび・吹き出物、肌あれ、目の充血 ・摂取後、尿が⓬＿＿＿＿＿＿なることがある
ビタミン ⓭＿＿	・⓮＿＿＿＿＿＿＿塩酸塩	・⓯＿＿＿＿＿＿＿＿＿の代謝に関与する ・⓰＿＿＿＿＿や粘膜、神経機能を維持する ・口角炎、口唇炎、口内炎、舌炎、皮膚炎、にきび・吹き出物、肌あれ、手足のしびれ
ビタミン ⓱＿＿	・⓲＿＿＿＿＿	・⓳＿＿＿＿＿の形成を助ける、神経機能を維持する ・ビタミン主薬製剤、⓴＿＿＿＿＿＿＿などに配合される
ビタミン ㉑＿＿	・㉒＿＿＿＿＿＿	・㉓＿＿＿＿＿＿＿＿＿、皮膚や粘膜機能を維持する ・㉔＿＿＿＿＿＿産生を抑制する ・しみ、そばかす、日焼け・かぶれによる色素沈着症状の緩和、歯ぐきの出血、鼻血の予防

ビタミンには、脂溶性ビタミンと、水溶性ビタミンがあるぞ。表中のビタミンのうち、**ビタミンA、D、E は脂溶性ビタミン**で、それ以外のビタミンは、水溶性じゃ。

ビタミン成分等は、多く摂取したからといって症状の改善が早まるものではなく、むしろ脂溶性ビタミンでは、過剰摂取により、過剰症を生じるおそれがあります。

(2) カルシウム成分、アミノ酸成分、その他

種類	成分名	特徴
㉕_____成分	・㉖_____ カルシウム ・グルコン酸カルシウム	・骨、歯の形成、筋肉収縮・血液凝固・神経機能に関与する ・虚弱体質、腺病質における骨歯の発育促進、妊娠・授乳期の骨歯の脆弱予防 ・過剰摂取で㉗_____症
㉘_____酸成分	・㉙_____	・皮膚での㉚_____生成を抑制、皮膚の新陳代謝を活発にし㉚_____の排出を促す ・しみ、そばかす、日焼けの色素沈着症を緩和 ・肝臓の㉛_____分解酵素の働きを助け、アセトアルデヒドの代謝を促進する
	・アミノエチルスルホン酸（タウリン）	・細胞の機能が正常に働くために重要 ・㉜_____の改善
	・㉝_____酸ナトリウム	・骨格筋にたまった㉞_____の分解を促進 ・生体のエネルギーの産生効率を高める
その他	・㉟_____	・ビタミン様物質で、ビタミンCの吸収を助ける
	・㊱_____硫酸	・軟骨成分の形成、修復、関節痛・筋肉痛の改善
	・グルクロノラクトン ・ガンマ-オリザノール	・㊲_____の働きを助け、肝血流を促進する ・全身倦怠感、疲労時の栄養補給 ・㊳_____作用、ビタミンE等と併用

第3章

25

滋養強壮保健薬

答 ❶ E ❷ トコフェロール ❸ 酸化 ❹ ホルモン ❺ B_1 ❻ チアミン ❼ 炭水化物 ❽ 神経 ❾ B_2 ❿ リボフラビン ⓫ 脂質 ⓬ 黄色く ⓭ B_6 ⓮ ピリドキシン ⓯ タンパク質 ⓰ 皮膚 ⓱ B_{12} ⓲ シアノコバラミン ⓳ 赤血球 ⓴ 貧血用薬 ㉑ C ㉒ アスコルビン酸 ㉓ 抗酸化作用 ㉔ メラニン ㉕ カルシウム ㉖ クエン酸 ㉗ 高カルシウム血 ㉘ アミノ ㉙ システイン ㉚ メラニン ㉛ アルコール ㉜ 肝臓機能 ㉝ アスパラギン ㉞ 乳酸 ㉟ ヘスペリジン ㊱ コンドロイチン ㊲ 肝臓 ㊳ 抗酸化

(3) 生薬成分

・ニンジン、ジオウ、トウキ、センキュウが既定値以上配合されている生薬主薬保健薬については、❶_____、肉体疲労、病中病後のほか、❷_____、食欲不振、血色不良、冷え症における滋養強壮の効能が認められている。

生薬名	基原	特徴
❸_____	オタネニンジンの根	・別名は高麗人参、朝鮮人参 ・神経系興奮、副腎皮質の機能亢進作用 ・❹_____刺激に対する抵抗力や新陳代謝を高める
❺_____	アカヤジオウの根	・❻_____の改善、血色不良や冷えの緩和
トウキ	トウキの根	
センキュウ	センキュウの根茎	
❼_____	ウシ胆嚢中の結石	・❽_____作用、血圧降下作用、興奮を鎮める
❾_____	雄鹿の幼角	・❽_____作用、強壮、血行促進
❿_____	イカリソウの地上部	・強壮、血行促進、強精作用
ハンピ	ニホンマムシ	
⓫_____	ハトムギの種子	・肌荒れ、いぼ

③ 主な漢方処方製剤

製剤名	体力	向き不向き
十全大補湯 <small>じゅうぜんたいほとう</small>	⓬_____	・病後・術後の⓭_____低下、疲労倦怠、食欲不振、ねあせ、手足の冷え、貧血に適す ・⓮_____の弱い人には不向き ・重篤な副作用として肝機能障害

補中益気湯 (ほ ちゅうえっ き とう)	⑫_____	・⑮_____ がなく、胃腸の働きが衰えて、疲れやすい人の ⑯_____、疲労倦怠、病後・術後の衰弱、食欲不振、ねあせ、感冒に適す ・重篤な副作用として⑰_____性肺炎、肝機能障害

4 相互作用と受診勧奨

・滋養強壮保健薬は、ある程度継続して使用されることによって効果が得られるが、⑱_____くらい服用しても症状が改善しない場合には、栄養素の不足以外の要因が考えられるため、医療機関を受診する等の適切な対処が重要である。

症状	栄養素の不足以外の考えられる要因
目の⑲_____感、眼精疲労、目の充血	涙腺の異常、あるいは⑳_____症候群のような全身疾患
㉑_____炎、口角炎、口唇炎、舌炎	水痘・㉒_____の感染が再燃・鎮静を繰り返している場合がある
㉓_____、そばかす、日焼け・かぶれによる色素沈着	皮膚の色素の点が次第に大きくなったり、形や色が変化してきたりするような場合には、㉔_____のような重大な病気の可能性もある
肩・首筋の㉕_____、関節痛、筋肉痛、神経痛、手足のしびれ	ナトリウムやカリウムの㉖_____質バランスの乱れによっても生じる
㉗_____、にきび、湿疹、皮膚炎、かぶれ	慢性で広範囲の場合は、㉘_____症や内臓疾患、免疫機能の異常などの可能性がある

答 ❶虚弱体質　❷胃腸虚弱　❸ニンジン　❹ストレス　❺ジオウ　❻血行　❼ゴオウ　❽強心　❾ロクジョウ　❿インヨウカク　⓫ヨクイニン　⓬虚弱　⓭体力　⓮胃腸　⓯元気　⓰虚弱体質　⓱間質　⓲1か月　⓳乾燥　⓴シェーグレン　㉑口内　㉒帯状疱疹　㉓しみ　㉔悪性黒色腫　㉕こり　㉖電解　㉗肌荒れ　㉘感染

26 漢方処方製剤・生薬製剤

1. 漢方処方製剤

1 漢方薬の特徴

・古来に中国から伝わり、日本において発展してきた❶［中国／日本］の伝統医学

　　➡　漢方医学

・現代中国で利用されている中医学に基づく薬剤

　　➡　中薬（日本の漢方薬と❷［同じ／別の］ものである）

・漢方処方製剤は、漢方医学の考え方に沿うように、基本的に❸＿＿＿＿＿＿を組み合わせて構成された薬剤である。

2 漢方薬使用における基本的な考え方

・漢方薬は、使用する人の❹＿＿＿＿＿や症状その他の状態に適した処方を、既成の処方の中から選択して用いられる。

・漢方薬を使用する際には、漢方独自の病態認識である「❺＿＿」に基づいて用いられる。

・「❺＿＿」には、虚実、陰陽、気血水、五臓などがあるが、一般用医薬品の効能効果を示す表現には、「しばり」（使用制限）として記載されている。

・漢方処方製剤は、用法用量において適用年齢の下限が設けられていない場合であっても、生後❻［3か月／1年］未満の乳児には使用しない。

・漢方処方製剤は、症状の原因となる体質の改善を主眼としているものが多く、比較的長期間❼［2週間／1か月くらい］服用されることがある。

「証」に適さない漢方処方製剤が使用されると、症状の悪化や副作用を引き起こすことがあるので、注意が必要じゃ！

「漢方薬は副作用が少ない」というのは、誤った認識なんです。

●「証」と「しばり」の例

証	しばり		
陽	❽＿＿＿＿＿ぎみで顔色が赤く		
陰	❾＿＿＿やすく❿＿＿＿やすいものの		
水毒	⓫＿＿＿があり、⓬＿＿＿が減少するもの		
血虚	⓭＿＿＿の色つやが悪く		
脾胃虚弱	⓮＿＿＿虚弱で		
肝陽上亢	⓯＿＿＿＿＿して落ち着きのないもの		
虚実	実の病態が適応となるもの	体力が⓰＿＿＿して	
	中間の病態が適応となるもの	体力⓱＿＿＿で	
	虚の病態が適応となるもの	体力⓲＿＿＿で	
	虚実にかかわらず幅広く用いられるもの	体力に⓳＿＿＿＿＿	

3 主な漢方処方製剤

＊これまでの章で取り上げられた漢方処方製剤以外の代表的な漢方処方製剤には、以下のようなものがある。

製剤名	体力	向き不向き
防已黄耆湯	中等度 ⓴＿＿＿	・㉑＿＿＿やすく、汗をかきやすい傾向がある人の肥満に伴う㉒＿＿＿の腫れや痛み、むくみ、多汗症、肥満症に適す ・まれに副作用として肝機能障害、間質性肺炎、㉓＿＿＿＿＿＿＿症

答 ❶日本 ❷別の ❸生薬 ❹体質 ❺証 ❻3か月 ❼1か月くらい ❽のぼせ ❾疲れ ❿冷え ⓫口渇 ⓬尿量 ⓭皮膚 ⓮胃腸 ⓯いらいら ⓰充実 ⓱中等度 ⓲虚弱 ⓳かかわらず ⓴以下 ㉑疲れ ㉒関節 ㉓偽アルドステロン

黄連解毒湯 （おうれん げ どくとう）	中等度 ❶＿＿	・❷＿＿＿＿＿＿ぎみで顔色が赤く、いらいらして落ち着かない傾向のある人の❸＿＿＿＿＿、不眠症、神経症、胃炎、二日酔い、血の道症、めまい、動悸、更年期障害、湿疹、皮膚炎、皮膚のかゆみ、口内炎に適す ・体の❹＿＿＿な人では不向き ・まれに重篤な副作用として❺＿＿＿＿＿＿＿、間質性肺炎、腸間膜静脈硬化症 ・鼻出血、二日酔いには、漫然と長期間使用しない（5〜6回使用しても症状が改善しない場合は要相談）
防風通聖散 （ぼうふうつうしょうさん）	❻＿＿	・腹部に❼＿＿＿＿＿＿が多く、便秘がちな人の高血圧や肥満に伴う❽＿＿＿・肩こり・のぼせ・むくみ・便秘、蓄膿症、湿疹・皮膚炎、ふきでもの、肥満症に適す
大柴胡湯 （だいさい こ とう）	❻＿＿	・脇腹からみぞおちあたりにかけて苦しく、❾＿＿＿傾向がある人の❿＿＿＿、常習便秘、高血圧や肥満に伴う肩こり・頭痛・便秘、神経症、肥満症に適す
清上防風湯 （せいじょうぼうふうとう）	中等度 ⓫＿＿	・⓬＿＿顔で、ときにのぼせがある人の⓭＿＿＿＿＿、顔面・頭部の湿疹・皮膚炎、赤鼻に適す

肥満症に用いられる防已黄耆湯、防風通聖散、大柴胡湯は、どのような肥満症にも適すわけではないぞ。基本的に肥満症は、生活習慣の改善を図ることが、もっとも肝心なんじゃ。

4 相互作用と受診勧奨

・同じ⓮＿＿＿を含む複数の漢方処方製剤が併用された場合、作用が強くあらわれたり、副作用を生じやすくなる。

・小柴胡湯と⓯＿＿＿＿＿＿＿＿＿＿製剤の相互作用（間質性肺炎のおそれ）など、医療用医薬品との相互作用にも注意する。医師の治療を受けている人は、専門家への相談が必要である。

本章で学ぶ漢方処方製剤についてまとめた表じゃ。カンゾウ、マオウ、ダイオウが含まれるか、まとめて確認してみるのじゃ。

● 重要な漢方処方製剤

かぜ	特徴	カンゾウ	マオウ	ダイオウ
葛根湯 かっこんとう	感冒の初期	○	○	
麻黄湯 まおうとう	身体のふしぶしが痛い	○	○	
小青竜湯 しょうせいりゅうとう	うすい水様の痰、アレルギー性鼻炎	○	○	
麻杏甘石湯 まきょうかんせきとう	鎮咳・去痰	○	○	
神秘湯 しんぴとう	痰が少ないものの咳	○	○	
小柴胡湯 しょうさいことう	舌に白苔、インターフェロン製剤との併用で間質性肺炎	○		
柴胡桂枝湯 さいこけいしとう	腹痛を伴うかぜの中期以降	○		
桂枝湯 けいしとう	かぜの初期、汗が出るもの	○		
香蘇散 こうそさん	かぜの初期、血の道症	○		
柴朴湯 さいぼくとう	気分がふさいで、咽喉・食道部に異物感、小児喘息	○		
麦門冬湯 ばくもんどうとう	咽頭の乾燥感があるもの	○		
半夏厚朴湯 はんげこうぼくとう	気分がふさいで、咽喉・食道部に異物感、咳、神経性胃炎			
鎮痛	特徴	カンゾウ	マオウ	ダイオウ
薏苡仁湯 よくいにんとう	関節や筋肉の腫れや痛みがある関節痛、筋肉痛、神経痛	○	○	
芍薬甘草湯 しゃくやくかんぞうとう	筋肉の痙攣（こむらがえり等）	○		
釣藤散 ちょうとうさん	めまい、肩こりがある慢性頭痛	○		
疎経活血湯 そけいかっけつとう	痛みがあり、ときにしびれを伴う関節痛、神経痛	○		
呉茱萸湯 ごしゅゆとう	頭痛、頭痛に伴う嘔吐、しゃっくり			

答 ❶ 以上　❷ のぼせ　❸ 鼻出血　❹ 虚弱　❺ 肝機能障害　❻ 充実　❼ 皮下脂肪　❽ 動悸　❾
便秘　❿ 胃炎　⓫ 以上　⓬ 赤ら　⓭ にきび　⓮ 生薬　⓯ インターフェロン

催眠鎮静	特徴	カンゾウ	マオウ	ダイオウ
酸棗仁湯 （さんそうにんとう）	不眠症、神経症、1週間くらい服用して改善がなければ受診	○		
抑肝散 （よくかんさん）	神経がたかぶり、怒りやすいものの神経症、不眠症	○		
加味帰脾湯 （かみきひとう）	心身が疲れ、血色が悪い、不眠症、精神不安	○		
柴胡加竜骨牡蛎湯 （さいこかりゅうこつぼれいとう）	精神不安があって、動悸、不眠、神経症			○
小児の疳	特徴	カンゾウ	マオウ	ダイオウ
小建中湯 （しょうけんちゅうとう）	小児虚弱体質	○		
のどの痛み	特徴	カンゾウ	マオウ	ダイオウ
桔梗湯 （ききょうとう）	のどが腫れて痛み、ときに咳が出る扁桃炎	○		
駆風解毒湯 （くふうげどくとう）	のどが腫れて痛む扁桃炎	○		
白虎加人参湯 （びゃっこかにんじんとう）	熱感と口渇が強い、のどの渇き、ほてり	○		
響声破笛丸 （きょうせいはてきがん）	しわがれ声、咽喉不快	○		
胃の不調	特徴	カンゾウ	マオウ	ダイオウ
安中散 （あんちゅうさん）	胃痛または腹痛、神経性胃炎、慢性胃炎、胃腸虚弱	○		
人参湯 （にんじんとう）	疲れやすく冷えやすいものの胃腸虚弱	○		
平胃散 （へいいさん）	胃もたれ、消化不良、食欲不振	○		
六君子湯 （りっくんしとう）	疲れやすく、貧血性で手足が冷えやすいものの胃炎	○		
腸の不調	特徴	カンゾウ	マオウ	ダイオウ
桂枝加芍薬湯 （けいしかしゃくやくとう）	腹部膨満感のあるもののしぶり腹、腹痛、下痢、便秘	○		
大黄甘草湯 （だいおうかんぞうとう）	便秘、頭重、のぼせ、湿疹・皮膚炎	○		○
大黄牡丹皮湯 （だいおうぼたんぴとう）	下腹部痛があり、便秘しがちなものの月経不順			○
麻子仁丸 （ましにんがん）	ときに便が硬く塊状の便秘、頭重、のぼせ、湿疹・皮膚炎			○
血圧	特徴	カンゾウ	マオウ	ダイオウ
三黄瀉心湯 （さんおうしゃしんとう）	高血圧、鼻血、痔出血、便秘、更年期障害、血の道症			○
七物降下湯 （しちもつこうかとう）	高血圧に適す、胃腸が弱いものには不向き、15歳未満には避ける			

痔	特徴	カンゾウ	マオウ	ダイオウ
乙字湯 おつじとう	便秘傾向のものの痔核、切れ痔	○		○
芎帰膠艾湯 きゅうききょうがいとう	出血傾向がある痔出血	○		
泌尿器	**特徴**	**カンゾウ**	**マオウ**	**ダイオウ**
牛車腎気丸 ごしゃじんきがん	下肢痛、腰痛、しびれ、排尿困難、頻尿			
八味地黄丸 はちみじおうがん	下肢痛、腰痛、しびれ、排尿困難、残尿感、頻尿			
六味丸 ろくみがん	排尿困難、残尿感、頻尿			
猪苓湯 ちょれいとう	排尿困難、排尿痛、残尿感			
竜胆瀉肝湯 りゅうたんしゃかんとう	排尿痛、残尿感、尿の濁り	○		
婦人薬	**特徴**	**カンゾウ**	**マオウ**	**ダイオウ**
加味逍遙散 かみしょうようさん	冷え症、虚弱体質、月経不順、月経困難、更年期障害	○		
桂枝茯苓丸 けいしぶくりょうがん	月経不順、月経異常、月経痛、更年期障害			
五積散 ごしゃくさん	胃腸炎、腰痛、神経痛、関節痛	○	○	
四物湯 しもつとう	月経不順、月経異常、更年期障害、血の道症			
当帰芍薬散 とうきしゃくやくさん	月経不順、月経異常、月経痛、更年期障害			
アレルギー	**特徴**	**カンゾウ**	**マオウ**	**ダイオウ**
茵蔯蒿湯 いんちんこうとう	蕁麻疹、口内炎、湿疹・皮膚炎			○
十味敗毒湯 じゅうみはいどくとう	化膿性皮膚疾患・急性皮膚疾患の初期	○		
消風散 しょうふうさん	湿疹・皮膚炎、蕁麻疹、水虫、あせも	○		
葛根湯加川芎辛夷 かっこんとうかせんきゅうしんい	鼻づまり、蓄膿症、慢性鼻炎	○	○	
荊芥連翹湯 けいがいれんぎょうとう	蓄膿症、慢性鼻炎、慢性扁桃炎、にきび	○		
辛夷清肺湯 しんいせいはいとう	鼻づまり、慢性鼻炎、蓄膿症			
滋養強壮	**特徴**	**カンゾウ**	**マオウ**	**ダイオウ**
十全大補湯 じゅうぜんたいほとう	体力低下、疲労倦怠、食欲不振、ねあせ	○		
補中益気湯 ほちゅうえっきとう	虚弱体質、疲労倦怠、病後、術後の衰弱	○		
肥満症	**特徴**	**カンゾウ**	**マオウ**	**ダイオウ**
防已黄耆湯 ぼういおうぎとう	関節の腫れや痛み、むくみ、多汗症、肥満症	○		
防風通聖散 ぼうふうつうしょうさん	高血圧や肥満に伴う動悸、肩こり、のぼせ	○	○	○
大柴胡湯 だいさいことう	胃炎、常習便秘、高血圧や肥満に伴う肩こり、頭痛			○

2. 生薬製剤

1 生薬製剤のはたらき

・生薬製剤は、❶＿＿＿＿＿成分を組み合わせて配合された医薬品で、一見、漢方薬的に見えるが、

❷［中国／西洋］医学的な基調の上にたつものである。

漢方薬	生薬製剤
・❸＿＿＿＿＿の伝統医学 ・使用する人の❹＿＿＿＿（体質や症状その他の状態等）に適した配合を選択する	・個々の有効成分（❶＿＿＿＿＿成分）の薬理作用を主に考えて配合される

生薬は、有効成分となる**基原**をきちんと押さえることが重要じゃ！

2 代表的な生薬成分

・生薬は、❺＿＿＿＿＿＿の薬用とする部分、細胞内容物、分泌物、抽出物または❻＿＿＿＿＿
などである。

・薬用植物等の名称が生薬名と混同されて用いられることがあるが、それらは生薬の素材

（❼＿＿＿＿）となる植物等を指す名称であり、生薬名とは明確に区別される必要がある。

◎これまでの章で取り上げられた生薬成分以外の代表的な生薬成分は以下のとおりである。

生薬名	基原	特徴
❽＿＿＿＿＿	キンポウゲ科の❾＿＿＿＿＿＿＿＿＿またはオクトリカブトの塊根を減毒加工したもの	・心筋の収縮力を高める ・❿＿＿＿＿＿＿＿＿＿を改善、利尿作用 ・鎮痛作用（アスピリン等と異なり、プロスタグランジンの産生を抑えないため、胃腸障害等の副作用はない）
⓫＿＿＿＿＿	⓬＿＿＿＿＿科のクズの周皮を除いた根	・解熱、鎮痙

⑬ ＿＿＿＿	⑭ ＿＿＿科のミシマサイコの根	・抗炎症、鎮痛
⑮ ＿＿＿＿	⑭ ＿＿＿科の *Saposhnikovia divaricata* Schischkin の根及び根茎	・発汗、解熱、鎮痛、鎮痙
⑯ ＿＿＿＿	⑰ ＿＿＿＿＿＿＿科のサラシナショウマ等の根茎	・発汗、解熱、解毒、消炎
⑱ ＿＿＿＿	⑲ ＿＿＿＿＿＿＿科のマツホドの菌核	・利尿、健胃、鎮静
⑳ ＿＿＿＿	㉑ ＿＿＿＿＿科のレンギョウの果実	・鎮痛、抗菌
㉒ ＿＿＿＿	㉓ ＿＿＿科のサンザシ等の偽果	・健胃、消化促進

3 相互作用と受診勧奨

・同じ成分または作用を示す生薬成分を含有する医薬品等が併用された場合は、作用が強くあらわれたり、㉔＿＿＿＿を生じやすくなる。

・生薬成分は、㉕＿＿＿＿等の食品として流通することもあり、食品として当該生薬成分を摂取している人は、注意が必要である。

・生薬製剤は、漢方処方製剤と同様、症状の原因となる体質の改善を主眼としているものが多く、比較的長期間（㉖＿＿か月くらい）継続して服用されることがある。

・一般の生活者においては、「生薬製剤は、すべからく作用が緩やかで、副作用が少ない」という誤った認識が見られることがあるが、㉗＿＿＿＿（強心薬）のように少量で強い作用を示す生薬もあるので、注意が必要である。

答 ❶ 生薬 ❷ 西洋 ❸ 日本 ❹ 証 ❺ 動植物 ❻ 鉱物 ❼ 基原 ❽ ブシ ❾ ハナトリカブト ❿ 血液循環 ⓫ カッコン ⓬ マメ ⓭ サイコ ⓮ セリ ⓯ ボウフウ ⓰ ショウマ ⓱ キンポウゲ ⓲ ブクリョウ ⓳ サルノコシカケ ⓴ レンギョウ ㉑ モクセイ ㉒ サンザシ ㉓ バラ ㉔ 副作用 ㉕ ハーブ ㉖ 1 ㉗ センソ

● 重要な生薬製剤

解熱鎮痛	基原	作用
ジリュウ	フトミミズ等の内部を除いたもの	古くから「熱さまし」として利用
シャクヤク	ボタン科シャクヤクの根	鎮痛鎮痙作用、鎮静作用
ボウイ	ツヅラフジ科オオツヅラフジの蔓性の茎及び根茎を、通例、横切したもの	鎮痛、利尿
催眠鎮静	基原	作用
サンソウニン	クロウメモドキ科サネブトナツメの種子	神経の興奮・緊張の緩和
カノコソウ	オミナエシ科カノコソウの根茎及び根	〃
チャボトケイソウ	トケイソウ科チャボトケイソウの開花期における茎及び葉	〃
ホップ	アサ科ホップの成熟した球果状の果穂	〃
小児の疳	基原	作用
ゴオウ	ウシの胆嚢中に生じた結石	緊張や興奮を鎮め、血液の循環を促す
ジャコウ	シカ科ジャコウジカの雄のジャコウ線分泌物	〃
レイヨウカク	ウシ科サイカレイヨウ等の角	緊張や興奮を鎮める
ジンコウ	ジンチョウゲ科ジンコウの黒色樹脂の沈着物	鎮静、健胃、強壮作用
鎮咳・去痰	基原	作用
キョウニン	バラ科ホンアンズ、アンズ等の種子	鎮咳作用
ナンテンジツ	シロミナンテンまたはナンテンの果実	〃
シャゼンソウ	オオバコ科オオバコの花期の全草	去痰作用
オウヒ	バラ科ヤマザクラまたはカスミザクラの樹皮	〃
口腔咽喉	基原	作用
ラタニア	クラメリア科クラメリア・トリアンドラ及びその同属植物の根	収斂作用
ミルラ	カンラン科ミルラノキ等の植物の皮部の傷口から流出して凝固した樹脂	収斂作用、抗菌作用
ハッカ	シソ科ハッカの地上部	精油成分、芳香による清涼感

健胃	基原	作用
オウバク	ミカン科キハダ等の周皮を除いた樹皮	苦みによる健胃作用
オウレン	キンポウゲ科オウレン等の根をほとんど除いた根茎	〃
センブリ	リンドウ科センブリの開花期の全草	〃
ケイヒ	クスノキ等の樹皮または周皮の一部を除いた樹皮	香りによる健胃作用
コウボク	モクレン科ホオノキ等の樹皮	〃

大腸刺激性瀉下	基原	作用
センナ	マメ科の *Cassia angustifolia* Vahl または *Cassia acutifolia* Delile の小葉	分解生成物が大腸を刺激 妊娠・授乳中は使用しない
ダイオウ	タデ科の *Rheum palmatum* Linné, *Rheum tanguticum* Maximowicz, *Rheum officinale* Baillon, *Rheum coreanum* Nakai またはそれらの種間雑種の、通例、根茎	ダイオウ中のセンノシドが作用 妊娠・授乳中は使用しない

強心	基原	作用
センソ	アジアヒキガエル等の耳腺の分泌物	強心作用
ジャコウ	ジャコウジカの雄のジャコウ腺分泌物	〃
ゴオウ	ウシの胆囊中に生じた結石	〃

痔疾	基原	作用
シコン	ムラサキ科ムラサキの根	新陳代謝促進、殺菌、抗炎症作用
セイヨウトチノミ	トチノキ科セイヨウトチノキの種子	血行促進、抗炎症作用
オウゴン	シソ科コガネバナの周皮を除いた根	抗炎症作用
カイカ	マメ科エンジュの蕾^{つぼみ}	止血作用

泌尿器	基原	作用
ウワウルシ	ツツジ科クマコケモモの葉	利尿作用
カゴソウ	シソ科ウツボグサの花穂	残尿感、排尿時の不快感
キササゲ	ノウゼンカズラ科キササゲ等の果実	尿量減少

婦人薬	基原	作用
サフラン	アヤメ科サフランの柱頭	鎮静、鎮痛、月経の滞り
コウブシ	カヤツリグサ科ハマスゲの根茎	〃
センキュウ	セリ科センキュウの根茎	血行改善、血色不良・冷えの緩和
トウキ	セリ科トウキまたはホッカイトウキの根	〃
ジオウ	ゴマノハグサ科アカヤジオウ等の根	〃
アレルギー	基原	作用
シンイ	モクレン科ハクモクレン、コブシ等の蕾	鎮静、鎮痛作用
サイシン	ウマノスズクサ科ウスバサイシンまたはケイリンサイシンの根及び根茎	鎮痛、鎮咳、利尿、鼻閉への効果
ケイガイ	シソ科ケイガイの花穂	発汗、解熱、鎮痛、鼻閉への効果
頭皮・毛根	基原	作用
カシュウ	タデ科ツルドクダミの塊根	余分な皮脂を取り除く
チクセツニンジン	ウコギ科トチバニンジンの根茎	血行促進、抗炎症作用
ヒノキチオール	ヒノキ科タイワンヒノキ、ヒバ等の精油	抗菌、抗炎症作用
歯痛・歯槽膿漏	基原	作用
サンシシ	アカネ科クチナシの果実	歯痛に抗炎症作用
カミツレ	キク科カミツレの頭花	歯槽膿漏に抗炎症、抗菌作用
滋養強壮	基原	作用
ニンジン	ウコギ科オタネニンジンの細根を除いた根	別名高麗人参、神経系興奮、副腎皮質の機能亢進作用、ストレス刺激に対する抵抗力、新陳代謝を高める
ハンピ	クサリヘビ科ニホンマムシ等の皮及び内臓を取り除いたもの	強壮、血行促進、強精作用
ヨクイニン	イネ科ハトムギの種皮を除いた種子	肌荒れ、いぼ
タイソウ	ウロウメモドキ科ナツメの果実	強壮作用
ゴミシ	マツブサ科チョウセンゴミシの果実	〃
サンシュユ	ミズキ科サンシュユの偽果の果肉	〃
サンヤク	ヤマノイモ科ヤマノイモまたはナガイモの周皮を除いた根茎	〃
オウギ	マメ科のキバナオウギ等の根	〃

27 公衆衛生用薬

1. 消毒薬

1 消毒薬のはたらき

・感染症は、病原性のある❶＿＿＿＿や❷＿＿＿＿＿、❸＿＿＿＿＿＿＿などが体に侵入

　することによって起こる望ましくない反応である。

　殺菌・消毒 ▶ 生存する微生物の数を❹＿＿＿＿＿

　滅菌 ▶ 物質中のすべての微生物を❺＿＿＿＿＿または❻＿＿＿＿＿する

・消毒薬が微生物を死滅させる仕組みおよび効果は、殺菌消毒成分の種類、❼＿＿＿＿、

　❽＿＿＿＿、時間、消毒対象物の❾＿＿＿＿度、微生物の種類や状態などによって異なる。

・生息条件が整えば、消毒薬の溶液中で生存・増殖する微生物もいる。

> 食中毒は、手指や食品、調理器具等に付着した細菌、寄生虫やウイルスが口から体内に入って増殖することが原因じゃ。

食中毒の流行時期や、感染者が身近に存在するような場合には、集団感染防止のために、消毒薬を使用することが効果的なんです。

2 代表的な配合成分

・消毒薬は、手指・皮膚の消毒のほか、❿＿＿＿＿等の殺菌・消毒にも用いられる。

・手指または皮膚の殺菌・消毒を目的とする消毒薬のうち、配合成分や濃度等があらかじめ定

　められた範囲内である製品については、⓫［医薬品／医薬部外品］として流通することが認

　められている。

・器具等の殺菌・消毒を併せて目的とする製品については、⓬［医薬品／医薬部外品］として

　のみ製造販売されている。

答　❶ 細菌　❷ 寄生虫　❸ ウイルス　❹ 減らす　❺ 殺滅　❻ 除去（❺、❻順不同）　❼ 濃度　❽ 温度（❼、❽順不同）　❾ 汚染　❿ 器具　⓫ 医薬部外品　⓬ 医薬品

(1) 手指、皮膚の消毒のほか、器具等の殺菌・消毒にも用いられる成分

成分名	特徴
・❶_____ 液	・結核菌を含む一般細菌類、真菌類に効果 ・大部分の❷_____には効果がない ・原液は刺激性が強いため、皮膚に付着しないようにする
・❸_____ ・イソプロパノール	・結核菌を含む一般細菌類、真菌類、❷_____ 　に効果 ・イソプロパノールは、エタノールよりもウイルスに対する不活性効果が❹［高い／低い］
・❺_____ _____酸塩	・一般細菌類、真菌類に効果 ・❻_____菌、ウイルスには効果がない

(2) 器具、設備等の殺菌・消毒に用いられる成分

成分名	特徴
・❼_____ _____ ・サラシ粉	・❽_____系殺菌消毒成分 ・一般細菌類、真菌類、ウイルス全般に効果 ・皮膚刺激性が強く、❾_____には用いない ・❿_____腐食性があるとともに、プラスチックやゴム製品を劣化させる
・⓫_____ _____ ・トリクロロイソシアヌル酸	・⓬_____系殺菌消毒成分 ・塩素臭や刺激性、金属腐食性が比較的抑えられており、 　⓭_____等の大型設備に使用される

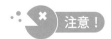 **注意！** 塩素系殺菌消毒成分は、酸性の洗剤・洗浄剤と反応すると有毒な塩素ガスを発生するため、混ざらないように十分に注意する必要がある。

3 誤用・事故等による中毒への対処

誤って飲み込んだ場合	・数分以内に多量の⑭_____（ない場合は水）を飲ませ、消化管からの吸収を遅らせる ・原末や濃厚液を誤って飲み込んだ場合は、⑮_____判断で安易に吐きださせることは避ける
誤って目に入った場合	・流水で⑯____分以上、洗眼する ・酸やアルカリの場合には、早期の十分な⑰_____が重要。中和させる処置は、熱を発生して、悪化させるおそれがある
誤って皮膚に付着した場合	・石けんを用いて、流水で⑯____分以上洗う ・酸やアルカリの場合は、目に入ったときと同様
誤って吸入した場合	・意識がない場合は新鮮な⑱_____のところへ運び出し、人工呼吸

酸やアルカリが目に入ったり、皮膚に付着したりした場合、中和させようとして酸にアルカリ、アルカリに酸を加えるのはとても危険です。熱を発生させて刺激を強め、状態を悪化させるおそれがあります。どちらの場合も、まず十分に水洗いすることが大切です。

Point
・クレゾール石ケン液は、大部分のウイルスには**効果がない**。
・エタノールや次亜塩素酸ナトリウムは、ウイルスにも**効果がある**。
・消毒薬を誤って飲み込んだ場合は、数分以内に多量の牛乳（もしくは水）を飲ませる。

memo
_____
_____
_____

答 ❶ クレゾール石ケン ❷ ウイルス ❸ エタノール ❹ 低い ❺ クロルヘキシジングルコン ❻ 結核 ❼ 次亜塩素酸ナトリウム ❽ 塩素 ❾ 人体 ❿ 金属 ⓫ ジクロロイソシアヌル酸ナトリウム ⓬ 有機塩素 ⓭ プール ⓮ 牛乳 ⓯ 自己 ⓰ 15 ⓱ 水洗 ⓲ 空気

2. 殺虫剤・忌避剤

1 殺虫剤・忌避剤のはたらき

・殺虫剤・忌避剤のうち、ハエ、ダニ、蚊等の衛生害虫の防除を目的とするものには、医薬品 または医薬部外品として、法による規制の対象とされている。

・人体に対する作用が緩和な製品については、❶［医薬品／医薬部外品］として製造販売されるが、原液を用時希釈して用いるものなど、人体に対する作用が緩和とはいえない製品については❷［医薬品／医薬部外品］として扱われる。

2 衛生害虫の種類と防除

・❸＿＿＿＿＿＿を媒介したり、❹＿＿＿＿＿＿＿＿を汚染するなどして、保健衛生上の害を及ぼす昆虫等を衛生害虫という。

> 外敵から身を守るために人体に危害を与えることが あるもの（ハチ、サソリなど）は**含まれない**のじゃ。

害虫名	特徴
ハエ	・❺＿＿＿＿＿菌、チフス菌、コレラ菌、O-157 大腸菌など、さまざまな病原菌を媒介 ・基本は❻＿＿＿＿＿の防除であり、❼＿＿＿＿＿＿＿＿殺虫剤が生息場所に散布される
蚊	・吸血によって発疹や痒みを引き起こすほか、❽＿＿＿＿＿＿＿、マラリア、黄熱、デング熱等の重篤な病気を媒介 ・❾＿＿＿＿＿＿＿の防除では、生態系への影響を考慮する
ゴキブリ	・❿＿＿＿＿＿＿＿菌、ブドウ球菌、腸炎ビブリオ菌、ボツリヌス菌、O-157 大腸菌等の食中毒の原因となる菌を媒介 ・⓫＿＿＿＿＿＿＿を行う場合、卵には医薬品成分が浸透しないため、殺虫効果がない。⓬＿＿週間後くらいに、もう一度⓫＿＿＿＿＿＿を行い、ふ化した幼虫を駆除する

シラミ	・激しい痒み、⑬＿＿＿＿＿＿＿＿＿＿（日本紅斑熱や発疹チフス等の病原細菌）の媒介 ・散髪や洗髪、入浴、衣服の熱湯処理などの物理的方法で防除 ・医薬品では、⑭＿＿＿＿＿＿＿＿＿配合のシャンプーやてんか粉で防除
トコジラミ	・シラミではなくカメムシ科の昆虫で⑮＿＿＿＿＿＿＿＿＿とも呼ばれる ・体長が比較的大きいため、⑯＿＿＿＿＿＿＿＿＿で吸引することによる駆除も可能
ノミ	・痒みがあり、⑰＿＿＿＿＿＿などの病原細菌を媒介 ・⑱＿＿＿＿＿＿等に寄生しているノミもヒトに被害を及ぼすため、⑱＿＿＿＿＿＿に対するノミ取りシャンプーや忌避剤の使用
イエダニ	・⑲＿＿＿＿＿＿を宿主とし、激しい痒み ・⑲＿＿＿＿＿＿の駆除とともに、殺虫剤による燻蒸処理等
ツツガムシ	・⑳＿＿＿＿＿＿の一種で、ツツガムシ病リケッチアを媒介
屋内塵性ダニ	・㉑＿＿＿＿＿＿＿類は、大量発生したときにはヒトが刺されることがある ・㉒＿＿＿＿＿＿＿類やケナガコナダニは、ヒトを刺すことはないが、ダニの糞や死骸がアレルゲンとなって、気管支喘息やアトピー性皮膚炎を引き起こすことがある ・完全駆除は困難であり、増殖させないということを基本として防除

memo
＿＿＿＿＿＿＿＿＿＿＿＿＿＿＿＿＿＿＿＿＿＿＿＿＿＿＿＿＿＿＿＿＿＿＿＿＿＿

＿＿＿＿＿＿＿＿＿＿＿＿＿＿＿＿＿＿＿＿＿＿＿＿＿＿＿＿＿＿＿＿＿＿＿＿＿＿

答 ❶ 医薬部外品　❷ 医薬品　❸ 疾病　❹ 飲食物　❺ 赤痢　❻ ウジ　❼ 有機リン系　❽ 日本脳炎　❾ ボウフラ　❿ サルモネラ　⓫ 燻蒸処理　⓬ 3　⓭ リケッチア　⓮ フェノトリン　⓯ ナンキンムシ　⓰ 電気掃除機　⓱ ペスト　⓲ ペット　⓳ ネズミ　⓴ ダニ　㉑ ツメダニ　㉒ ヒョウヒダニ

3 代表的な配合成分

種類	成分名	特徴
有機リン系殺虫成分	・❶＿＿＿＿＿＿ ・ダイアジノン ・❷＿＿＿＿＿＿ ＿＿＿＿＿＿ ・フェンチオン ・トリクロルホン	・アセチルコリンを分解する酵素と❸［可逆的／不可逆的］に結合して働きを阻害する ・ほ乳類や❹＿＿＿＿＿では速やかに分解されて排泄されるため毒性は比較的低い ・ただし誤って飲み込んでしまった場合には❺＿＿＿＿＿、呼吸困難、筋肉麻痺等
ピレスロイド系殺虫成分	・❻＿＿＿＿＿＿ ・フェノトリン ・フタルスリン	・❼＿＿＿＿＿＿＿の成分から開発され、残効性が低い ・神経細胞に❽＿＿＿＿作用して神経伝達を阻害
カーバメイト系殺虫成分	・❾＿＿＿＿＿＿	・アセチルコリンエステラーゼとの結合は⓬［可逆的／不可逆的］である ・⓭＿＿＿＿＿＿＿＿系殺虫成分に抵抗を示す害虫の駆除に用いられる ・ウジ、ボウフラの防除 ・神経細胞に作用する
オキサジアゾール系殺虫成分 有機塩素系殺虫成分	・❿＿＿＿＿＿ ＿＿＿＿＿＿ ・⓫＿＿＿＿＿＿ ＿＿＿＿＿＿	
昆虫成長阻害成分	・⓮＿＿＿＿＿＿ ・ピリプロキシフェン ・ジフルベンズロン	・昆虫の脱皮や変態を阻害する
忌避成分	・⓯＿＿＿＿＿＿	・効果の持続性が高い ・⓰＿＿か月未満の乳児への使用を避ける ・⓰＿＿か月から⓱＿＿＿＿歳未満の小児については⓲＿＿＿＿＿への使用を避け、1日の使用限度を守る
	・⓳＿＿＿＿＿＿	・年齢制限がなく、蚊やマダニに効果

4 主な剤形、用法

剤形	特徴
スプレー剤	・医薬品を空間中に噴霧する
燻蒸剤	・容器中の医薬品を煙状または❷⓿＿＿＿にして一度に全量放出させる ・燻蒸処理が完了するまで、部屋を締め切って退出する
毒餌剤 （誘因殺虫剤）	・衛生害虫（主にゴキブリ）を誘因する成分を❷①＿＿＿成分とともに配合し、マット状、ペレット状、ペースト状にしたもの
蒸散剤	・殺虫成分を基剤に混ぜて整形し、❷②＿＿＿または常温で揮散させる
粉剤・粒剤	・粉剤は、殺虫成分を粉体に吸着させたもの ・粒剤は、殺虫成分を基剤に混ぜて粒状にしたもの
乳剤・水和剤	・原液を❷③＿＿で希釈して使用する
油剤	・湿気を避ける場所で使用でき、❷④＿＿＿器具を必要とする

5 使用時の留意事項

殺虫剤	・殺虫剤を噴霧・散布する際は、なるべく防護ゴーグル、❷⑤＿＿＿＿、手袋、肌の露出度の低い衣服を着用し、用法・用量を厳守する
忌避剤	・基本的に漫然な使用を避け、蚊、ブユ等が多い❷⑥＿＿＿での使用等、必要な場合にのみ使用する

殺虫剤の使用後に身体に異常があらわれたり、誤って飲み込んだ場合には、その製品が何系の殺虫成分かを伝えて、受診することが大切じゃ！

答 ❶ ジクロルボス ❷ フェニトロチオン ❸ 不可逆的 ❹ 鳥類 ❺ 縮瞳 ❻ ペルメトリン ❼ 除虫菊 ❽ 直接 ❾ プロポクスル ❿ メトキサジアゾン ⓫ オルトジクロロベンゼン ⓬ 可逆的 ⓭ ピレスロイド ⓮ メトプレン ⓯ ディート ⓰ 6 ⓱ 12 ⓲ 顔面 ⓳ イカリジン ⓴ 霧状 ㉑ 殺虫 ㉒ 加熱 ㉓ 水 ㉔ 噴射 ㉕ マスク ㉖ 戸外

28 一般用検査薬

1 一般用検査薬のはたらき

・一般用検査薬は、一般の生活者が正しく用いて健康状態を把握し、速やかな受診につなげることで疾病を❶＿＿＿＿＿＿＿＿＿するためのものである。

・一般用検査薬は、薬局または医薬品の販売業において取り扱うことが認められている。

・検査に用いる検体は、尿、糞便、鼻汁、唾液、涙液など採取に際して❷＿＿＿＿＿（採血や穿刺等）のないものである。

2 販売時の留意点

● **販売を行う際にわかりやすく説明すべき事項**

・❸＿＿＿＿＿＿＿＿＿におきかわるものでないこと

・❹＿＿＿＿＿＿＿および検査結果に与える影響

・検査薬の使い方や❺＿＿＿＿上の注意　　　・検査薬の❻＿＿＿＿＿

・検体の❼＿＿＿＿時間とその意義　　　・検査結果の❽＿＿＿＿＿

・適切な❾＿＿＿＿＿＿＿を行う

・その他、購入者等からの検査薬に関する相談には積極的に応じる

---

3 検出感度、偽陰性・偽陽性

・検出反応が起こるための対象物質の最低限の濃度を ➡ ❿＿＿＿＿＿＿

・検体中に対象物質が存在しているにもかかわらず、その濃度が検出感度以下であったり、他の物質の影響等によって、検出結果が陰性となった場合 ➡ ⓫＿＿＿＿＿

・逆に、検体中に対象物質が存在していないにもかかわらず、検査対象外の物質と反応が起こって検査結果が陽性となった場合 ➡ ⓬＿＿＿＿＿

・いかなる検査薬においても偽陰性・偽陽性を完全に排除することは⓭［可能／困難］である。

4 尿糖・尿タンパク検査薬

・尿糖・尿タンパク検査薬は、尿糖値および尿中のタンパク値を検出する。

・泌尿器系の機能が正常に働いていて、また、血糖値が正常であれば、糖分やタンパク質は ⑭＿＿＿＿の尿細管においてほとんどが再吸収される。

・尿糖値に異常を生じる要因は、高血糖のほかに、⑮＿＿＿＿糖尿等のように高血糖を伴わない場合もある。

・尿中のタンパク値に異常を生じる要因については、腎機能障害によるものとして⑯＿＿＿＿や⑰＿＿＿＿＿＿＿＿、尿路に異常が生じたことによるものとして⑱＿＿＿＿＿＿＿＿＿＿、尿路結石、⑲＿＿＿＿炎等がある。

● 尿糖・尿タンパクの検査結果に影響を与える主な要因

採尿容器の汚れ	・⑳＿＿＿＿な容器を使用する
採尿のタイミング	・尿糖検査：食後１～２時間等、使用方法に従う ・尿タンパク：原則として㉑＿＿＿＿（起床直後の尿）を検体とする
採尿の仕方	・㉒［出始めの尿／中間尿］を採取する
検体の取り扱い	・なるべく採尿後㉓［速やかに／時間をおいて］検査する
検査薬の取り扱い	・検出する部分に直接手で触れない ・長い間尿に浸していると、正確な結果が得られない
食事などの影響	・通常、尿は弱酸性であるが、㉔＿＿＿＿等で中性～弱アルカリ性に傾くと、正確な結果が得られない ・医薬品の中には、検査結果に影響を与える成分を含むものがある

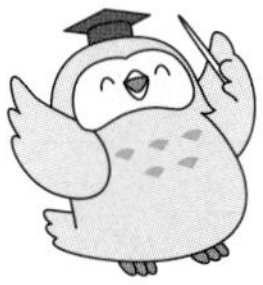

尿糖・尿タンパク検査薬は、糖やタンパク質の有無を調べるものであり、その結果でただちに疾患の有無や種類を判断することはできないんじゃ。

答 ① 早期発見 ② 侵襲 ③ 専門的診断 ④ 妨害物質 ⑤ 保管 ⑥ 性能 ⑦ 採取 ⑧ 判定 ⑨ 受診勧奨 ⑩ 検出感度 ⑪ 偽陰性 ⑫ 偽陽性 ⑬ 困難 ⑭ 腎臓 ⑮ 腎性 ⑯ 腎炎 ⑰ ネフローゼ（⑯、⑰順不同） ⑱ 尿路感染症 ⑲ 膀胱 ⑳ 清浄 ㉑ 早朝尿 ㉒ 中間尿 ㉓ 速やかに ㉔ 食事

5 妊娠検査薬

・妊娠が成立すると、胎児（受精卵）を取り巻く絨毛細胞から❶＿＿＿＿＿＿＿＿＿＿＿＿＿＿＿＿＿＿＿

　　　　　　ホルモン（hCG）が分泌され始め、やがて尿中に hCG が検出されるようになる。

・妊娠検査薬は、尿中の hCG の❷＿＿＿＿＿を調べるものであり、通常、実際に妊娠が成立し

てから❸＿＿週目前後の尿中 hCG 濃度を検出感度としている。

妊娠初期（妊娠❹＿＿＿週まで）	妊娠を早い段階で知り、適切に対処する
・胎児の脳や内臓などの諸器官が形づくられる ・母体が摂取した物質等の影響を受けやすい	・❺＿＿＿＿＿の内容、❻＿＿＿＿＿＿＿＿の使用に適切な配慮をする ・❼＿＿＿＿＿や喫煙、風疹や水痘などの❽＿＿＿＿、放射線照射等を避ける

● 妊娠検査薬の検査結果に影響を与える主な要因

検査の時期	・月経予定日が過ぎておおむね❾＿＿週目以降の検査が推奨される
採尿のタイミング	・❿＿＿＿＿＿＿（起床直後の尿）を検体とする（尿が濃すぎると結果に影響を与えることもある）
検査薬の取り扱い	・検出反応は、hCG と特異的に反応する抗体や酵素の反応であり、⓫＿＿＿＿＿の影響を受けることがある
検体の取り扱い	・なるべく採尿後⓬［速やかに／時間をおいて］検査する
検体中の混在物質	・高濃度のタンパク尿や糖尿の場合は非特異的な反応が生じ、⓭［偽陽性／偽陰性］を示すことがある
ホルモン分泌の変動	・絨毛細胞の⓮＿＿＿＿＿化、胃癌、膵癌、卵巣癌などでも陽性となる場合がある ・経口避妊薬、更年期障害治療薬などの⓯＿＿＿＿＿＿＿＿剤使用で陽性となる場合がある

● 検査結果の判断と、受診勧奨

・妊娠検査薬は、妊娠の早期判定の補助として尿中の hCG の有無を調べるものであり、その結果をもってただちに妊娠しているか否かを断定すること⓰［ができる／はできない］。妊娠の確定診断には、専門医による問診や、⓱＿＿＿＿＿＿＿＿＿＿検査などの結果から総合的に見極める必要がある。

・正常な妊娠か否かについて、妊娠検査薬による検査結果で⓲［判別できる／判別できない］。

・検査結果が陰性であって、月経の遅れが著しい場合には、偽陰性であった可能性のほか、⓳＿＿＿＿＿＿＿＿＿＿＿＿＿＿＿＿等の病気であるおそれもあり、専門医への相談などが必要である。

⓳＿＿＿＿＿＿＿＿＿＿＿＿＿＿は、初潮後ある程度月経を経験した女性の月経が３か月以上なくなる疾患のことじゃ。無理なダイエットや拒食症、過度のスポーツ等が原因でしばしば起こるぞ。

・検体中に対象物質が存在しているにもかかわらず、その濃度が検出感度以下であったり、他の物質の影響等により検出結果が陰性となった場合を**偽陰性**という。
・尿糖値に異常を生じる要因に、高血糖を伴わない場合もある。

memo

_____

_____

_____

_____

_____

_____

_____

_____

答 ❶ヒト絨毛性性腺刺激　❷有無　❸4　❹12　❺食事　❻医薬品　❼飲酒　❽感染症　❾1　❿早朝尿　⓫温度　⓬速やかに　⓭偽陽性　⓮腫瘍　⓯ホルモン　⓰はできない　⓱超音波　⓲判別できない　⓳続発性無月経

医薬品、医療機器等の品質、有効性及び安全性の確保等に関する法律の目的等

1 「医薬品、医療機器等の品質、有効性及び安全性の確保等に関する法律」とは

・「医薬品、医療機器等の品質、有効性及び安全性の確保等に関する法律」（以下、法）は、
　❶＿＿＿＿＿＿＿＿＿＿＿＿＿＿の販売に関する法令のうち、最も重要な法令である。

・この法は、それまでの❷＿＿＿＿＿法が改正・改称されたものである（2014〔平成26〕年施行）。

・厚生労働省は、この法の略称として❸＿＿＿＿＿＿＿＿＿＿＿＿＿＿を用いている。

2 法の目的

● 法第1条（目的）

　　この法律は、医薬品、医薬部外品、化粧品、医療機器及び再生医療等製品の品質、有効

性及び❹＿＿＿＿＿＿の確保並びにこれらの使用による❺＿＿＿＿＿＿＿上の危害の発

生及び❻＿＿＿＿＿の防止のために必要な規制を行うとともに、❼＿＿＿＿＿＿＿の規制

に関する措置を講ずるほか、医療上特にその必要性が高い医薬品、医療機器及び再生医療

等製品の❽＿＿＿＿＿＿の促進のために必要な措置を講ずることにより、保健衛生の

向上を図ることを目的とする。

・医薬品等の品質、有効性及び❹＿＿＿＿＿＿の確保

・医薬品等の使用による❺＿＿＿＿＿＿＿上の危害の発生、❻＿＿＿＿＿防止

・❼＿＿＿＿＿＿＿の規制

・医薬品等の❽＿＿＿＿＿＿＿の促進

ここでいう指定薬物とは、危険ドラッグなどの
いわゆる違法薬物のことじゃ。

法令の条文を読むときは、内容を自分で箇条書きに
してみると、理解しやすくなるよ。

3 医薬品等関連事業者等、医薬関係者、国民の責務

(1) 医薬品等関連事業者等の責務

● 法第 1 条の 4（医薬品等関連事業者等の責務）

医薬品等の製造販売、製造（小分けを含む。以下同じ。）、販売、貸与若しくは修理を業として行う者、第 4 条第 1 項の許可を受けた者（以下「薬局開設者」という。）又は病院、診療所若しくは飼育動物診療施設（略）の開設者は、その相互間の情報交換を行うことその他の必要な措置を講ずることにより、医薬品等の品質、有効性及び安全性の確保並びにこれらの使用による保健衛生上の危害の発生及び拡大の防止に努めなければならない。

・医薬品等関連事業者等（医薬品の製造販売業、病院等の開設者など）は、相互間の❾＿＿＿＿＿＿＿＿を行い、医薬品の品質、有効性及び❹＿＿＿＿＿＿の確保と、これらの使用による保健衛生上の危害の発生及び拡大の防止に努めなければならない。

(2) 医薬関係者の責務

・医薬関係者（医師、歯科医師、薬剤師、獣医師その他）は、医薬品等の有効性及び安全性その他これらの適正な使用に関する❿＿＿＿＿と＿＿＿＿＿を深めるよう努めなければならない。

・医薬関係者は、医薬品等の使用者に対し、適正な使用に関する正確かつ適切な⓫［サービス／情報］の提供に努めなければならない。

登録販売者も医薬関係者であり、購入者等に対して正確で適切な情報提供ができるように、日々研鑽に努める必要があるんじゃ。

(3) 国民の役割

・国民は、医薬品等を⓬＿＿＿＿＿に使用するよう努めなければならない。

・国民は、医薬品等の有効性及び安全性に関する知識と理解を⓭［深めなければならない／深めるよう努めなければならない］。

・ここでとりあげられている責務は、いずれも**努力義務**（〜に努めなければならない）である。「義務」と「努力義務」の区別を意識して理解することが重要である。

答 ❶ 一般用医薬品 ❷ 薬事 ❸ 医薬品医療機器等法 ❹ 安全性 ❺ 保健衛生 ❻ 拡大 ❼ 指定薬物 ❽ 研究開発 ❾ 情報交換 ❿ 知識、理解 ⓫ 情報 ⓬ 適正 ⓭ 深めるよう努めなければならない

4 登録販売者について

・登録販売者は、法において「❶［薬局医薬品／一般用医薬品］の販売または授与に従事しようとする者」と表現されている。

・登録販売者は、一般用医薬品の販売等に従事するために必要な資質を有することを確認するために❷［都道府県知事／市区村長］が行う試験に合格した者でなければならない。

・また、登録販売者は、❸［都道府県知事／市区村長］の登録を受けなければならない。

・登録販売者は、都道府県の備える登録販売者名簿に、以下の事項を登録する。

> ① ❹＿＿＿＿＿＿＿＿ 及び登録年月日
>
> ② ❺＿＿＿＿ 地都道府県名（日本国籍を有していない者については、その国籍）、氏名、生年月日及び性別
>
> ③ 登録販売者試験合格の年月及び❻［試験施行／販売従事］地都道府県名
>
> ④ 前各号に掲げるもののほか、適正に医薬品を販売するに足るものであることを確認するために都道府県知事が必要と認める事項

・登録販売者は、登録事項に変更が生じたときは、その旨を❼［30日／3か月］以内に届けなければならない。また、一般用医薬品の販売または授与に従事しようとしなくなったときは、❽［30日／3か月］以内に、登録販売者名簿の登録の消除を申請しなければならない。

登録販売者が死亡し、または失踪の宣告を受けたときは、戸籍法による死亡または失踪の届出義務者は、**30日以内**に、登録販売者名簿の登録の消除を申請しなければならないとされておるぞ。

また、登録販売者が精神の機能の障害を有する状態となり、業務の継続が著しく困難になったときは、遅滞なく、登録を受けた都道府県知事にその旨を届け出ることとされているよ。

答 ❶ 一般用医薬品 ❷ 都道府県知事 ❸ 都道府県知事 ❹ 登録番号 ❺ 本籍 ❻ 試験施行 ❼ 30日 ❽ 30日

医薬品の分類・取扱い等（1）

 医薬品の定義等

1 医薬品とは

● 医薬品の定義（法第 2 条第 1 項）

> 一　日本薬局方に収められている物
> 二　人又は動物の疾病の診断、治療又は予防に使用されることが目的とされている物であつて、機械器具等（機械器具、歯科材料、医療用品、衛生用品並びにプログラム（電子計算機に対する指令であつて、一の結果を得ることができるように組み合わされたものをいう。以下同じ。）及びこれを記録した記録媒体をいう。以下同じ。）でないもの（医薬部外品及び再生医療等製品を除く。）
> 三　人又は動物の身体の構造又は機能に影響を及ぼすことが目的とされている物であつて、機械器具等でないもの（医薬部外品、化粧品及び再生医療等製品を除く。）

・日本薬局方とは、❶＿＿＿＿＿＿＿＿＿＿＿が医薬品の性状及び品質の適正を図るため、薬事・食品衛生審議会の意見を聴いて、保健医療上重要な医薬品について、必要な規格・基準及び標準的試験法等を定めたものである。

・日本薬局方に収められているものは、すべて医薬品❷［である／であるとは限らない］。

・医薬品は人の身体に直接使用されるものだけ❸［である／ではない］。検査薬や殺虫剤、器具用消毒薬のように人の身体に直接使用されないものは、医薬品に❹［含まれない／含まれる］。

・機械器具、歯科材料、医療用品、衛生用品ならびにプログラムは、医薬品に❺［含まれない／含まれる］。

日本薬局方は、医薬品の性状及び品質の適正を図るために定めた医薬品の規格基準書なんじゃよ。すべての医薬品のうち、**規格基準に合ったものだけ**が収められておるぞ。

答　❶ 厚生労働大臣　❷ である　❸ ではない　❹ 含まれる　❺ 含まれない

2 医薬品の製造販売

・医薬品を製造できるのは、厚生労働大臣から「製造業」の許可を受けたもの❶［だけである／だけとは限らない］。

・医薬品を製造販売できるのは、厚生労働大臣から「製造販売業」の許可を受けたもの❷［だけである／だけとは限らない］。

・製造販売する医薬品は、品目ごとに、品質、有効性及び安全性について審査等を受け、その製造販売について❸［厚生労働大臣／都道府県知事］の承認を受けたものでなければならない。

・必要な承認を受けずに製造販売された医薬品の販売等は禁止されており、これらの規定に違反して販売等を行った者については、「❹＿＿＿年以下の懲役若しくは❺＿＿＿万円以下の罰金に処し、又はこれを併科する」（法第84条第2号、第3号、18号）こととされている。

・また、製造販売元の製薬企業、製造業者のみならず、薬局および医薬品の❻＿＿＿＿＿＿においても、不正表示医薬品や模造医薬品、不良医薬品は、販売、授与、貯蔵、陳列してはならない。

「製造業」と「製造販売業」の違いを理解しておこう！

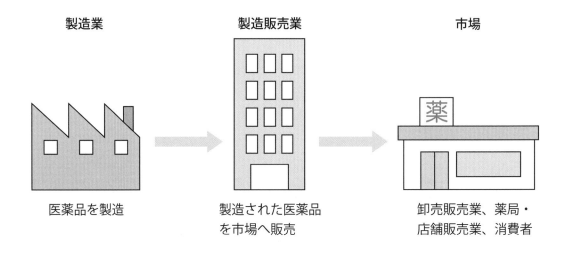

製造業	製造販売業	市場
医薬品を製造	製造された医薬品を市場へ販売	卸売販売業、薬局・店舗販売業、消費者

答 ❶だけである ❷だけである ❸厚生労働大臣 ❹3 ❺300 ❻販売業

03 医薬品の範囲等

■1 一般用医薬品、要指導医薬品、医療用医薬品

(1) 一般用医薬品とは

● 一般用医薬品（法第4条第5項第4号）

> 医薬品のうち、その効能及び効果において人体に対する作用が❶＿＿＿＿＿＿＿もので
> あつて、薬剤師その他の医薬関係者から提供された情報に基づく❷＿＿＿＿＿の選択に
> より使用されることが目的とされているもの（要指導医薬品を除く。）

・医薬品のうち、その効能及び効果において人体に対する作用が❶［著しい／著しくない］も
のである。

・薬剤師その他の医薬関係者から提供された情報に基づく❷［登録販売者／需要者］の選択に
より使用されることが目的とされているものである。

(2) 要指導医薬品とは

スイッチ直後の医薬品は、医療用医薬品から移行し、まだ指定期間が経過して
いない医薬品のことじゃ。**スイッチOTC医薬品**ともいうのじゃ。

● 要指導医薬品（法第4条第5項第3号）

> （略）その効能及び効果において人体に対する作用が❶＿＿＿＿＿＿＿ものであつて、
> 薬剤師その他の医薬関係者から提供された情報に基づく❷＿＿＿＿＿の選択により使用
> されることが目的とされるものであり、かつ、その適正な使用のために薬剤師の対面によ
> る情報の提供及び薬学的知見に基づく指導が行われることが必要なものとして、❸＿＿＿
> ＿＿＿＿＿が薬事・食品衛生審議会の意見を聴いて指定するものをいう。

答　❶ 著しくない　❷ 需要者　❸ 厚生労働大臣

・要指導医薬品は、その効能及び効果において人体に対する作用が❶［著しい／著しくない］ものである。

・薬剤師、医薬関係者から提供された情報に基づく❷［薬剤師／需要者］の選択により使用される。

・適正な使用のために❸［薬剤師／登録販売者］の対面による情報の提供及び指導が行われることが必要。

・❹［厚生労働大臣／都道府県知事］が指定するものである。

(3) 医療用医薬品とは

・医療用医薬品は、❺［医師／薬剤師］もしくは歯科医師によって使用され、❻［処方箋／説明書］、もしくは指示によって使用される医薬品である。

一般用医薬品と要指導医薬品は、「薬剤師その他の医薬関係者から提供された情報に基づく需要者の選択により使用されることが目的とされているもの」だよ。医療用医薬品との違いをよく理解しておこう。

● 医療用医薬品と、一般用医薬品・要指導医薬品の違い

	医療用医薬品	一般用医薬品・要指導医薬品
侵襲性の高い使用方法（注射など）	❼［認められている／認められていない］	❽［認められている／認められていない］
検体採取にリスクが伴うもの（血液検体など）	❾［認められている／認められていない］	❿［認められている／認められていない］
用量	容態に合わせて決める	あらかじめ定められている
効能・効果の表現	診断疾患名（胃炎など）	一般の生活者が判断できる症状（胃痛、胸やけなど）

一般用医薬品、要指導医薬品は、体調不良や疾病の初期段階において使用されるものであり、医師等の診療によらなければ一般に治癒が期待できないがん、心臓病などに対する効能効果は認められていない。

(4) 医薬品の販売規制

・医療用医薬品、要指導医薬品、一般用医薬品の区分によって、販売における規制の違いがある。

・店舗販売業は、一般用医薬品と⓫［要指導／医療用］医薬品の販売ができる。

・配置販売業が販売できるのは、⓬［一般用／要指導／医療用］医薬品だけである。

・⓭［一般用／要指導／医療用］医薬品の販売は、薬局及び卸売販売業者に限られる。

・卸売販売業者は、店舗販売業者に対し、医療用医薬品を販売または授与して⓮［もよい／はならない］。また、卸売販売業者は、⓯［店舗／配置］販売業者に対し、一般用医薬品以外の医薬品を販売または授与してはならない。

● 医薬品の販売規制（○：販売可　×：販売不可）

	薬局	店舗販売業	配置販売業	卸売販売業
医療用医薬品	⓰［○／×］	⓱［○／×］	⓲［○／×］	②
要指導医薬品	⓳［○／×］	⓴［○／×］	㉑［○／×］	③
一般用医薬品	㉒［○／×］	㉓［○／×］	①	㉔［○／×］

①：経年変化が起こりにくいなど厚生労働大臣の定める基準に適合するもののみ可

②：店舗販売業者に対しては、要指導医薬品および一般用医薬品のみ可

③：配置販売業者に対しては、一般用医薬品のみ可

Point
・医療用医薬品に比べて、要指導医薬品と一般用医薬品は、その効能及び効果において**人体に対する作用が著しくない**ものである。
・要指導医薬品と一般用医薬品は、薬剤師その他の医薬関係者から提供された**情報に基づく需要者の選択により使用**されることが目的とされているものである。

memo
_____
_____
_____

答　❶ 著しくない　❷ 需要者　❸ 薬剤師　❹ 厚生労働大臣　❺ 医師　❻ 処方箋　❼ 認められている　❽ 認められていない　❾ 認められている　❿ 認められていない　⓫ 要指導　⓬ 一般用　⓭ 医療用　⓮ はならない　⓯ 配置　⓰ ○　⓱ ×　⓲ ×　⓳ ○　⓴ ○　㉑ ×　㉒ ○　㉓ ○　㉔ ○

2 毒薬、劇薬

(1) 毒薬、劇薬とは

毒薬 —— ❶_____ が強いものとして厚生労働大臣が薬事・食品衛生審議会の意見を聴いて指定する医薬品をいう

劇薬 —— ❷_____ が強いものとして厚生労働大臣が薬事・食品衛生審議会の意見を聴いて指定する医薬品をいう

・毒薬、劇薬には、単に毒性、劇性が強いものだけでなく、薬効が期待される摂取量（❸_____）と、中毒のおそれがある摂取量（❹_____）が接近していて安全域が狭く、取り扱いに注意を要する医薬品が含まれる。

(2) 毒薬、劇薬についての法定事項

・業務上、毒薬と劇薬を取り扱うものは、それらを他の物と❺［区別して／並べて］貯蔵、陳列しなければならない。特に、毒薬を貯蔵、陳列する場所については、❻［かぎ／防火設備］を施さなければならない。これらに違反した者は、❼［1／3］年以下の懲役もしくは❽［10／100］万円以下の罰金（または併科）が処せられる。

・毒薬：医薬品の品名及び「毒」の文字が記載されていなければならない

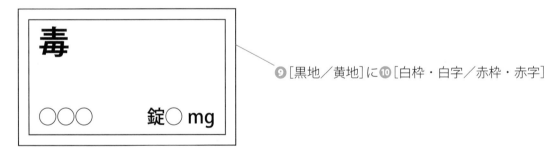

❾［黒地／黄地］に❿［白枠・白字／赤枠・赤字］

・劇薬：医薬品の品名及び「劇」の文字が記載されていなければならない

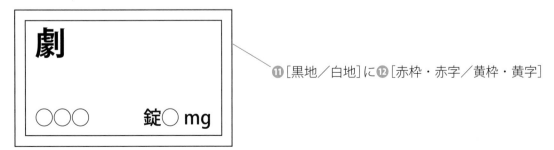

⓫［黒地／白地］に⓬［赤枠・赤字／黄枠・黄字］

・毒薬または劇薬を、❸［14 ／ 18］歳未満の者、安全な取り扱いに不安のある者（睡眠薬の乱用、不当使用などのおそれがある者）には交付してはいけない。

・毒薬または劇薬を、一般の生活者に対して販売または譲渡する際には、当該医薬品を譲り受ける者から、以下の項目が記載された文書の交付を受けなければならない。

● 記載項目

・品名	・譲受人の氏名
・❹_____	・譲受人の住所
・使用❺_____	・譲受人の❻_____
・譲渡年月日	・署名または記名押印

・毒薬または劇薬については、店舗管理者が薬剤師である店舗販売業者、及び医薬品営業所管理者が薬剤師である卸売販売業者以外の医薬品の販売業者は、❼_____して、販売等してはならない。

毒薬または劇薬は、要指導医薬品に該当するものはあるが、現在のところ一般用医薬品の中に毒薬や劇薬に**該当するものはない**のじゃ。

・毒薬と劇薬には、薬用量と中毒量が接近していて安全域が狭く、取り扱いに注意しなければいけない医薬品が含まれる。
・毒薬を貯蔵、陳列する場所については、**かぎ**をかけなければいけない。

memo

答 ❶ 毒性　❷ 劇性　❸ 薬用量　❹ 中毒量　❺ 区別して　❻ かぎ　❼ 1　❽ 100　❾ 黒地　❿ 白枠・白字　⓫ 白地　⓬ 赤枠・赤字　⓭ 14　⓮ 数量　⓯ 目的　⓰ 職業　⓱ 開封

3 生物由来製品

● **生物由来製品（法第2条第10項）**

> ❶＿＿＿その他の生物（❷＿＿＿＿を除く。）に由来するものを原料又は材料として製造（小分けを含む。）をされる医薬品、医薬部外品、化粧品又は医療機器のうち、保健衛生上特別の注意を要するものとして、厚生労働大臣が薬事・食品衛生審議会の意見を聴いて指定するもの。

・生物由来製品は、医薬品、医薬部外品、化粧品又は医療機器のうち、❶＿＿＿＿その他の生物（❷＿＿＿＿を除く。）に由来するものを原料または材料として製造される。

・保健衛生上特別の注意を要するものとして、厚生労働大臣が薬事・食品衛生審議会の意見を聴いて指定するものである。

・生物由来製品は、その製品の使用による感染症の❸＿＿＿＿＿＿＿＿＿の高さに着目して指定される。

・現在の科学的知見において感染症の発生リスクがきわめて低いものは指定の対象とはならない。

一般用医薬品と要指導医薬品では、生物由来の原料が使用されているものもあるけれど、現在のところ、生物由来製品として指定されたものはないぞ。

4 一般用医薬品のリスク区分

・一般用医薬品は、副作用のリスクが❹［高い／低い］順から、第一類医薬品、第二類医薬品、第三類医薬品に分類されている。

・第一類医薬品と第二類医薬品は、❺＿＿＿＿＿＿＿＿＿＿によって指定される。その指定は、一般用医薬品に配合されている成分またはその使用目的などに着目してなされる。

・新たに一般用医薬品となった医薬品は、承認後の一定期間、❻＿＿＿＿＿医薬品に分類されるが、その間の副作用等の発生状況により、あらためて第一類医薬品、第二類医薬品、第三類医薬品に分類される。

● 一般用医薬品のリスク区分（法第36条の7第1項）

リスク区分	特徴
第一類医薬品	・保健衛生上のリスクが❼［特に高い／比較的高い／比較的低い］ ・その副作用等により、日常生活に支障をきたす程度の❽＿＿＿＿被害が生ずるおそれがある医薬品のうち、その使用に関し、特に❾＿＿＿＿が必要なものとして厚生労働大臣が指定するもの ・既存の要指導医薬品および一般用医薬品と有効成分、分量、用法用量、効能効果等が明らかに異なるもののうち、一般用医薬品とされた医薬品であり、一般用医薬品としての使用経験が❿［多く／少なく］、より慎重に取り扱われる必要があり、その承認を受けてから、一定期間を経過⓫［した／しない］もの
第二類医薬品	・保健衛生上のリスクが⓬［特に高い／比較的高い／比較的低い］ ・その副作用等により、日常生活に支障をきたす程度の❽＿＿＿＿被害が生ずるおそれがある医薬品（第一類医薬品を除く）であって、厚生労働大臣が指定するもの ・第二類医薬品のうち、「特別の注意を要するものとして厚生労働大臣が指定するもの」は、「⓭＿＿＿＿第二類医薬品」とされている
第三類医薬品	・保健衛生上のリスクが⓮［特に高い／比較的高い／比較的低い］ ・第一類医薬品および第二類医薬品以外の⓯＿＿＿＿医薬品

一般用医薬品の**リスク区分**は、安全性に関する新たな知見や副作用の発生状況等を踏まえ、適宜見直しが図られているんじゃ。だからリスク区分は途中で変更になることもあるのじゃ。

・第三類医薬品に分類されている医薬品について、日常生活に支障をきたす程度の⓰＿＿＿＿を生じるおそれがあることが明らかとなった場合には、第一類医薬品または第二類医薬品に分類が変更されることもある。

答 ❶ 人　❷ 植物　❸ 発生リスク　❹ 高い　❺ 厚生労働大臣　❻ 第一類　❼ 特に高い　❽ 健康　❾ 注意　❿ 少なく　⓫ しない　⓬ 比較的高い　⓭ 指定　⓮ 比較的低い　⓯ 一般用　⓰ 副作用

医薬品の分類・取扱い等（3）

04 容器・外箱等への記載事項、添付文書等への記載事項

1 容器・外箱等へ記載されていなければならない事項

・医薬品は、直接の❶＿＿＿＿＿　または被包に必要な事項が記載されていなければならない。

・また、小売りのために包装されている場合も、透かして容易に見ることができないときには、❷＿＿＿＿＿（外部の容器または被包）などに同様の事項が記載されていなければならない。

● **医薬品に関する法定表示事項**

（a）製造販売業者等の氏名または名称及び❸＿＿＿＿＿

（b）名称（日局に収載されている医薬品では日局において定められた名称、また、その他の医薬品で一般的名称があるものではその一般的名称）

（c）製造番号または製造記号

（d）重量、容量または個数等の内容量

（e）日局に収載されている医薬品については「❹＿＿＿＿＿＿＿＿＿＿」の文字等

（f）「要指導医薬品」の文字

（g）一般用医薬品の❺＿＿＿＿＿＿＿区分を示す字句

（h）日局に収載されている医薬品以外の医薬品における❻＿＿＿＿＿＿＿＿の名称及びその分量

（i）誤って人体に散布、噴霧等された場合に健康被害を生じるおそれがあるものとして厚生労働大臣が指定する医薬品（殺虫剤等）における「❼＿＿＿＿＿－人体に使用しないこと」の文字

（j）適切な保存条件の下で❽＿＿＿年を超えて性状及び品質が安定でない医薬品等、厚生労働大臣の指定する医薬品における使用の期限

（k）配置販売品目以外の一般用医薬品にあっては、「❾＿＿＿＿＿専用」の文字

（l）指定第二類医薬品にあっては、枠の中に「❿＿＿＿」の数字

「**効能および効果**」は、法定表示事項には**含まれていない**ぞ。覚えておこう。

2 添付文書等へ記載されていなければならない事項

・要指導医薬品、一般用医薬品は、これに添付する文書または容器等もしくは外箱等に、当該医薬品に関する最新の論文その他により得られた知見に基づき、⑪_____用量その他使用及び取扱い上必要な⑫_____等が記載されていなければならないこととされている。

3 記載が禁止されている事項

・医薬品について表示や記載が義務づけられている事項がある一方、医薬品に添付する文書、その容器等または外箱等に記載されていてはならない事項が定められている。

● **記載禁止事項（法第 54 条）**

> ・当該医薬品に関し虚偽または⑬_____を招くおそれのある事項
> ・⑭_____を受けていない効能、効果または性能
> ・保健衛生上⑮_____がある用法、用量または使用期間

> ・法定表示事項および添付文書等への記載については、他の文字、記事、図画、または図案に比較して見やすい場所にされていなければならず、かつ、購入者等が読みやすく理解しやすい用語による正確なものでなければならない。

法定表示事項は、特に明瞭に、かつ邦文で記載されていなければならないよ。

記載違反をした者については、２年以下の懲役もしくは２００万円以下の罰金に処し、またはこれを併科する（法第85条第３号）とされておるぞ。

答 ❶ 容器　❷ 外箱　❸ 住所　❹ 日本薬局方　❺ リスク　❻ 有効成分　❼ 注意　❽ 3　❾ 店舗
❿ 2　⑪ 用法　⑫ 注意　⑬ 誤解　⑭ 承認　⑮ 危険

医薬品の分類・取扱い等（4）

05 医薬部外品、化粧品

1 医薬部外品

（1）医薬部外品の定義

・医薬部外品は、医薬品よりも人体に対する作用が❶［はげしい／おだやかな］ものである。

● **医薬部外品（法第2条第2項）**

> 一　次のイからハまでに掲げる目的のために使用される物（略）であつて❷＿＿＿＿＿＿＿
>
> 　＿＿＿＿＿＿でないもの
>
> 　イ　吐きけその他の❸＿＿＿＿＿＿又は口臭若しくは❹＿＿＿＿＿の防止
>
> 　ロ　❺＿＿＿＿＿、ただれ等の防止
>
> 　ハ　❻＿＿＿＿の防止、育毛又は除毛
>
> 二　人又は動物の保健のためにするねずみ、はえ、蚊、のみその他これらに類する生物の
>
> 　❼＿＿＿＿の目的のために使用される物（略）であつて機械器具等でないもの
>
> 三　前項第2号又は第3号に規定する目的のために使用される物（略）のうち、❽＿＿＿
>
> 　＿＿＿＿＿＿大臣が指定するもの

・医薬部外品に、機械器具等は❾［含まれる／含まれない］。

・吐きけその他の❸＿＿＿＿＿＿、口臭、❹＿＿＿＿の防止の目的のために使用される。

・❺＿＿＿＿＿、ただれ等の防止の目的のために使用される。

・❻＿＿＿＿の防止、育毛または除毛のために使用される。

・人または動物の保健のために、ねずみ、はえ、蚊、のみその他これらに類する生物の❼＿＿＿

　＿＿＿の目的のために使用される。

・❽＿＿＿＿＿＿大臣によって、指定される。

・三の「前項第2号又は第3号に規定する目的のために使用される物」とは、人の疾病の診断、

　❿＿＿＿＿もしくは予防に使用されること、または人の身体の構造もしくは機能に⓫＿＿＿＿＿

を及ぼすことを目的として使用される物のことである。

・化粧品として使用されるものでも、その効能効果があらかじめ定められた⑫_____内で、人体に対する作用が⑬_____であるものに限り、医薬部外品として、医薬品的な効能効果を表示・標榜することができる。

「薬用化粧品」「薬用石けん」など、「**薬用**」がつく物は、**医薬部外品**として認められている物なんじゃよ。

(2) 医薬部外品についての法定事項

・医薬部外品を製造販売する場合には、製造販売業の許可が⑭［必要である／必要ではない］。

・医薬部外品の販売等については、一般小売店において販売等することが⑮［できる／できない］。

・医薬部外品の直接の容器または直接の被包には、「⑯_____」の文字の表示その他定められた事項の表示が義務づけられている。

・一部の医薬部外品には、識別表示が義務づけられている。

● 医薬部外品の識別表示

表示すべき文字	製品
防除用医薬部外品	衛生害虫類（ねずみ、はえ、蚊、のみその他これらに類する生物）の⑰_____のため使用される製品群
⑱_____医薬部外品	かつては医薬品であったが医薬部外品へ移行された製品群
医薬部外品	上記以外の医薬部外品

医薬部外品は、いろいろな目的のために使用されるけど、機械器具等は含まれないよ。気をつけてね！

答 ❶ おだやかな　❷ 機械器具等　❸ 不快感　❹ 体臭　❺ あせも　❻ 脱毛　❼ 防除　❽ 厚生労働　❾ 含まれない　❿ 治療　⓫ 影響　⓬ 範囲　⓭ 緩和　⓮ 必要である　⓯ できる　⓰ 医薬部外品　⓱ 防除　⓲ 指定

② 化粧品

(1) 化粧品の定義

・化粧品は、おもに衛生・美化等を目的に用いられるものである。

・化粧品は、人の身体を❶＿＿＿＿にし、❷＿＿＿＿し、魅力を増し、容貌を変え、または皮膚もしくは毛髪を健やかに保つために使用される。

・化粧品は、身体に塗擦、❸［散布／服用］その他これらに類似する方法で使用される。

・化粧品は、人体に対する作用が❹［緩和／劇的］なものである。

化粧品の原材料については、原則として**医薬品の成分を配合してはならない**こととされておるぞ。

・人の疾病の診断、治療もしくは予防に使用されることを目的とするものは、化粧品に❺［含まれる／含まれない］。

・人の身体の構造もしくは機能に影響を及ぼすことを目的とするものは化粧品に❻［含まれる／含まれない］。

・化粧品は、あくまで人の身体を清潔にし、美化し、❼＿＿＿＿を増し、容貌を変え、または皮膚もしくは毛髪を❽＿＿＿＿に保つ範囲内においてのみ効能効果を表示・標榜することが認められる。

・医薬品的な効能効果を表示・標榜することは、❾［一部認められている／一切認められていない］。

化粧品の効能効果の範囲には、下記のようなものがあります。

・毛髪にはり、こしを与える。	・日やけによるシミ、ソバカスを防ぐ。
・頭皮、毛髪のうるおいを保つ。	・芳香を与える。
・毛髪をしなやかにする。	・爪にうるおいを与える。
・フケ、カユミを抑える。	・口唇を滑らかにする。
・裂毛、切毛、枝毛を防ぐ。	・ムシ歯を防ぐ（使用時にブラッシングを行う歯みがき類）。
・皮膚の水分、油分を補い保つ。	
・肌を柔らげる。	・口臭を防ぐ（歯みがき類）。
・ひげを剃りやすくする。	・乾燥による小ジワを目立たなくする。
	など

(2) 化粧品についての法定事項

・化粧品を製造販売する場合には、製造販売業の許可を受けた者が、あらかじめ品目ごとの ⑩［承認を得る／届出を行う］。

・化粧品を販売する場合には、医薬品のような販売業の⑪［許可／承認］は必要ない。

・化粧品は、医薬品と同じく、不良化粧品および⑫＿＿＿＿＿表示化粧品の販売は禁止されている。

● 医薬品、医薬部外品、化粧品の販売許可と承認

	販売業の許可	品目ごとの承認
医薬品	⑬［必要／不要］	品目ごとに⑭［承認／届出］*¹
医薬部外品	⑮［必要／不要］	品目ごとに⑯［承認／届出］*¹
化粧品	⑰［必要／不要］	品目ごとに⑱［承認／届出］*²

＊1 厚生労働大臣が基準を定めて指定するものを除く。
＊2 厚生労働大臣が指定する成分を含有する場合は、承認を得る必要がある。

医薬部外品と化粧品は、販売業の許可が必要ないので、コンビニでも販売できるぞ。

Point

・医薬部外品は、医薬品よりも人体に対する作用が**おだやか**なものである。
・化粧品は、おもに**衛生・美化**等を目的に用いられる。
・医薬部外品と化粧品は、一般小売店において**販売することができる**。
・医薬部外品は、医薬品的な効能効果を表示することが一部認められている。
・化粧品は、医薬品的な効能効果を表示することが一切認められていない。

memo
_____

_____

_____

答 ❶ 清潔　❷ 美化　❸ 散布　❹ 緩和　❺ 含まれない　❻ 含まれない　❼ 魅力　❽ 健やか　❾ 一切認められていない　❿ 届出を行う　⓫ 許可　⓬ 不正　⓭ 必要　⓮ 承認　⓯ 不要　⓰ 承認　⓱ 不要　⓲ 届出

医薬品の分類・取扱い等（5）

06 保健機能食品

1 保健機能食品等の食品

(1) 食品の定義

・食品とは、医薬品、医薬部外品及び再生医療等製品以外の❶＿＿＿＿＿＿の飲食物をいう。

・❷［医薬品／食品］には、その品質、有効性及び安全性の確保のために必要な規制が行われているが、❸［医薬品／食品］には、専ら安全性の確保のために必要な規制その他の措置が図られている。

・外形上、食品として販売等されている製品であっても、その成分本質、効能効果の標榜内容等に照らして医薬品とみなされる場合には、❹＿＿＿＿＿＿＿＿＿＿医薬品として、取締りの対象となる。

以下のような場合には、食品ではなく、医薬品とみなされるので注意が必要じゃ。

(a) 成分本質（原材料）が、もっぱら❺＿＿＿＿＿＿として使用される成分本質を含む（食品添加物と認められる場合を除く）

(b) 医薬品的な効能効果が❻＿＿＿＿＿または暗示されている（製品表示や添付文書によるほか、チラシ、パンフレット、刊行物、インターネット等の広告宣伝物等による場合も含む）

(c) アンプル剤や舌下錠、口腔用スプレー剤等、医薬品的な❼＿＿＿＿＿である

※錠剤、丸剤、カプセル剤、顆粒剤、散剤等の形状は、食品である旨が明示されている場合に限り、当該形状のみをもって医薬品への該当性の判断がなされることはない。

(d) 服用時期、服用間隔、服用量等の医薬品的な用法用量の❽＿＿＿＿＿がある（調理のために使用方法、使用量等を定めている場合を除く）

---

(2) 保健機能食品等の分類

・食品のうち、**⑨** _____ 法に基づく許可または承認を受けた内容を表示するものを **⑩** _____ 食品という。

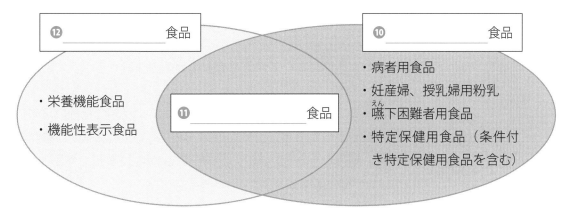

┌─────────────────────┐
│ **⑫** _____ 食品 │
└─────────────────────┘

┌─────────────────────┐
│ **⑩** _____ 食品 │
└─────────────────────┘

・栄養機能食品

・機能性表示食品

┌─────────────────────┐
│ **⑪** _____ 食品 │
└─────────────────────┘

・病者用食品

・妊産婦、授乳婦用粉乳

・嚥下困難者用食品

・特定保健用食品（条件付き特定保健用食品を含む）

嚥下とは、食べ物を飲み込み、口から胃へ運ぶ一連の動作のことじゃよ。

・特別用途食品のうち、**⑪** _____ 食品（トクホ）とは、食生活において特定の保健の目的（おなかの調子を整える等）で摂取することによりその目的が期待できるもののことである。

・特定保健用食品と、栄養機能食品、機能性表示食品を **⑫** _____ 食品といい、その機能性を表示することができる。

・現行の特定保健用食品の許可の際に必要とされる有効性の科学的根拠のレベルに達しないものの、一定の有効性が確認されるものを **⑬** _____ 特定保健用食品という。

一般の食品は、いわゆる健康食品を含めてその機能性を表示することはできないけれど、**保健機能食品**は、機能性を表示することができます。

答 ❶ すべて ❷ 医薬品 ❸ 食品 ❹ 無承認無許可 ❺ 医薬品 ❻ 標榜 ❼ 形状 ❽ 記載 ❾ 健康増進 ❿ 特別用途 ⓫ 特定保健用 ⓬ 保健機能 ⓭ 条件付き

❶ ＿＿＿＿＿＿＿＿食品 （特定保健用食品を除く） 	・乳児、幼児、妊産婦または病者の発育または健康保持もしくは回復の用に供することが適当な旨を医学的・栄養学的表現で記載し、かつ用途を限定したもの ・健康増進法に基づき、「特別の用途に適する旨の表示」の許可または承認を受けた食品 ・消費者庁の許可等のマークが付される
❷ ＿＿＿＿＿＿＿＿＿＿＿ 食品 	・食生活において特定の保健の目的で摂取することによりその目的が期待できるもの ・健康増進法に基づき、「食生活において特定の保健の目的で摂取する者に対し、その摂取により当該保健の目的が期待できる旨の表示」の許可または承認を受けた食品 ・消費者庁の許可等のマークが付される
❸ ＿＿＿＿＿＿＿＿＿＿ ＿＿＿＿＿＿食品 	・現行の特定保健用食品の許可の際に必要とされる有効性の科学的根拠のレベルに達しないものの、一定の有効性が確認されるもの ・限定的な科学的根拠である旨の表示をすることを条件として許可される ・消費者庁の許可等のマークが付される
❹ ＿＿＿＿＿＿＿＿食品	・1日当たりの摂取目安量に含まれる栄養成分の量が、基準に適合している ・栄養表示する場合には、❺＿＿＿＿＿＿＿＿基準に基づき機能表示を行う ・機能表示に関して消費者庁長官の許可を❻［要す／要さない］ ・当該栄養成分を摂取する上での注意事項を適正に表示する ・消費者庁長官の個別の審査を受けたものではない旨の表示を行う

❼＿＿＿＿＿＿＿＿ 食品	・事業者の責任において、**❽**＿＿＿＿＿＿根拠に基づいた機能性を表示する ・販売前に安全性及び機能性の根拠に関する情報などが消費者庁長官へ届け出られたもの ・特定の保健の目的が期待できる（健康の維持及び増進に役立つ）という食品の機能性を表示できる ・消費者庁長官の個別の許可を受けたものではない
いわゆる**❾**＿＿＿＿＿＿＿ ＿＿	・「健康食品」は、法令で定義された用語**❿**［である／ではない］ ・栄養補助食品、サプリメント、ダイエット食品など ・特定の保健の用途に適する旨の効果等が表示・標榜されていたり、製品中に医薬品成分が検出されたりする場合には無承認無許可医薬品として取締りの対象となる

・特別用途食品、特定保健用食品、条件付き特定保健用食品には、**消費者庁**の許可等のマークが付されている。
・栄養機能食品には、消費者庁長官の**許可**は**必要ない**。
・機能性表示食品は、安全性および機能性の根拠に関する情報が**消費者庁長官**に届け出られたものである。

memo
＿＿＿＿＿＿＿＿＿＿＿＿＿＿＿＿＿＿＿＿＿＿＿＿＿＿＿＿＿＿＿＿
＿＿＿＿＿＿＿＿＿＿＿＿＿＿＿＿＿＿＿＿＿＿＿＿＿＿＿＿＿＿＿＿
＿＿＿＿＿＿＿＿＿＿＿＿＿＿＿＿＿＿＿＿＿＿＿＿＿＿＿＿＿＿＿＿
＿＿＿＿＿＿＿＿＿＿＿＿＿＿＿＿＿＿＿＿＿＿＿＿＿＿＿＿＿＿＿＿
＿＿＿＿＿＿＿＿＿＿＿＿＿＿＿＿＿＿＿＿＿＿＿＿＿＿＿＿＿＿＿＿

答 ❶ 特別用途　❷ 特定保健用　❸ 条件付き特定保健用　❹ 栄養機能　❺ 食品表示　❻ 要さない
❼ 機能性表示　❽ 科学的　❾ 健康食品　❿ ではない

医薬品の販売業の許可（1）

07 許可の種類と許可行為の範囲

1 医薬品販売の許可

● 医薬品販売の許可（法第 24 条第 1 項）

> ❶＿＿＿＿＿開設者又は医薬品の❷＿＿＿＿＿＿の許可を受けた者でなければ、業として、医薬品を販売し、授与し、又は販売若しくは授与の目的で貯蔵し、若しくは陳列（配置することを含む。）してはならない。

・医薬品を販売するには、❶＿＿＿＿＿開設者または医薬品の❷＿＿＿＿＿＿の許可を受ける必要がある。

薬局の医薬品販売は、薬局業務に付随して行われるものであるので、販売業の許可は必要ないんじゃよ。

・医薬品の販売業の許可は、店舗販売業、配置販売業、卸売販売業の 3 種類である。

・薬局、❸＿＿＿＿＿販売業及び❹＿＿＿＿＿販売業では、特定の購入者の求めに応じて医薬品の包装を開封して❺＿＿＿＿＿＿することができる。

・ただし、医薬品を❻＿＿＿＿＿＿＿小分けし、販売する行為は、無許可製造、無許可製造販売に該当するため、いずれにおいても認められない。

種類	必要な許可	更新年数	分割販売	あらかじめ 小分けして販売
薬局	❼＿＿＿＿の許可	❽＿年	❾［できる／できない］	できない
店舗販売業	店舗販売業の許可		❿［できる／できない］	
配置販売業	配置販売業の許可		⓫［できる／できない］	
卸売販売業	卸売販売業の許可		⓬［できる／できない］	

② 許可の種類と許可行為の範囲

(1) 薬局

● 薬局の定義（法第2条第12項）

> 薬剤師が販売又は授与の目的で⑬＿＿＿＿の業務並びに薬剤及び医薬品の適正な使用に必要な⑭＿＿＿＿の提供及び薬学的知見に基づく⑮＿＿＿＿の業務を行う場所（その開設者が併せ行う医薬品の販売業に必要な場所を含む。）

- 薬局では、薬剤師が医薬品を⑬＿＿＿＿し、店舗で⑯＿＿＿＿することができる。
- 薬局では、薬剤師が医薬品の使用に必要な⑭＿＿＿＿の提供や、⑮＿＿＿＿を行う。
- 調剤を実施する薬局は、⑰＿＿＿＿提供施設としても位置づけられている。

● 薬局の開設

- 薬局の開設には、その所在地の⑱＿＿＿＿＿＿＿＿＿＿（その所在地が保健所を設置する市または特別区の区域にある場合においては、⑲＿＿＿＿または区長）の許可が必要である。

● 薬局で取り扱うことのできる医薬品

- 薬局では、⑳＿＿＿＿＿＿医薬品、㉑＿＿＿＿＿＿医薬品、㉒＿＿＿＿＿＿医薬品を取り扱うことができる。
- また、一般用医薬品のうち、第㉓＿＿類医薬品または第㉔＿＿類医薬品に分類されたものの販売等に関しては、薬剤師のほかに、㉕＿＿＿＿＿＿＿＿＿＿が購入者等への情報提供や相談対応を行うこともできる。

● 薬局の管理者

- 薬局においては、調剤された薬剤や医薬品が保健衛生上、遺漏なく販売等されるよう、管理者を置かなければならない。
- 薬局開設者（薬局の開設の許可を受けた事業者）は、自らが薬剤師であるときは、その薬局を実地に管理しなければならず、自ら管理しない場合には、その薬局の㉖［薬剤師／登録販売者］のうちから管理者を指定して実地に管理させなければならない。

答 ❶薬局 ❷販売業 ❸店舗 ❹卸売 ❺分割販売 ❻あらかじめ ❼開設 ❽6 ❾できる ❿できる ⓫できない ⓬できる ⑬調剤 ⑭情報 ⑮指導 ⑯販売 ⑰医療 ⑱都道府県知事 ⑲市長 ⑳医療用 ㉑要指導 ㉒一般用 ㉓二 ㉔三 ㉕登録販売者 ㉖薬剤師

- ・薬局開設者が薬剤師でないときは、その薬局の❶［薬剤師／登録販売者］のうちから管理者を指定して実地に管理させなければならない。
- ・管理者は、薬局に関する必要な業務を遂行し、必要な事項を遵守するために必要な❷＿＿＿＿＿＿＿及び❸＿＿＿＿＿＿を有する者でなければならない。
- ・管理者は、その薬局以外の場所で業として薬局の管理その他薬事に関する実務に従事することはできない（その薬局の所在地の都道府県知事の許可を受けた場合を除く）。

● **特定の機能を有する薬局**

- ・特定の機能を有する薬局として、専門医療機関連携薬局、地域連携薬局、健康サポート薬局があり、それぞれ以下の特徴がある。

薬局の種類		特徴
❹ 専門医療機関連携薬局 ・	・ a	・患者が薬局を継続して利用するために必要な機能および個人の主体的な健康の保持増進への取組みを積極的に支援する ・❼＿＿＿＿＿＿＿＿＿＿＿＿が定める基準に適合するものでなければならない
❺ 地域連携薬局 ・	・ b	・医師もしくは歯科医師または薬剤師が、診療または調剤に従事する他の医療提供施設と連携 ・傷病の区分ごとに、その所在地の都道府県知事の認定を受ける
❻ 健康サポート薬局 ・	・ c	・医師もしくは歯科医師または薬剤師が、診療または調剤に従事する他の医療提供施設と連携 ・地域における薬剤や医薬品の適正な使用の推進 ・その所在地の都道府県知事の認定を受ける

● **薬剤師不在時間**

- ・開店時間のうち、薬剤師がその薬局以外の場所においてその業務を行うため、❽＿＿＿＿＿＿＿＿＿＿、❾＿＿＿＿＿＿＿＿に薬剤師が不在となる時間を薬剤師不在時間という。
- ・薬局開設者は、薬剤師不在時間内は、調剤室を❿［開放／閉鎖］しなければならない。
- ・また、薬局開設者は、調剤に従事する薬剤師が不在のため調剤に応じることができない旨を薬局内の見やすい場所および薬局外の見やすい場所に⓫［掲示／張り紙］しなければならない。

(2) 店舗販売業

● 店舗販売業の特徴

・店舗販売業は、薬局と異なり、薬剤師が従事していても調剤を行うことはできない。また、

⑫＿＿＿＿＿＿医薬品または⑬＿＿＿＿＿＿医薬品以外の医薬品の販売は、認められていない。

> 店舗販売業では、医療用医薬品を販売することはできないぞ。また、薬剤師がいても、調剤することはできないんじゃ。

● 店舗販売業の許可

・店舗販売業の許可は、要指導医薬品または一般用医薬品を、店舗において販売し、または授与する業務について、店舗ごとに、その店舗の所在地の⑭＿＿＿＿＿＿＿＿＿（その店舗の所在地が保健所を設置する市または特別区の区域にある場合においては、⑮＿＿＿＿＿または区長）が与える。

● 店舗販売業で取り扱うことのできる医薬品と販売者

・要指導医薬品と、一般用医薬品のうちの⑯＿＿＿＿＿医薬品については、薬剤師により販売または授与させなければならない。

・一般用医薬品のうち、⑰＿＿＿＿＿医薬品と⑱＿＿＿＿＿医薬品については、薬剤師または⑲＿＿＿＿＿＿＿に販売または授与させなければならない。

分類		販売者
要指導医薬品		⑳＿＿＿＿＿
一般用医薬品	第一類医薬品	
	第二類医薬品	薬剤師または⑲＿＿＿＿＿
	第三類医薬品	

・店舗販売業の店舗において、薬剤師が不在の場合は、要指導医薬品と第一類医薬品を売ることは㉑［できる／できない］。

答 ❶ 薬剤師　❷ 能力　❸ 経験　❹ b　❺ c　❻ a　❼ 厚生労働大臣　❽ やむを得ず　❾ 一時的　❿ 閉鎖　⓫ 掲示　⓬ 要指導　⓭ 一般用　⓮ 都道府県知事　⓯ 市長　⓰ 第一類　⓱ 第二類　⓲ 第三類　⓳ 登録販売者　⓴ 薬剤師　㉑ できない

● 店舗販売業の管理者

・店舗販売業者は、店舗管理者（その店舗を実地に管理する者）を置かねばならない。

店舗の種類	店舗管理者
要指導医薬品または第一類医薬品を販売し、授与する店舗	❶＿＿＿＿＿＿
第二類医薬品または第三類医薬品を販売し、授与する店舗	薬剤師または❷＿＿＿＿＿＿

・登録販売者が店舗管理者になる場合には、過去5年間のうちに登録販売者として業務に従事した期間、あるいは、一般従事者として薬剤師または登録販売者の管理及び指導の下に業務に従事した期間が、❸＿＿＿年以上*である等、一定の条件を満たすことが必要である。

＊従事期間が月単位で計算して、1カ月に80時間以上従事した月が24月以上、または、従事期間が通算して2年以上あり、かつ、過去5年間において1,920時間以上

・店舗管理者は、薬局に関する必要な業務を遂行し、必要な事項を遵守するために必要な❹＿＿＿＿＿及び＿＿＿＿＿を有する者でなければならない。

・店舗管理者は、その店舗以外の場所で業として店舗の管理その他薬事に関する実務に従事することはできない（その薬局の所在地の都道府県知事の許可を受けた場合を除く）。

・店舗販売業においては、薬局とは異なり、**薬剤師がいても調剤を行うことは認められていない**。また、要指導医薬品または一般用医薬品以外の医薬品の販売は、認められていない。

(3) 配置販売業

● 配置販売業の特徴

・配置販売業は、購入者の自宅等に医薬品をあらかじめ預けておき、購入者がこれを使用したあとでなければ代金請求権を生じない（これを「❺＿＿＿＿＿＿＿」という）販売形態である。

・このような販売形態であるため、配置される医薬品は、❻＿＿＿＿＿＿＿が起こりにくいものでなければならない。

配置販売業者は、購入者の居宅を訪問して、薬箱を設置する。そして一定期間の後に再訪問して購入者が使った分の代金を請求するんじゃよ。

● 配置販売業の許可

- 配置販売業の許可は、一般用医薬品を、配置により販売または授与する業務について、配置しようとする区域をその区域に含む都道府県ごとに、その❼＿＿＿＿＿＿＿＿＿＿が与えることとされている。

- 配置販売業者またはその配置員は、医薬品の配置販売に従事しようとするときは、配置販売業者の氏名及び住所、配置販売に従事する者の氏名及び住所ならびに区域及びその期間を 、あらかじめ、配置販売に従事しようとする区域の❼＿＿＿＿＿＿＿＿＿＿に届け出なければならない。

 以下の届出事項を届け出るんですよ。

配置販売業者	氏名、❽＿＿＿＿＿
配置販売に従事する者	氏名、住所、❾＿＿＿＿、❿＿＿＿＿

- 配置販売業者またはその配置員は、その住所地の都道府県知事が発行する⓫＿＿＿＿＿の交付を受け、携帯しなければ、医薬品の配置販売に従事してはならない。

● 配置販売業で取り扱うことのできる医薬品と販売者

- 配置販売業は、先用後利という販売形態であるため、一般用医薬品のうち⓬＿＿＿＿＿が起こりにくい等の基準に適合するものでなければ販売できない。

- 第⓭＿＿＿類医薬品の配置販売については、薬剤師により販売または授与させなければならない。

- 第⓮＿＿＿類医薬品または第⓯＿＿＿類医薬品の配置販売については、薬剤師または登録販売者に販売または授与させなければならない。

- 配置販売業では、分割販売が⓰［できる／できない］。

答 ❶ 薬剤師 ❷ 登録販売者 ❸ 2 ❹ 能力及び経験（順不同）❺ 先用後利 ❻ 経年変化 ❼ 都道府県知事 ❽ 住所 ❾ 区域 ❿ 期間 ⓫ 身分証明書 ⓬ 経年変化 ⓭ 一 ⓮ 二 ⓯ 三 ⓰ できない

分類		配置販売業における販売者
一般用医薬品	第一類医薬品	❶＿＿＿＿＿
	第二類医薬品	薬剤師または❷＿＿＿＿＿＿＿＿
	第三類医薬品	

● 配置販売業の管理者

・配置販売業者は、区域管理者（その区域を管理する者）を置かねばならない。

区域の種類	配置販売業における区域管理者
第一類医薬品を販売し、授与する区域	❶＿＿＿＿＿
第二類医薬品または第三類医薬品を販売し、授与する区域	薬剤師または❷＿＿＿＿＿＿＿＿＿

・登録販売者が区域管理者になる場合には、登録販売者として過去5年間のうちに業務に従事した期間が❸＿＿年以上である等、一定の条件を満たすことが必要である。

・配置販売業者は、配置以外の方法により医薬品を販売等することは❹［できる／できない］。

・配置販売業では、医薬品を開封して分割販売することは❺［できる／できない］。

・医薬品の販売は、薬局、店舗販売業、配置販売業、卸売販売業ができる。
それぞれ**都道府県知事**の許可が必要である。
・医薬品の調剤は、**薬局だけ**ができる。
・医療用医薬品の販売は、**薬局**と**卸売販売業**ができる。
店舗販売業と配置販売業ではできない。
・要指導医薬品の販売は、**薬局**、**店舗販売業**、**卸売販売業**ができる。
配置販売業ではできない。
・配置販売業の販売は、**一般用医薬品だけ**ができる。
・分割販売は、**薬局**、**店舗販売業**、**卸売販売業**ができる。
配置販売業ではできない。

配置販売業では、薬剤師が販売者であっても、医療用医薬品や要指導医薬品は販売できないよ。覚えておいてね！

答 ❶薬剤師 ❷登録販売者 ❸2 ❹できない ❺できない

医薬品の販売業の許可（2）

08 リスク区分に応じた販売従事者等

1 リスク区分に応じた販売従事者等

・薬局開設者または店舗販売業者は、医薬品のリスク区分に応じた販売従事者に販売、授与させなければならない。

```
医療用医薬品 ──────────── 薬剤師
要指導医薬品 ──────────── 薬剤師
                 ┌ 第一類医薬品 ── 薬剤師
一般用医薬品 ┼ 第二類医薬品 ── 薬剤師または登録販売者
                 └ 第三類医薬品 ── 薬剤師または登録販売者
```

（1）要指導医薬品の販売

・薬局開設者または店舗販売業者は、要指導医薬品の販売等にあたっては、以下の方法により、薬剤師に販売等させなければならない。

(a) 要指導医薬品を購入等しようとする者が、この要指導医薬品を使用しようとする者であることを確認させること。この場合、要指導医薬品を購入等しようとする者が、この要指導医薬品を使用する者でない場合は、その正当な❶＿＿＿＿の有無を確認させること。
(b) 要指導医薬品を購入等しようとする者及び要指導医薬品を使用しようとする者の、他の薬局または店舗販売業からのその要指導医薬品の購入等の❷＿＿＿＿を確認させること。
(c) （b）の規定により確認した事項を勘案し、適正な使用のために必要と認められる❸＿＿＿に限り、販売し、または授与させること。
(d) 情報の提供および指導を受けた者が、その内容を❹＿＿＿＿したこと、また❺＿＿＿＿がないことを確認した後に、販売等させること。

答 ❶理由　❷状況　❸数量　❹理解　❺質問

247

（e）要指導医薬品を購入等しようとする者から相談があった場合には、情報の提供または指導を行った後に、販売等させること。

（f）要指導医薬品を販売等した薬剤師の❶＿＿＿＿＿、薬局または店舗の❷＿＿＿＿＿、電話番号、その他連絡先を、要指導医薬品を購入等しようとする者に伝えさせること。

・要指導医薬品を購入しようとする者が、この要指導医薬品を使用する者でない場合、その正当な❸＿＿＿＿＿の有無を確認しなければならない。

> **要指導医薬品**を販売する薬剤師は、購入者の相談に答えなければならず、また購入者がその内容を理解したこと、また質問がないことを確認した後に、販売しなければいけないんじゃよ。

（2）第一類医薬品の販売

・薬局開設者または店舗販売業者は、第一類医薬品の販売等にあたっては、以下の方法により、薬剤師に販売等させなければならない。

（a）情報の提供を受けた者が、その情報の内容を理解したこと、また質問がないことを❹＿＿＿＿＿した後に、販売等させること。

（b）第一類医薬品を購入等しようとする者から❺＿＿＿＿＿があった場合には、情報の提供を行った後に、販売等させること。

（c）第一類医薬品を販売等した❻＿＿＿＿＿の氏名、❼＿＿＿＿＿または店舗の名称、電話番号、その他連絡先を、第一類医薬品を購入等しようとする者に伝えさせること。

（3）第二類医薬品または第三類医薬品の販売

・薬局開設者または店舗販売業者は、第二類医薬品または第三類医薬品の販売等にあたっては、以下の方法により、薬剤師または登録販売者に販売等させなければならない。

（a）第二類医薬品または第三類医薬品を購入等しようとする者から相談があった場合には❽＿＿＿＿＿の提供を行った後に、販売等させること。

（b）第二類医薬品または第三類医薬品を販売等した薬剤師または❾＿＿＿＿＿の氏名、薬局または店舗の名称、電話番号、その他連絡先を、第二類医薬品または第三類医薬品を購入等しようとする者に伝えさせること。

第三類医薬品でも、販売した資格者の名前、店舗名、連絡先を伝える義務があります！

（4）要指導医薬品と第一類医薬品を販売したときの記録

・薬局開設者は、薬局医薬品（医療用医薬品と、薬局で製剤した医薬品）、要指導医薬品または第一類医薬品を販売等したとき、店舗販売業者は、要指導医薬品または第一類医薬品を販売等したとき、配置販売業者は、第一類医薬品を配置したときは、次に掲げる事項を書面に記載し、⑩＿＿＿年間保存しなければならない。

● **薬局医薬品、要指導医薬品、第一類医薬品を販売したときの記録事項**

> （a）⑪＿＿＿＿＿＿＿
>
> （b）⑫＿＿＿＿＿＿＿
>
> （c）販売、授与、配置した⑬＿＿＿＿＿＿＿
>
> （d）販売、授与、配置した薬剤師の⑭＿＿＿＿＿＿、また情報提供を行った薬剤師の⑭＿＿＿＿＿＿
>
> （e）医薬品の購入者等が情報提供の内容を理解したことの確認の結果

・第二類医薬品を販売等したときには、上記（a）〜（e）の事項を書面に記載し、保存する⑮［義務／努力義務］がある。

・第三類医薬品を販売等したときには、上記（a）〜（d）の事項を書面に記載し、保存する⑯［義務／努力義務］がある。

いずれの医薬品の場合も、**購入者**については、氏名や症状の記録の義務はないので注意しよう！

また、薬剤師の**住所**は記録の必要はないぞ。

Point

・薬局医薬品、要指導医薬品、第一類医薬品を販売したときは、必要事項を書面に記載し、**2年間**保存しなければならない。

答 ❶ 氏名　❷ 名称　❸ 理由　❹ 確認　❺ 相談　❻ 薬剤師　❼ 薬局　❽ 情報　❾ 登録販売者
⑩ 2　⑪ 品名　⑫ 数量　⑬ 日時　⑭ 氏名　⑮ 努力義務　⑯ 努力義務

医薬品の販売業の許可（3）

09 リスク区分に応じた情報提供

1 リスク区分と情報提供の義務

・薬局開設者または店舗販売業者は、要指導医薬品を販売等する場合には、薬剤師に、購入者等に対して、必要な❶＿＿＿＿を提供させ、必要な薬学的知見に基づく❷＿＿＿＿を行わせなければならない。

・薬局開設者、店舗販売業者または配置販売業者は、第一類医薬品を販売等する場合には、薬剤師に❸＿＿＿＿を用いた情報提供をさせる❹［義務／努力義務］がある。

・薬局開設者、店舗販売業者または配置販売業者は、第二類医薬品を販売等する場合には、薬剤師または登録販売者に情報提供をさせる❺［義務／努力義務］がある。

・薬局開設者、店舗販売業者または配置販売業者は、第三類医薬品を販売等する場合には、薬剤師または登録販売者に情報提供させる❻［よう努めなければならない／ことが望ましい］。

● リスク区分と情報提供義務

リスク区分	対応する専門家	購入者側から質問等がなくても行う積極的な情報提供	情報提供を行う場所	購入者側から相談があった場合の応答
要指導医薬品	薬剤師	❼＿＿＿＿により、❸＿＿＿＿を用いた情報提供および薬学的知見に基づく❷＿＿＿＿を義務づけ	薬局または店舗（配置販売の場合は医薬品を配置する場所）	❽［義務／努力義務］
第一類医薬品		❸＿＿＿＿を用いた情報提供を義務づけ		❾［義務／努力義務］
第二類医薬品	薬剤師または登録販売者	努力義務		❿［義務／努力義務］
第三類医薬品		法上の規定は特になし		⓫［義務／努力義務］

要指導医薬品の場合には、情報提供だけではなく、「**薬学的知見**に基づく指導」も義務づけられておるぞ。

それぞれの医薬品について情報提供を行う際の留意事項は、次のとおりです。

● **情報提供事項**

① ⑫ _____

② ⑬ _____ の名称及びその分量

③ ⑭ _____ 及び用量

④ ⑮ _____ または効果

⑤使用上注意のうち、保健衛生上の⑯ _____ の発生を防止するために必要な事項

⑥その他薬剤師（第二類医薬品では登録販売者も含む）がその⑰ _____ な使用のために必要と判断する事項

2 要指導医薬品における情報提供

・要指導医薬品では、薬剤師が⑱ _____ により、⑲ _____ を用いて必要な情報を提供し、薬学的知見に基づく指導を行わなければならない。

・購入者が「お薬手帳」（薬剤服用歴その他の情報を一元的かつ経時的に管理できる手帳）を所持しない場合は、その所持を⑳ _____ し、お薬手帳を所持する場合は、必要に応じ、お薬手帳を活用した情報の提供及び指導を行う。また、お薬手帳には、㉑ _____ 医薬品についても記録することが重要である。

・薬局開設者または店舗販売業者は、情報の提供及び指導を行わせるにあたっては、当該薬剤師に、あらかじめ、次に掲げる事項を確認させなければならない。

memo

....

....

答 ❶ 情報 ❷ 指導 ❸ 書面 ❹ 義務 ❺ 努力義務 ❻ ことが望ましい ❼ 対面 ❽ 義務 ❾ 義務 ❿ 義務 ⓫ 義務 ⓬ 名称 ⓭ 有効成分 ⓮ 用法 ⓯ 効能 ⓰ 危害 ⓱ 適正 ⓲ 対面 ⓳ 書面 ⓴ 勧奨 ㉑ 要指導

● **要指導医薬品販売における確認事項**※

---

① ❶ _____

② 他の薬剤または医薬品の使用の状況

③ ❷ _____

④ 症状

⑤ 上記の症状に関して ❸ _____ または歯科医師の診断を受けたか否かの別及び診断を
　受けたことがある場合にはその診断の内容

⑥ 現にかかっている他の疾病がある場合は、その病名

⑦ 妊娠しているか否かおよび妊娠中である場合は妊娠週数

⑧ ❹ _____ しているか否か

⑨ 当該医薬品に係る購入、譲受けまたは使用の経験の有無

⑩ 調剤された薬剤または医薬品の ❺ _____ その他の事由によると疑われる疾病に
　かかったことがあるか否か、かかったことがある場合はその症状、その時期、当該薬
　剤または医薬品の名称、有効成分、服用した量及び服用の状況

⑪ その他情報の提供を行うために確認することが必要な事項

※なお、これらの確認事項は、第一類医薬品、第二類医薬品の販売においても同様である。

・薬剤師は、要指導医薬品の販売に際して、購入者が現にかかっている他の疾病がある場合は、
　その病名を確認する ❻ ［必要がある／必要はない］。

・薬剤師は、要指導医薬品の販売に際して、購入者の氏名を確認する ❼ ［必要がある／必要は
　ない］。

・薬剤師は、要指導医薬品の ❽ _____ その他の事由によるものと疑われる症状が発生し
　た場合の対応について説明しなければならない。

・薬剤師は、情報の提供及び指導を受けた購入者が、その内容を ❾ _____ したこと、また ❿ _____
　がないかについて確認しなければならない。

薬剤師は、必要に応じて、要指導医薬品に代えて他の医薬品の使用を
勧めなければならないんじゃ。また同様に、必要に応じて医師または
歯科医師の診断を受けることを勧めなければならないんじゃよ。

要指導医薬品を販売する際の確認事項に、購入者の氏名
や住所などの**個人情報は含まれない**ので、覚えておこう。

3 第一類医薬品における情報提供

- 第一類医薬品では、薬剤師が⑪＿＿＿＿を用いて必要な情報を提供しなければならない。

- 購入者が「お薬手帳」を所持する場合は、必要に応じ、お薬手帳を活用した⑫＿＿＿＿の提供を行う。また、お薬手帳には、第一類医薬品についても記録することが重要である。

- 薬局開設者または店舗販売業者は、情報の提供及び指導を行わせるにあたっては、当該薬剤師に、あらかじめ、定められた事項を確認させなければならない。この事項は、要指導医薬品においての確認事項と⑬［同様である／異なる］（p.252 参照）。

- 薬剤師は、第一類医薬品の⑭＿＿＿＿＿＿その他の事由によるものと疑われる症状が発生した場合の対応について説明しなければならない。

- 薬剤師は、情報の提供および指導を受けた購入者が、その内容を理解したこと、また質問がないかについて確認しなければならない。ただし、第一類医薬品の場合は要指導医薬品とは異なり、購入者から説明を要しない旨の⑮＿＿＿＿＿＿＿があり、薬剤師が適正使用を認められると判断した場合には、情報提供しなくてもよい。

- 薬剤師は、必要に応じて医師または歯科医師の診断を受けることを勧める⑯［義務がある／義務はない］。

memo
_____
_____
_____
_____
_____
_____
_____
_____

答 ❶ 年齢　❷ 性別　❸ 医師　❹ 授乳　❺ 副作用　❻ 必要がある　❼ 必要はない　❽ 副作用　❾ 理解　❿ 質問　⑪ 書面　⑫ 情報　⑬ 同様である　⑭ 副作用　⑮ 意思表示　⑯ 義務がある

4 第二類医薬品における情報提供

・第二類医薬品では、薬剤師または登録販売者が、必要な情報を提供する❶［義務／努力義務］がある。

・第二類医薬品では、薬剤師または登録販売者が、定められた確認事項（p.252 参照）を確認する❷［義務／努力義務］がある。

・第二類医薬品に分類された医薬品のうち、指定第二類医薬品（特定の使用者〔小児、妊婦等〕や相互作用に関して使用を避けるべき注意事項があり、それに該当する使用がなされた場合に重大な副作用を生じる危険性が高まる成分、又は依存性・習慣性がある成分が配合されたもの）については、薬剤師または登録販売者による積極的な情報提供の機会がより確保されるよう、❸＿＿＿＿＿方法を工夫する等の対応が求められる。

・また、指定第二類医薬品を販売等する場合には、購入者等が、禁忌事項を確認することおよび当該医薬品の使用について薬剤師または登録販売者に相談することを勧める旨を確実に認識できるようにするために必要な措置を講じる❹［義務／努力義務］がある。

5 第三類医薬品における情報提供

・第三類医薬品では、薬剤師または登録販売者が、必要な情報を提供する❺［努力義務がある／ことが望ましい］。

第三類医薬品では、購入者側から質問等がなくても行う積極的な情報提供についての法上の規定は特にないんじゃよ。

第三類医薬品でも、購入者側から相談があった場合の応答は、必ず行わなくてはいけないので、注意してね。

Point

・薬剤師は、要指導医薬品または第一類医薬品の販売に際して、購入者が現にかかっている他の疾病がある場合は、その病名を確認する必要がある。ただし、かかっている医療機関名については、確認する必要はない。

memo

答 ❶ 努力義務　❷ 努力義務　❸ 陳列　❹ 義務　❺ ことが望ましい

医薬品の販売業の許可（4）

⑩ リスク区分に応じた陳列等・薬局または店舗における掲示

1 リスク区分に応じた陳列等

（1）薬局および店舗販売業における陳列

・薬局開設者または店舗販売業者は、医薬品を❶＿＿＿＿＿や❷＿＿＿＿＿＿＿＿＿＿などと区別して貯蔵し、または陳列しなければならない。

・薬局開設者または店舗販売業者は、要指導医薬品及び一般用医薬品を陳列する場合には、それぞれ規定の方法によって、これらを❸＿＿＿＿＿して陳列しなければならない。

医薬品は、食品や医薬部外品と区別して商品棚に陳列しなければいけないんじゃ。
また、医薬品は、そのリスク区分に応じて、陳列のしかたが決まっておるぞ。

● 要指導医薬品の陳列

①要指導医薬品は、要指導医薬品陳列区画の内部の❹＿＿＿＿＿＿＿＿＿＿に陳列しなければならない。

ただし、次の場合を除く。

ⅰ）鍵をかけた陳列設備に陳列する場合

ⅱ）要指導医薬品を購入しようとする者等が直接手の触れられない陳列設備に陳列する場合

②要指導医薬品及び一般用医薬品を❺＿＿＿＿＿しないように陳列しなければならない。

・要指導医薬品陳列区画とは、要指導医薬品を陳列する陳列設備から❻＿＿＿＿m 以内の範囲にカウンターなどで購入者等が進入できない措置がとられている区画のことである。

・鍵をかけた陳列設備や、購入者が直接手を触れることができない陳列設備の場合は、要指導医薬品陳列区画の内部に陳列❼［しなければならない／しなくてもよい］。

Point

・医薬品は、すべてその**リスク区分**ごとに陳列して、混在しないようにしなければならない。

答 ❶食品　❷医薬部外品　❸区別　❹陳列設備　❺混在　❻1.2　❼しなくてもよい

● 一般用医薬品の陳列

① 第一類医薬品は、第一類医薬品陳列区画の内部の陳列設備に陳列しなければならない。
　 ただし、次の場合を除く。

ⅰ）鍵をかけた陳列設備に陳列する場合

ⅱ）第一類医薬品を購入しようとする者等が直接手の触れられない陳列設備に陳列する場合

② 指定第二類医薬品は、「情報提供を行うための設備」から❶＿＿m 以内の範囲に陳列し
　 なければならない。ただし、次の場合を除く。

ⅰ）鍵をかけた陳列設備に陳列する場合

ⅱ）指定第二類医薬品を陳列する陳列設備から❷＿＿m の範囲に、医薬品を購入しようと
　 する者等が進入することができないよう必要な措置が取られている場合

③ 第一類医薬品、第二類医薬品及び第三類医薬品を混在しないように陳列しなければなら
　 ない。

・第一類医薬品陳列区画とは、第一類医薬品を陳列する陳列設備から❷＿＿m 以内の範囲に
　カウンターなどで購入者等が進入できない措置がとられている区画のことである。

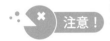 **注意！** 薬局開設者または店舗販売業者は、要指導医薬品または一般用医薬品を販売等しない時間は、要指導医薬品または一般用医薬品を通常陳列し、または交付する場所を閉鎖しなければならない。

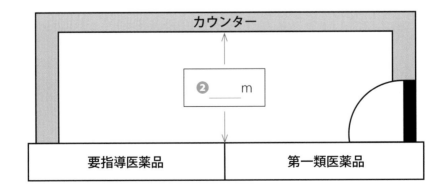

(2) 配置販売業における陳列

・配置販売業者は、❸＿＿＿＿＿＿を他の物と区別して貯蔵し、または陳列しなければならない。

・また、配置販売業者は、一般用医薬品を陳列する場合は、第一類医薬品、第二類医薬品、第三類医薬品の❹＿＿＿＿ごとに陳列しなければならないとされており、第一類医薬品、第二類医薬品及び第三類医薬品を❺＿＿＿＿させないように配置しなければならない。

配置販売業者は、配置薬のケースの中の医薬品を、**リスク区分**ごとに並べなければいけないんだよ。

② 薬局または店舗における掲示

・リスク区分に応じた情報提供または相談対応の実効性を高めるため、薬局開設者または店舗販売業者は、当該薬局または店舗を利用するために必要な情報を、当該薬局または店舗の見やすい位置に❻＿＿＿＿＿で掲示しなければならない。

● 薬局または店舗の管理および運営に関する事項

① 許可の❹＿＿＿＿の別（薬局か店舗販売業かを示す）

②❼＿＿＿＿＿等の氏名または名称、許可証の記載事項

③ 管理者の❽＿［氏名／氏名及び住所］

④ 勤務する薬剤師または登録販売者の❾＿［氏名／氏名及び担当業務］

⑤ 取り扱う要指導医薬品及び一般用医薬品の❹＿＿＿＿

⑥ 薬局、店舗に勤務する者の❿＿＿＿＿等による区別に関する説明

⑦ 営業時間、営業時間外で⓫＿＿＿＿できる時間及び営業時間外で医薬品の購入、譲受けの申込みを受理する時間

⑧ 相談時及び⓬＿＿＿＿時の電話番号その他連絡先

答 ❶ 7 ❷ 1.2 ❸ 医薬品 ❹ 区分 ❺ 混在 ❻ 掲示板 ❼ 開設者 ❽ 氏名 ❾ 氏名及び担当業務 ❿ 名札 ⓫ 相談 ⓬ 緊急

● 薬局製造販売医薬品、要指導医薬品及び一般用医薬品の販売制度に関する事項

① 要指導医薬品、第一類医薬品、第二類医薬品及び第三類医薬品の❶＿＿＿＿＿＿ならびにこれらに関する解説

② 要指導医薬品、第一類医薬品、第二類医薬品及び第三類医薬品の❷＿＿＿＿＿＿に関する解説

③ 要指導医薬品、第一類医薬品、第二類医薬品及び第三類医薬品の❸＿＿＿＿＿＿の提供に関する解説

④ 薬局製造販売医薬品を❹＿＿＿＿＿＿以外の場所に陳列する場合にあっては、薬局製造販売医薬品の定義及びこれに関する解説ならびに表示、情報の提供および陳列に関する解説

⑤ 要指導医薬品の❺＿＿＿＿＿に関する解説

⑥ 指定第二類医薬品の❺＿＿＿＿＿等に関する解説

⑦ 指定第二類医薬品を❻＿＿＿＿＿し、または譲り受けようとする場合は、当該指定第二類医薬品の禁忌を確認すること及び当該指定第二類医薬品の使用について薬剤師または登録販売者に相談することを勧める旨

⑧ 一般用医薬品の❺＿＿＿＿＿に関する解説

⑨ 医薬品による健康被害の❼＿＿＿＿＿＿に関する解説

⑩ ❽＿＿＿＿＿情報の適正な取扱いを確保するための措置

⑪ その他必要な事項

3 特定販売

● 規則第 1 条第 2 項第 3 号

　その薬局又は店舗におけるその薬局又は店舗以外の場所にいる者に対する一般用医薬品又は薬局製造販売医薬品（毒薬及び劇薬であるものを除く。）の販売又は授与を「特定販売」という。

・一般用医薬品または薬局製造販売医薬品をインターネットやその他の広告方法によって販売することを❾＿＿＿＿＿＿＿という。

・薬局や店舗販売業者が特定販売できるのは、その薬局または店舗に❿＿＿＿＿＿したり、❺＿＿＿＿＿したりしている、一般用医薬品または薬局製造販売医薬品だけである。

医療用医薬品や要指導医薬品は、特定販売できないんじゃ。

・特定販売の広告については、インターネットの場合は⓫＿＿＿＿＿＿＿＿＿＿に、その他の広告の場合は、その広告に次の情報を見やすく表示しなければならない。

> ・薬局または店舗の⓬＿＿＿＿＿＿及び運営に関する事項
> ・薬局製造販売医薬品、要指導医薬品及び一般用医薬品の⓭＿＿＿＿＿制度に関する事項
> ・特定販売に伴う事項
> 　① 薬局または店舗の主要な⓮＿＿＿＿＿の写真
> 　② 薬局製造販売医薬品または一般用医薬品の❺＿＿＿＿＿の状況を示す写真
> 　③ 現在勤務している薬剤師また登録販売者の別及びその⓯＿＿＿＿＿
> 　④ 開店時間と特定販売を行う時間が⓰＿＿＿＿＿場合にあっては、その開店時間および特定販売を行う時間
> 　⑤ 特定販売を行う薬局製造販売医薬品または一般用医薬品の使用⓱＿＿＿＿＿

・特定販売を行うことについて広告をするときは、第一類医薬品、指定第二類医薬品、第二類医薬品、第三類医薬品及び薬局製造販売医薬品の⓲＿＿＿＿＿ごとに表示しなければならない。
・特定販売を行うことについてインターネットを利用して広告をするときは、⓳＿＿＿＿＿＿＿＿知事及び⓴＿＿＿＿＿＿＿＿大臣が容易に閲覧することができるホームページで行わなければならない。
・特定販売を行う場合、一般用医薬品を購入しようとする者等から、対面または電話により相談の希望があった場合には、薬剤師または登録販売者が対面または電話によって情報提供を行う㉑［義務／努力義務］がある。

答 ❶ 定義　❷ 表示　❸ 情報　❹ 調剤室　❺ 陳列　❻ 購入　❼ 救済制度　❽ 個人　❾ 特定販売　❿ 貯蔵　⓫ ホームページ　⓬ 管理　⓭ 販売　⓮ 外観　⓯ 氏名　⓰ 異なる　⓱ 期限　⓲ 区分　⓳ 都道府県　⓴ 厚生労働　㉑ 義務

医薬品の販売業の許可（5）

⑪ 医薬品の購入等に関する記録・その他の遵守事項など

1 医薬品の購入等に関する記録等

・薬局開設者、店舗販売業者、配置販売業者は、医薬品を購入したり、販売したりしたときには、原則として次の事項を書面に記載しなければならない。

---

① ❶＿＿＿＿＿

② ❷＿＿＿＿＿

③ ❸＿＿＿＿＿（薬局開設者と配置販売業者は、購入等または販売等した年月日）

　　　　　　　　　（店舗販売業者は、購入等した年月日）

④ 購入等または販売等した者の❹＿＿＿＿＿または❺＿＿＿＿＿、住所または所在地、及び電話番号その他の連絡先[※1]

⑤ ④の事項を確認するために提示を受けた資料[※2]

⑥ 医薬品の取引の任に当たる自然人が、購入者等と❻＿＿＿＿＿関係にあることまたは購入者等から取引の指示を受けたことを示す資料

[※1]　住所または所在地、及び電話番号その他の連絡先は、薬局開設者と購入者等が常時取引関係にある場合は除く。

[※2]　薬局開設者と購入者等が常時取引関係にある場合は除く。

「**自然人**」とは、法律用語で、「**人（個人）**」のことじゃ。
「法人（事業者）」と対比される概念なんじゃよ。

2 その他の遵守事項など

（1）名札について

・薬局開設者、店舗販売業者または配置販売業者は、その薬局、店舗または区域において医薬品の販売等に従事する薬剤師、登録販売者または一般従事者であることが容易に❼＿＿＿＿＿できるようその薬局、店舗または区域に勤務する者に❽＿＿＿＿＿をつけさせることなどの必要な措置を講じなければならない。

医薬品の販売に従事する者は、薬剤師、登録販売者、または一般従事者であることがわかる**名札**をつけなければならないんだよ。

・名札は、過去❾___年間のうち薬局、店舗販売業または配置販売業において、一般従事者として業務に従事した期間が通算して❿___年＊に満たない登録販売者は、「登録販売者（研修中）」などの容易に判別できるような表記をすることが必要である。

＊1か月に80時間以上従事した月が24月以上、または従事期間が通算して2年以上かつ過去5年間において合計1,920時間以上。あるいは、1か月に160時間以上従事した月が12月以上、または従事期間が通算して1年以上ありかつ過去5年間において1,920時間以上。

・従事期間が2年未満の登録販売者は、⓫_____または過去5年間のうちの従事期間が2年以上の登録販売者の管理及び指導の下に実務に従事させなければならない。

従事期間が**2年未満**の登録販売者である場合は、「登録販売者（研修中）」などと表記する必要があるんじゃ。

（2）濫用のおそれがある一般用医薬品

・一般用医薬品のうち、濫用等のおそれのあるものとして厚生労働大臣が指定するものを販売等する際は、次の事項が確認されなければならない。

①当該医薬品を購入などしようとする者が若年者である場合にあっては、当該者の❹___及び⓬___

②当該医薬品を購入などしようとする者の、他の薬局開設者、店舗販売業者または配置販売業者からの⓭___等のおそれのある医薬品の購入などの状況

③当該医薬品を購入などしようとする者が、適正な使用のために必要と認められる⓮___を超えて購入などしようとする場合は、その理由

④その他当該医薬品の適正な使用を目的とする購入などを確認するために必要な事項

答 ❶品名 ❷数量 ❸年月日 ❹氏名 ❺名称 ❻雇用 ❼判別 ❽名札 ❾5 ❿2 ⓫薬剤師 ⓬年齢 ⓭濫用 ⓮数量

● 濫用等のおそれがある医薬品

> ⅰ) ❶＿＿＿＿＿＿＿＿＿
> ⅱ) ❷＿＿＿＿＿＿＿＿
> ⅲ) ❸＿＿＿＿＿＿＿＿＿＿
> ⅳ) ブロモバレリル❹＿＿＿＿＿
> ⅴ) プソイドエフェドリン
> ⅵ) メチルエフェドリン

(3) 競売について

・薬局開設者または店舗販売業者は、医薬品を競売に付することが❺［できる／できない］。

競売とは、せり売りのことじゃ。ネットオークションも
競売の一つなんじゃよ。

(4) 広告における不適正表示

・薬局開設者、店舗販売業者または配置販売業者は、販売等しようとする医薬品について広告するとき、当該医薬品を購入し、使用した者による当該医薬品に関する❻＿＿＿＿＿その他医薬品の使用が不適正なものとなるおそれのある事項を表示してはならない。

memo
＿＿＿＿＿＿＿＿＿＿＿＿＿＿＿＿＿＿＿＿＿＿＿＿
＿＿＿＿＿＿＿＿＿＿＿＿＿＿＿＿＿＿＿＿＿＿＿＿
＿＿＿＿＿＿＿＿＿＿＿＿＿＿＿＿＿＿＿＿＿＿＿＿
＿＿＿＿＿＿＿＿＿＿＿＿＿＿＿＿＿＿＿＿＿＿＿＿
＿＿＿＿＿＿＿＿＿＿＿＿＿＿＿＿＿＿＿＿＿＿＿＿
＿＿＿＿＿＿＿＿＿＿＿＿＿＿＿＿＿＿＿＿＿＿＿＿
＿＿＿＿＿＿＿＿＿＿＿＿＿＿＿＿＿＿＿＿＿＿＿＿

答 ❶エフェドリン　❷コデイン　❸ジヒドロコデイン　❹尿素　❺できない　❻意見

医薬品販売に関する法令遵守（1）

⑫ 適正な販売広告・適正な販売方法

1 適正な販売広告

（1）誇大広告等の禁止

・医薬品等については、誇大広告や承認前における広告が禁止されている。

● 誇大広告等の禁止（法第 66 条）

> 「何人も、医薬品、医薬部外品、化粧品、医療機器又は再生医療等製品の名称、製造方法、効能、効果又は性能に関して、明示的であると暗示的であるとを問わず、❶＿＿＿＿＿＿又は❷＿＿＿＿＿＿な記事を広告し、記述し、又は流布してはならない」（同条第 1 項）
>
> 「医師その他の者がこれを保証したものと❸＿＿＿＿＿＿されるおそれがある記事を広告し、記述し、又は流布する」ことは誇大広告に該当する（同条第 2 項）
>
> 「何人も、医薬品、医薬部外品、化粧品、医療機器又は再生医療等製品に関して❹＿＿＿＿＿を暗示し、又は❺＿＿＿＿＿＿＿＿＿＿にわたる文書又は図画を用いてはならない」（同条第 3 項）

・医薬品等の❶＿＿＿＿＿＿または❷＿＿＿＿＿＿な広告は禁止されている。

・医師等がその医薬品等を保証したものと❸＿＿＿＿＿＿されるおそれがある記事を広告等することは、誇大広告に該当する。

・医薬品の広告において❹＿＿＿＿＿を暗示したり、❺＿＿＿＿＿＿＿＿＿＿な文書や図画を用いてはならない。

● 承認前の医薬品等の広告等の禁止（法第 68 条）

> 何人も、（略）医薬品若しくは医療機器又は再生医療等製品であつて、まだ（略）承認又は（略）認証を受けていないものについて、その❻＿＿＿＿＿＿、製造方法、❼＿＿＿＿＿＿、効果又は性能に関する広告をしてはならない。

・未承認の医薬品の❻＿＿＿＿＿＿、製造方法、❼＿＿＿＿＿＿、効果または性能に関する広告は禁止されている。

答　❶ 虚偽　❷ 誇大　❸ 誤解　❹ 堕胎　❺ わいせつ　❻ 名称　❼ 効能

誇大広告と未承認医薬品の広告に関する規定に違反した者は、**2年以下**の懲役もしくは**200万円以下**の罰金が科せられるぞ。

・誇大広告と未承認医薬品の広告等に関する規制は、広告等の依頼主だけで❶ [なく／あり]、マスメディアなど広告等に関与する❷ [すべて／一部] の人が対象となる。

・製薬企業等の依頼によりマスメディアを通じて行われる宣伝広告に関して、業界団体の❸＿＿＿＿＿基準のほか、広告媒体となるテレビ、ラジオ、新聞または雑誌の関係団体においても、それぞれ❸＿＿＿＿＿的な広告審査等が行われている。

・薬局、店舗販売業または配置販売業において販売促進のため用いられるチラシやダイレクトメール（電子メールを含む）、ＰＯＰ広告等は、一般用医薬品の販売広告のうちに❹ [含まれない／含まれる]。

・医薬品の広告に該当するか否かについては、以下のいずれの要件も満たす場合には、広告に該当するものと判断される。

チラシやダイレクトメール、ＰＯＰ広告でも、その内容や表現等が適切なものである必要があるんだ。広告活動に関しての法令遵守はもとより、医薬品の販売広告にかかわるルールを十分理解し、その適正化に留意する必要があるよ。

---

(1) 顧客を❺＿＿＿＿＿する（顧客の購入意欲を昂進させる）意図が明確であること

(2) 特定の医薬品の❻＿＿＿＿＿名（販売名）が明らかにされていること

(3) 一般人が❼＿＿＿＿＿できる状態であること

---

(2) 医薬品等適正広告基準

・医薬品等適正広告基準とは、医薬品の販売広告に係る法令遵守、また、生命関連製品である医薬品の本質にかんがみて、広告の❽＿＿＿＿＿＿を図ることを目的として示されたものである。

・この基準においては、購入者等に対して、医薬品について「❾＿＿＿＿＿に反する認識を得させるおそれがある広告」のほか、「❿＿＿＿＿の消費や乱用を助長するおそれがある広告」についても不適正なものとされている。

● 事実に反する認識を得させるおそれがある広告

・一般用医薬品では、一般の生活者が医薬品を選択する際に販売広告が一つの⑪_____要素となるので、広告の方法や内容、表現において、医薬品の効能効果や安全性等について事実に反する認識を生じさせることのないよう、また、その医薬品が適正に使用されるよう、⑫_____な情報の伝達が重要である。

・漢方処方製剤等では、効能効果に一定の前提条件（いわゆる「⑬_____」）が付されていることが多いが、そうした表現を省いた広告

・漢方処方製剤の効能効果は、配合されている個々の生薬成分が⑭_____に作用しているため、それらの構成生薬の作用を⑮_____にあげて説明した広告

・一般用医薬品と同じ有効成分を含有する⑯_____医薬品の効能効果をそのまま標榜する広告

・医師による診断・治療によらなければ一般に治癒が期待できない疾患（例えば、がん、糖尿病、心臓病等）について⑰_____治療が可能であるかの広告

・医薬品の有効性または安全性について、それが⑱_____であることを保証するような表現がなされた広告

・使用前・使用後に関わらず図画・写真等を掲げる際には、効能効果等の⑲_____表現となるような広告

・医薬品の効能効果または安全性について、⑳_____級の表現またはこれに類する表現等を行う広告

・チラシやパンフレット等の同一紙面に、医薬品と、食品、化粧品、雑貨類等の医薬品ではない製品を併せて掲載することは問題が㉑［ある／ない］。

・同一紙面に医薬品と、医薬品でない製品を併せて掲載し、医薬品でない製品について医薬品的な効能効果があるように見せかけ、一般の生活者に㉒_____を与える広告

答 ❶ なく　❷ すべて　❸ 自主　❹ 含まれる　❺ 誘引　❻ 商品　❼ 認知　❽ 適正化　❾ 事実
⑩ 過度　⑪ 判断　⑫ 正確　⑬ しばり表現　⑭ 相互　⑮ 個別　⑯ 医療用　⑰ 自己　⑱ 確実
⑲ 保証　⑳ 最大　㉑ ない　㉒ 誤認

漢方処方製剤の**しばり表現**とは、具体的には「体力中等度以上のものの」などの効能効果の一定の条件のことじゃよ。

使用前・使用後の写真を掲げて、効能効果の保証を表している広告は認められないよ。

● 過度の消費や乱用を助長するおそれのある広告

- 医薬品は、何らかの保健衛生上のリスクを有し、人の生命や健康に影響を与える生命関連製品であるため、❶＿＿＿＿の消費や❷＿＿＿＿が助長されることのないよう、また、生命関連製品としての❸＿＿＿＿や品位が損なわれることのないよう、その広告については❹＿＿＿＿ある適切な内容や表現が求められる。

- 販売広告に価格の表示や、特定商品の名称と価格が特記表示されていることをもってただちに不適当とみなされることはないが、下記の広告は不適当である。

    商品名を❺＿＿＿＿する音声広告

    生活者の❻＿＿＿＿を煽（あお）って購入を促す広告等

    医薬品が❼＿＿＿＿な人にまで使用を促したり、❽＿＿＿＿な使用を促すおそれがある広告

- 「天然成分を使用しているので副作用がない」「いくら飲んでも副作用がない」といった❾＿＿＿＿に反する広告表現は、過度の消費や乱用を助長するおそれがあるだけでなく、虚偽誇大な広告にも該当する。

- 医薬関係者、医療機関、公的機関、団体等が、公認、推薦、選用等している旨の広告については、一般の生活者の当該医薬品に対する認識に与える影響が❿［大きい／小さい］ことにかんがみて、仮に事実であったとしても、原則として不適当とされている。

- チラシやパンフレット等において、医薬品について⓫＿＿＿＿的または⓬＿＿＿＿的な用法が強調されているような場合には、生活者に安易または過度な医薬品の使用を促すおそれがある不適正な広告とみなされることがある。

医薬関係者等が公認しているという内容の広告は、市町村が衛生害虫類駆除事業において特定の殺虫剤を住民に推薦するときのような特別な場合を除いて、原則、不適当とされているんじゃよ。

- 医薬品、医薬部外品、化粧品、医療機器または再生医療等製品についての**誇大な広告**、または**承認前の広告**は禁止されている。
- 誇大広告と未承認医薬品の広告等に関する規制は、広告等の依頼主だけでなく、**広告等に関与するすべての人**が対象となる。

2 適正な販売方法

- 薬局または医薬品の販売業において、一般用医薬品の販売等が法令を遵守して適正に行われるためには、販売⑬＿＿＿＿＿のほか、その⑭＿＿＿＿＿の種類に応じた⑭＿＿＿＿＿行為の範囲、一般用医薬品の⑮＿＿＿＿＿区分及び⑮＿＿＿＿＿区分に応じた情報提供ならびに法定表示事項等へ留意した販売方法について、注意することが重要である。
- 生活者に医薬品の⑯＿＿＿＿＿の消費や⑰＿＿＿＿＿を助長するおそれがある販売方法については、販売広告と同様に、保健衛生上の観点から必要な監視指導が行われている。
- キャラクターグッズ等の景品類を提供して販売することに関しては、不当景品類及び不当表示防止法の限度内で⑱［あれば認められている／あっても認められていない］。
- 医薬品を懸賞や景品として授与することは、原則として⑲［認められている／認められていない］。
- 購入者の利便性のため異なる複数の医薬品または医薬品と他の物品を組み合わせて販売または授与する場合には、組み合わせた医薬品について、購入者等に対して⑳［情報／価値］提供を十分に行える程度の範囲内であって、かつ、組み合わせることに㉑［合理性／有効性］が認められるものでなければならない。
- 効能効果が重複する組合せや、相互作用等により保健衛生上の危害を生じるおそれのある組合せは㉒［適当／不適当］である。

医薬品と他の物品の組合わせ販売は、体温計、救急絆創膏、ガーゼ、脱脂綿など組合わせる医薬品の用途に対して**補助的な目的**を果たす範囲においてのみ認められる。

答 ①過度 ②乱用 ③信用 ④節度 ⑤連呼 ⑥不安 ⑦不必要 ⑧安易 ⑨事実 ⑩大きい ⑪食品 ⑫化粧品 ⑬広告 ⑭許可 ⑮リスク ⑯過度 ⑰乱用 ⑱あれば認められている ⑲認められていない ⑳情報 ㉑合理性 ㉒不適当

- 組み合わせた個々の医薬品等の外箱等に記載された法に基づく記載事項が、組み合わせ販売のため使用される容器の外から❶［明瞭に／一部］見えるようになっている必要がある。
- 薬局及び店舗販売業において、許可を受けた薬局または店舗以外の場所に医薬品を貯蔵または陳列し、そこを拠点として販売等に供することは❷［認められている／認められていない］。
- 配置販売業において、医薬品を先用後利によらず現金売りを行うことは❸［認められている／認められていない］。
- 購入者がその購入した医薬品を業として他者に提供することが推定される場合において、購入者の求めるままに医薬品を販売すると、医薬品の❹＿＿＿＿＿＿販売に便宜を与えることにつながるおそれがある。
- 医薬品の販売等に従事する専門家においては、例えば、「医薬品を❺＿＿＿＿に購入する者」等に対しては、積極的に事情を尋ねるなど慎重に対処し、状況によっては販売を差し控えるべきである。

> 景品類を提供して医薬品を販売することは、一定の限度内で認められているよ。

Point
- キャラクターグッズ等の景品類を提供して販売することは、不当景品類及び不当表示防止法の限度内であれば認められている。
- 医薬品を**懸賞**や**景品**として授与することは、原則として**認められていない**。
- 複数の医薬品を販売する場合には、組み合わせた医薬品について情報提供を十分に行える範囲内であって、その組み合わせに合理性が認められるものでなければならない。

memo
....
....
....
....
....
....

答 ❶明瞭に　❷認められていない　❸認められていない　❹無許可　❺多量

医薬品販売に関する法令遵守（2）

⑬ 行政庁の監視指導、苦情相談窓口

1 行政庁の監視指導

● 薬事監視員

・厚生労働大臣、都道府県知事、保健所を設置する市（以下「保健所設置市」という）の市長及び特別区の区長は、その職員のうちから❶＿＿＿＿＿＿＿＿＿＿を命じ、監視指導を行わせている。

薬局や医薬品販売業の監視指導は、基本的にその許可を所管する都道府県、保健所設置市または特別区の❶＿＿＿＿＿＿＿＿＿＿が行っているんじゃ。

● 立入検査等

・都道府県知事等は、薬局開設者または医薬品の販売業者が、関係する法の規定またはそれに基づく命令を遵守しているかどうかを確かめるために必要があると認めるときは、以下のことができる。

・薬局開設者または医薬品の販売業者に対して必要な❷＿＿＿＿＿をさせることができる

・薬事監視員に立ち入り検査をさせ、構造設備や帳簿書類等について従業員その他の関係者に❸＿＿＿＿させることができる

・❹＿＿＿＿＿＿無許可医薬品、❺＿＿＿＿医薬品または❻＿＿＿＿＿＿医薬品等の疑いのある物を、試験のため必要な最少分量に限り、収去させることができる

収去とは、法律に違反がないか調査するために強制的に抜き取ることです。

薬局または店舗が、保健所設置市または特別区の区域にある場合は、都道府県知事じゃなくて**市長または区長**が立ち入り検査などを行わせるのじゃ。

答　❶ 薬事監視員　❷ 報告　❸ 質問　❹ 無承認　❺ 不良　❻ 不正表示

● 罰則

・行政庁の監視指導に対して、以下のような場合には、50万円以下の罰金に処することとされている。

> ・薬局開設者や医薬品の販売業者が、命ぜられた報告を怠ったり、❶＿＿＿＿＿＿の報告をした場合
>
> ・薬事監視員による❷＿＿＿＿＿＿＿＿＿や収去を拒んだり、妨げたり、忌避した場合
>
> ・薬剤師や登録販売者を含む従業員が、薬事監視員の質問に対して正当な❸＿＿＿＿＿なく答弁しなかったり、虚偽の答弁を行った場合

> ・行政庁の監視指導の結果に応じて、必要と認められるときには、改善命令、業務停止命令、廃棄・回収命令などが命じられる。

2 行政庁による処分

● 改善命令等

> ● 処分の指示：❹＿＿＿＿＿＿＿＿＿＿＿＿＿＿
>
> ● 対象：❺＿＿＿＿＿＿＿＿＿＿＿＿または医薬品の販売業者（配置販売業者を除く）
>
> ● 処分の内容
>
> ・❻＿＿＿＿＿＿＿＿＿が基準に適合せず、不良医薬品を生じるおそれがある場合は、❻＿＿＿＿＿＿＿＿＿＿の改善を命じ、改善がなされるまでの間、その施設の全部もしくは一部の使用禁止
>
> ・❼＿＿＿＿＿＿＿＿が基準に適合しなくなった場合は、❼＿＿＿＿＿＿＿＿＿整備を命じる
>
> ・薬事に関する法令等に違反する行為があり、保健衛生上の危害の発生または拡大を防止するために必要と認められれば、❽＿＿＿＿＿＿＿＿＿の改善に必要な措置を命じる
>
> ・❾＿＿＿＿＿＿に薬事に関する法令等に違反する行為があり、不適当と認められるときは、❾＿＿＿＿＿＿の変更を命じる

● 業務停止命令等

● 処分の指示：❹ _____

● 対象：配置販売業者、❿ _____

● 処分の内容

・配置販売業の❿ _____ が、法令等に違反する行為を行った場合、その❿ _____ による業務停止を命じる

● 処分の指示：❹ _____

● 対象：❺ _____ 、医薬品の販売業者

● 処分の内容

・薬局開設者または医薬品の販売業者が禁錮以上の刑に処せられるなど、その⓫ _____ の基準として求めている事項に反する場合は、その⓫ _____ を取り消し、または期間を定めて業務の全部もしくは一部の停止を命じる

● 処分の指示：⓬ _____

● 対象：❺ _____ 、医薬品の販売業者

● 処分の内容

・医薬品による保健衛生上の危害の発生または拡大を防止するために必要があると認めるときは、医薬品の⓭ _____ 等を一時停止すること、その他の応急措置をとるべきことを命じる

memo

....

....

....

....

....

....

答 ❶ 虚偽　❷ 立入検査　❸ 理由　❹ 都道府県知事　❺ 薬局開設者　❻ 構造設備　❼ 業務体制
❽ 業務運営　❾ 管理者　❿ 配置員　⓫ 許可　⓬ 厚生労働大臣　⓭ 販売

● **廃棄・回収命令**

● 処分の指示：❶＿＿＿＿＿＿＿＿＿＿＿＿　または❷＿＿＿＿＿＿＿＿＿＿＿＿＿

● 対象：❸＿＿＿＿＿＿＿を業務上取り扱う者（薬局開設者、医薬品の販売業者を含む）

● 処分の内容

・❹＿＿＿＿＿＿＿医薬品、❺＿＿＿＿医薬品、❻＿＿＿＿＿＿＿＿＿＿＿医薬品などについての廃棄、回収その他公衆衛生上の危害の発生を防止するための措置をとるべきことを命じる

・命令に従わないとき、または緊急の必要があるときは、❼＿＿＿＿＿＿＿＿＿＿に廃棄、回収その他の処分をさせることができる（この場合は、厚生労働大臣または都道府県知事、保健所設置市の市長または特別区の区長の指示による）

行政庁による**命令がなくても**、医薬品等の製造販売業者が、その医薬品等による保健衛生上の危害が発生するおそれがあることを知ったときは、これを防止するための廃棄・回収・販売停止・情報提供などを行わなければならないよ。

3 苦情相談窓口

・一般用医薬品の販売等について、薬局開設者や医薬品の販売業者が適切な業務運営を行っていない場合に、実際に不利益を被るのは、その購入者となる一般の❽＿＿＿＿＿＿である。

・薬局や医薬品の販売業の販売広告、販売方法等の一般用医薬品の販売等に関して、生活者からの苦情や相談の窓口には、❾＿＿＿＿＿や❿＿＿＿＿＿＿、医薬品の⓫＿＿＿関係の団体など、いろいろなものがある。

行政庁、民間団体、業界団体など、各種苦情相談窓口で、それぞれの役割に応じた対応をしているよ。

● 各種苦情相談窓口と対応内容

相談窓口の種類	対応内容
薬事監視員を任命している行政庁 ・薬務主管課 ・保健所 ・薬事監視事務所等	その苦情等の内容から、薬事に関する⑫＿＿＿への違反、不遵守につながる情報が見出された場合には、⑬＿＿＿＿等によって事実関係を確認のうえ、問題とされた薬局開設者または医薬品の販売業者等に対して、必要な⑭＿＿＿、処分等を行う
民間団体 ・（独）国民生活センター ・消費生活センター ・消費者団体等	生活者への⑮＿＿＿＿のほか、必要に応じて⑯＿＿＿＿への通報や問題提起を行う
医薬品の販売関係 ・業界団体 ・職能団体	一般用医薬品の販売等に関する⑰＿＿＿を含めたさまざまな相談を購入者等から受けつけ、業界内における⑱＿＿＿なチェックと自浄的是正を図る取り組みを行う

Point
- 生活者に医薬品の過度の消費や乱用を助長するおそれがある販売方法については、販売広告と同様に、**保健衛生上の観点**から必要な監視指導が行われている。
- 厚生労働大臣、都道府県知事、保健所設置市の市長および特別区の区長は、その職員のうちから薬事監視員を命じ、監視指導を行わせている。

memo

第4章

13

行政庁の監視指導、苦情相談窓口

答 ❶ 厚生労働大臣　❷ 都道府県知事　❸ 医薬品　❹ 不正表示　❺ 不良　❻ 無承認無許可　❼ 薬事監視員　❽ 生活者　❾ 行政庁　❿ 民間団体　⓫ 販売　⓬ 法令　⓭ 立入検査　⓮ 指導　⓯ アドバイス　⓰ 行政庁　⓱ 苦情　⓲ 自主的

医薬品の適正使用情報（1）

01 添付文書の読み方

1 適正使用情報

・医薬品の「効能・効果」「用法・用量」や起こりうる❶＿＿＿＿＿＿＿など、その適正な使用
のために必要な情報を適正使用情報という。

・医薬品は、適正使用情報を伴って初めて医薬品としての❷＿＿＿＿＿を発揮する。

・要指導医薬品または一般用医薬品は、❸＿＿＿＿＿の生活者が購入し、❹＿＿＿＿＿の判断で使
用するものであるため、❺＿＿＿＿＿＿＿や❻＿＿＿＿＿＿＿に記載されている適正使
用情報が正しく理解されることが特に重要である。

・医薬品の販売等に従事する専門家は、購入者等への情報提供及び相談対応を、添付文書や製
品表示に記載されている内容を❼［おおまかに／的確に］理解したうえで行う。

・医薬品の販売等に従事する専門家は、購入者等の生活状況に応じて、記載されている情報の
❽［すべての／必要な］内容を説明する。積極的な情報提供が必要と思われる事項に焦点を
絞り、効果的かつ効率的な説明をすることが重要である。

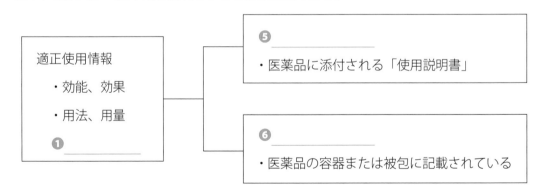

適正使用情報
・効能、効果
・用法、用量
❶＿＿＿＿＿＿

❺＿＿＿＿＿＿＿
・医薬品に添付される「使用説明書」

❻＿＿＿＿＿＿＿
・医薬品の容器または被包に記載されている

Point

・要指導医薬品、一般用医薬品及び薬局製造販売医薬品には、それに添付する文書（添
付文書）またはその容器もしくは被包に、「用法、用量その他使用及び取扱い上の
必要な注意」等の記載が**義務づけられている**（法第 52 条第 2 項）。

② 添付文書の読み方

① ⑨＿＿＿＿年月（添付文書が ⑨＿＿＿＿された年月）		
② 添付文書の⑩＿＿＿＿及び⑪＿＿＿＿に関する事項		
③ ⑫＿＿＿＿名、⑬＿＿＿＿名及び⑭＿＿＿＿区分 （人体に直接使用しない検査薬では「販売名および使用目的」）		
④ ⑮＿＿＿＿の特徴		
⑤ ⑯＿＿＿＿の注意	⑰＿＿＿＿	
	⑱＿＿＿＿	
	⑲＿＿＿＿	
	その他の注意	
⑥ ⑳＿＿＿＿または㉑＿＿＿＿（一般用検査薬では「使用目的」）		
⑦ ㉒＿＿＿＿及び㉓＿＿＿＿（一般用検査薬では「使用方法」）		
⑧ ㉔＿＿＿＿及び㉕＿＿＿＿（一般用検査薬では「キットの内容および成分・分量」）		
⑨ 病気の㉖＿＿＿＿・㉗＿＿＿＿の改善につながる事項（いわゆる「養生訓」）		
⑩ ⑪＿＿＿＿及び㉘＿＿＿＿の注意		
⑪ ㉙＿＿＿＿（製薬企業における購入者等からの相談に応じる窓口）		
⑫ ㉚＿＿＿＿の名称及び所在地		

答 ❶ 副作用 ❷ 機能 ❸ 一般 ❹ 自己 ❺ 添付文書 ❻ 製品表示 ❼ 的確に ❽ 必要な ❾ 改訂 ❿ 必読 ⓫ 保管 ⓬ 販売 ⓭ 薬効 ⓮ リスク ⓯ 製品 ⓰ 使用上 ⓱ してはいけないこと ⓲ （使用前に）相談すること ⓳ （使用後に）相談すること ⓴ 効能 ㉑ 効果 ㉒ 用法 ㉓ 用量 ㉔ 成分 ㉕ 分量 ㉖ 予防 ㉗ 症状 ㉘ 取扱い上 ㉙ 消費者相談窓口 ㉚ 製造販売業者

(1) 改訂年月

・一般用医薬品を含めて、医薬品の添付文書の内容は❶［変わらない／変わる］ものである。

・添付文書は、医薬品の有効性・安全性等に係る新たな知見、使用に係る情報に基づき、必要に応じて随時❷＿＿＿＿＿がなされている。

重要な内容が変更されたときには、改訂年月とともに、変更箇所（改訂された箇所）に注意を促すために**改訂箇所を明示**しなければならないんじゃ。

(2) 添付文書の必読及び保管に関する事項

・添付文書の販売名の上部には、「使用にあたって、この説明文書を❸＿＿＿＿＿読むこと。また、必要なときに読めるよう大切に❹＿＿＿＿＿すること」等の文言が記載されている。

・添付文書は開封時に一度目を通せば十分❺［である／というものではない］。必要なときにいつでも取り出して読むことができるように❹＿＿＿＿＿される必要がある。

・一般用医薬品を使用した人が医療機関を受診するときには、その❻＿＿＿＿＿＿＿を持っていって、医師や薬剤師に見せて相談することが重要である。

販売時に専門家から直接情報提供を受けた購入者以外の者が、その医薬品を使用する際には、添付文書によく目を通し、使用上の注意等に留意して使用することが特に重要です。

(3) 販売名、薬効名及びリスク区分（人体に直接使用しない検査薬では「販売名及び使用目的」）

・医薬品には、承認を受けた❼＿＿＿＿＿名、薬効名、❽＿＿＿＿＿区分が記載されている。

・薬効名とは、その医薬品の薬効または❾＿＿＿＿＿（例えば、主たる❿＿＿＿＿＿＿など）が簡潔な分かりやすい表現で示されたものである。ただし、販売名に薬効名が含まれているような場合には（例えば、「○○○胃腸薬」など）、薬効名の記載は⓫＿＿＿＿＿されることがある。

memo

（4）製品の特徴

・医薬品を使用する人に、その製品の⑫＿＿＿＿を分かりやすく説明することを目的として記載されている。

（5）使用上の注意

・使用上の注意は、「してはいけないこと」「相談すること」「その他の注意」から構成されている。

「使用上の注意」「してはいけないこと」「相談すること」の各項目の見出しには、それぞれ例示された標識的マークが付されていることが多いのじゃ。

⑬ 使用上の注意
　　赤字
　　　　　　　　　　・　　　　　　　　・ a

⑭ してはいけないこと
　　　　　　　　　　・　　　　　　　　・ b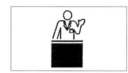

⑮ 相談すること
　　　　　　　　　　・　　　　　　　　・ c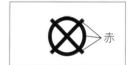

※本試験は一部赤色で印刷されています。

●してはいけないこと

・守らないと症状が⑯＿＿＿＿する事項、⑰＿＿＿＿＿＿または⑱＿＿＿＿等が起こりやすくなる事項について記載されている。⑲＿＿＿＿に使用される医薬品においても、その医薬品の配合成分に基づく一般的な注意事項として記載されている。

「してはいけないこと」の具体的な内容は、別表を参照してね。

答 ❶ 変わる　❷ 改訂　❸ 必ず　❹ 保存　❺ というものではない　❻ 添付文書　❼ 販売　❽ リスク　❾ 性質　❿ 有効成分　⓫ 省略　⓬ 概要　⓭ a　⓮ c　⓯ b　⓰ 悪化　⓱ 副作用　⓲ 事故　⓳ 小児

(a)「次の❶＿＿は使用（服用）しないこと」

・重篤な副作用を生じる危険性が特に高いため、使用を避けるべき人について、生活者が❷＿＿＿＿＿＿＿＿で認識できるよう記載されている。

・重篤な副作用として、ショック（アナフィラキシー）、皮膚粘膜眼症候群、中毒性表皮壊死融解症、喘息等が掲げられている医薬品では、❸＿＿＿＿＿＿＿の既往歴がある人等は使用しないこととして記載されている。

・❹＿＿＿が使用した場合に特異的な有害作用のおそれがある成分を含有する医薬品では、「次の人は使用（服用）しないこと」の項に「15歳未満の❹＿＿＿」、「6歳未満の❹＿＿＿」等として記載されている。

(b)「次の❺＿＿＿には使用しないこと」

・局所に適用する医薬品は、患部の状態によっては症状を悪化させたり、誤った❺＿＿＿に使用すると副作用を生じたりするおそれがある。それらに関して、使用を避けるべき患部の状態、適用❺＿＿＿等に分けて、簡潔に記載されている。

(c)「本剤を使用（服用）している間は、次の❻＿＿＿＿を使用（服用）しないこと」

・併用すると作用の❼＿＿＿、❽＿＿＿＿等のリスクの増大が予測される成分について注意を喚起し、使用を避ける等適切な対応が図られるよう記載されている。

・❾＿＿＿＿医薬品との併用については、医療機関で治療を受けている人が、処方された医薬品の使用を自己判断で控えることは適当でないため、「相談すること」の項において、「医師（又は歯科医師）の治療を受けている人」等として記載されている。

(d) その他「してはいけないこと」

・「服用後、❿＿＿＿又は⓫＿＿＿類の運転操作をしないこと」

・「⓬＿＿＿中の人は本剤を服用しないか、本剤を服用する場合は⓬＿＿＿を避けること」

・「服用前後は⓭＿＿＿しないこと」

・「⓮＿＿＿連用しないこと」「○日以上（継続して）使用（服用）しないこと」「症状があるときのみの使用にとどめ、⓯＿＿＿しないこと」

●医薬品を使用する前に相談すること

・その医薬品を使用する前に、その⑯_____について専門家に相談したうえで適切な判断がなされるべきである場合に記載される。

(a)「⑰_____（又は⑱_____）の治療を受けている人」
・治療を受けているときは、何らかの薬剤の投与等の処置がなされており、その人の⑲_____で医薬品が使用されると、治療の妨げとなったり、有効成分の⑳_____や相互作用等を生じることがある。
(b)「妊婦又は妊娠していると思われる人」
・㉑_____への影響や妊娠という特別な身体状態を考慮して、一般的に、医薬品の使用には慎重を期す必要がある。「してはいけないこと」の項で「次の人は使用（服用）しないこと」として記載されている場合と異なり、必ずしもヒトにおける具体的な悪影響が判明しているものではない。
(c)「授乳中の人」
・摂取した医薬品の成分の一部が㉒_____中に移行することが知られている。「してはいけないこと」の項で「授乳中の人は本剤を服用しないか、本剤を服用する場合は授乳を避けること」として記載するほどではない場合に記載されている。
(d)「㉓_____」
・使用上の注意の記載における「㉓_____」とは、およその目安として㉔____歳以上を指す。一般に高齢者では、加齢に伴い副作用等を生じるリスクが㉕［低くなる／高くなる］傾向にあり、また、何らかの持病（基礎疾患）を抱えていること等も多い。
(e)「薬などによりアレルギー症状を起こしたことがある人」
・その医薬品を使用してアレルギー症状を起こしたことはなくても、他の医薬品でアレルギーの既往歴がある人や、アレルギー体質の人は、一般にアレルギー性の副作用を生じるリスクが㉖［高い／低い］。

1 人 2 自らの判断 3 アレルギー 4 小児 5 部位 6 医薬品 7 増強 8 副作用 9 医療用 10 乗物 11 機械 12 授乳 13 飲酒 14 長期 15 連用 16 適否 17 医師 18 歯科医師 19 自己判断 20 重複 21 胎児 22 乳汁 23 高齢者 24 65 25 高くなる 26 高い

(f)「次の症状がある人」
・軽率な使用がなされると状態の悪化や副作用等を招きやすい症状や、❶ ＿＿＿＿＿＿を受診することが適当と考えられる場合について記載されている。

(g)「次の❷ ＿＿＿＿を受けた人」
・現に医師の治療を受けているか否かによらず、その医薬品が使用されると状態の悪化や副作用等を招きやすい❸ ＿＿＿＿＿＿＿等が示されている。

医薬品の使用の適否については、特に基礎疾患への影響に留意して、使用前に専門家に相談することが大切なんじゃよ。

「相談すること」の具体的な内容は、別表を参照してください。

● **医薬品を使用した後に相談すること**

・その医薬品を使用したあとに、❹ ＿＿＿＿＿＿と考えられる症状等を生じた場合や、薬理作用から発現が予測される軽微な症状がみられた場合、あるいは症状の改善がみられない場合には、いったん使用を❺ ＿＿＿＿したうえで適切な対応が図られるよう、専門家に相談する。

(a) 副作用と考えられる症状を生じた場合に関する記載
・まず一般的な副作用について関係部位別に症状が記載され、そのあとに続けて、まれに発生する重篤な副作用について副作用名ごとに症状が記載されている。 ・「使用（服用）後、次の❻ ＿＿＿＿が現れた場合」 ・「まれに下記の❼ ＿＿＿＿な症状が現れることがあります。その場合はただちに医師の診療を受けること」
(b) 薬理作用等から発現が予測される軽微な症状がみられた場合に関する記載
・発現が予測され、容認される軽微な症状（抗ヒスタミン薬の眠気等）だが、症状の持続または増強がみられた場合には、使用を❽［継続／中止］したうえで専門家に相談する。
(c) 一定期間または一定回数使用したあとに症状の改善がみられない場合に関する記載
・その医薬品の適用範囲でない疾患による症状や、❾ ＿＿＿＿＿＿が生じている可能性等が考えられる。

- その医薬品の適用となる症状の性質にかんがみて、⑩＿＿＿＿＿＿医薬品または⑪＿＿＿＿＿＿＿医薬品で対処できる範囲を超えており、医師の診療を受けることが必要な場合もある。
- ⑫＿＿＿＿＿＿＿製剤では、ある程度の期間継続して使用されることにより効果が得られるとされているものが多いが、長期連用する場合には、専門家に相談する（本記載がない⑫＿＿＿＿＿＿＿製剤は、短期の使用に限られる）。
- 一般用検査薬では、検査結果が⑬＿＿＿＿＿であっても何らかの症状がある場合は、再検査するか、医師に相談する。

容認される軽微な症状については、「次の症状が現れることがある」として記載されているぞ。

(6) 効能または効果 （一般用検査薬では「使用目的」）

- 一般の生活者が自ら判断できる症状、用途等が示されている。なお、「⑭＿＿＿＿＿＿＿＿」として記載されている場合もある。
- ⑮＿＿＿＿＿＿＿がある場合には、効能または効果の項目に続けて、これと区別して記載されている。

(7) 用法及び用量 （一般用検査薬では「使用方法」）

- ⑯＿＿＿＿区分、⑰＿＿＿＿＿用量、1日の使用⑱＿＿＿＿等について一般の生活者に分かりやすく、表形式で示されるなど、工夫して記載されている。
- ⑲＿＿＿＿における使用に関して認められていない年齢区分（使用年齢の制限）がある場合は、その旨が記載される。
- 注意事項がある場合には、用法及び用量の項目に続けて、これと⑳＿＿＿＿＿して記載されている。

答 ❶医療機関 ❷診断 ❸基礎疾患 ❹副作用 ❺中止 ❻症状 ❼重篤 ❽中止 ❾合併症 ❿要指導 ⓫一般用 ⓬漢方処方 ⓭陰性 ⓮適応症 ⓯注意事項 ⓰年齢 ⓱1回 ⓲回数 ⓳小児 ⓴区別

(8) 成分及び分量（一般用検査薬では「キットの内容及び成分・分量」）

・有効成分の❶＿＿＿＿＿及び❷＿＿＿＿＿が記載されている。

・併せて、❸＿＿＿＿＿として配合されている成分も掲げられている。添加物は、それ自体積極的な薬効を期待して配合されるものでなく、製剤としての品質、有効性及び安全性を高めることを目的として配合されているが、❹＿＿＿＿＿＿＿の原因となり得ることが知られているものもある。

・このほか、尿や便が❺＿＿＿＿＿することがある旨の注意や、服用後、尿や便の検査値に影響を与えることがある場合の注意等、配合成分（有効成分及び添加物）に関連した使用上の❻＿＿＿＿＿＿＿がある場合には、成分及び分量の項目に続けて、これと区別して記載される。

> 妊娠検査薬は、専門家による購入者等への情報提供の参考として**検出感度**もあわせて記載されるのじゃ。

(9) 病気の予防・症状の改善につながる事項（いわゆる「養生訓」）

・その医薬品の適用となる症状等に関連して、医薬品の使用のみに頼ることなく、日常生活上、どのようなことに心がけるべきかなど、症状の❼＿＿＿＿・❽＿＿＿＿につながる事項について一般の生活者に分かりやすく記載されていることがある（必須記載ではない）。

(10) 保管及び取扱い上の注意

・医薬品は、適切な保管がなされないと化学変化や雑菌の繁殖等を生じることがあり、それぞれの医薬品に応じて適切に保管及び取扱いがなされなければならない。

(a) 「❾＿＿＿＿＿＿の当たらない（湿気の少ない）涼しい場所に（密栓して）保管すること」
・特に❿＿＿＿＿剤などは変質しやすいため、開封後は冷蔵庫内に保管されるのが望ましい。なお、錠剤、カプセル剤、散剤等では、取り出したときに室温との急な温度差で⓫＿＿＿を帯びるおそれがあるため、冷蔵庫内での保管は不適当である。
(b) 「⓬＿＿＿の手の届かないところに保管すること」
・乳・幼児は口の中に入れることがあり、⓭＿＿＿事故が多く報告されている。

(c) 「他の❶⃝_____に入れ替えないこと。(誤用の原因になったり品質が変わる)」

・別の容器へ移し替えると、中身がどんな医薬品であったか分からなくなったり、❶⃝_____の原因となる。

・移し替えた容器が湿っていたり、汚れていたりした場合、適切な❶⃝_____が保持できなくなるおそれがある。

(d) その他 「他の人と❶⃝_____しないこと」等

・❶⃝_____薬では、複数の使用者間で使い回されると、薬液に細菌汚染があった場合に、別の使用者に感染するおそれがあるため記載されている。

・可燃性ガスを噴射剤としているエアゾール製品や消毒用アルコール等、危険物に該当する製品における❶⃝_____法に基づく注意事項や、エアゾール製品に対する高圧ガス保安法に基づく注意事項については、それぞれ法律上、その容器への表示が義務づけられているが、添付文書において「保管及び取扱い上の注意」としても記載されている。

(11) 消費者相談窓口

・製造販売元の製薬企業において購入者等からの❷⃝_____に応じるための窓口担当部門の名称、電話番号、受付時間等が記載されている。

(12) 製造販売業者の名称及び所在地

・製造販売業の許可を受け、その医薬品について❷⃝_____責任を有する製薬企業の名称及び所在地が記載されている。

実際に、身の周りの医薬品の添付文書を見てみよう。勉強になるよ!

答 ❶ 名称　❷ 分量　❸ 添加物　❹ アレルギー　❺ 着色　❻ 注意事項　❼ 予防　❽ 改善　❾ 直射日光　❿ シロップ　⓫ 湿気　⓬ 小児　⓭ 誤飲　⓮ 容器　⓯ 誤用　⓰ 品質　⓱ 共用　⓲ 点眼　⓳ 消防　⓴ 相談　㉑ 製造

医薬品の適正使用情報（2）

02 製品表示の読み方

1 製品表示とは

・製品表示は、医薬品の❶_____等に記載されており、購入者等における適切な医薬品の選択、適正な使用に資する様々な情報が記載されている。

・❷_____文書は通常、❶_____等に封入されており、購入者等が購入後に製品を開封して初めて、自分（または家族）にとって適当な製品でなかったことが分かるといった事態も起こりうる。製品表示は、このような事態を防ぐことができる。

2 製品表示事項

● 法定表示事項

・❸____薬、❹____薬、❺_____医薬品の表示
・一般用医薬品における❻_____区分を示す識別表示等

・購入者、あるいは使用者にとって適切な商品でなかったと、購入後に分かるといった事を防ぐため、製品表示事項には、以下のものもある。

● 法定表示事項のほかの事項

・❼_____、効果
・❽_____、用量
・❾_____として配合されている成分
・❿_____の注意

医薬品によっては、法第 52 条第 2 項 の規定に基づく「用法、用量その他使用及び取扱い上必要な注意」等の記載を、添付文書の形でなく、**外箱**や**容器等**に行っている場合もあるぞ。

身の周りの医薬品の外箱を実際に見て確認してみよう！

3 使用上の注意

・以下の項目については、製品表示として外箱等にも記載されている。

(1)「してはいけないこと」（副作用や事故等が起きる危険性を回避するための記載事項）

・「次の⑪___は使用（服用）しないこと」

・「次の⑫___には使用しないこと」

・「⑬___中は本剤を服用しないか本剤を服用する場合は⑬___を避けること」

・「服用後、乗物又は機械類の⑭___操作をしないこと」　等

・1回服用量中⑮___mL を超えるアルコールを含有する内服液剤（滋養強壮を目的とするもの）には、「アルコール含有○○ mL 以下」のように、アルコールを含有する旨及びその分量が記載されている。

(2) 添付文書の必読に関する事項

・「使用にあたって添付文書をよく読むこと」等、包装中に封入されている医薬品（内袋を含む）だけが取り出され、添付文書が読まれないといったことのないように記載されている。

(3) 専門家への相談勧奨に関する事項

・症状、体質、年齢等からみて、⑯___による危険性が高い場合もしくは医師または歯科医師の治療を受けている人であって、一般使用者の判断のみで使用することが不適当な場合について記載されている。

・記載スペースが狭小な場合には、「使用が適さない場合があるので、使用前には必ず医師、歯科医師、薬剤師又は登録販売者に⑰___してください」等と記載されている。

(4)「保管及び取扱い上の注意」の項のうち、医薬品の保管に関する事項

・購入者によっては、購入後すぐ開封せずにそのまま保管する場合や持ち歩く場合があるため、添付文書を見なくても適切な⑱___がなされるよう、その容器や包装にも、その旨の注意事項が記載されている。

答　❶外箱　❷添付　❸毒　❹劇　❺要指導　❻リスク　❼効能　❽用法　❾添加物　❿使用上　⓫人　⓬部位　⓭授乳　⓮運転　⓯0.1　⓰副作用　⓱相談　⓲保管

4 使用期限の表示

・使用期限の表示については、適切な保存条件の下で製造後❶___年を超えて性状及び品質が安定であることが確認されている医薬品において法的な表示義務はないが、流通管理等の便宜上、外箱等に記載されるのが通常となっている。

・表示された「使用期限」は、❷［未開封／開封］状態で保管された場合に品質が保持される期限である。

 購入後、開封されてからどの程度の期間品質が保持されるかについては、医薬品それぞれの包装形態や個々の使用状況、保管状況等によるよ。購入者から質問等がなされたときには、それらを踏まえて適切な説明をする必要があるよ。

5 医薬品医療機器等法以外の法令に基づく事項

・可燃性ガスを噴射剤としている❸_____製品や消毒用❹_____などの危険物に該当する製品には、❺_____法に基づく注意事項として「❻_____厳禁」などと記載される。

・エアゾール製品には、❼_____法に基づく注意事項として「❽_____に注意」と使用ガスの名称などが記載される。

・❾_____の有効な利用の促進に関する法律に基づき、容器包装の識別表示（識別マーク）が記載される。

> **Point**
> ・「してはいけないこと」に関連して、1回服用量中 **0.1mL** を超えるアルコールを含有する内服液剤（滋養強壮を目的とするもの）については、例えば「アルコール含有○○ mL 以下」のように、アルコールを含有する旨及びその分量が記載されている。

memo
....
....
....

答 ❶3 ❷未開封 ❸エアゾール ❹アルコール ❺消防 ❻火気 ❼高圧ガス保安 ❽高温 ❾資源

医薬品の適正使用情報（3）

03 安全性情報

１ 安全性情報とは

・医薬品や医療機器などの安全で適正な使用のために、製造販売業者や行政当局からはさまざまな安全性情報が出される。

・安全性情報には、「❶ _____ 情報」、「❷ _____ 速報」、「❸ _____ 情報」がある。

２ 緊急安全性情報

・緊急安全性情報は、医薬品、医療機器または再生医療等製品について、❹ _____ かつ❺ _____ な注意喚起や、使用制限に係る対策が必要な場合に出される。

・緊急安全性情報は、❻［厚生労働省／都道府県］からの命令・指示、あるいは❼［店舗販売業者／製造販売業者］の自主決定などに基づいて作成される。

・緊急安全性情報は、A4 サイズの黄色地の印刷物で、❽ _____ とも呼ばれる。

●緊急安全性情報の伝達手段

・製造販売業者および行政当局による❾ _____

・（独）❿ _____ 総合機構（PMDA）による医薬品医療機器⓫ _____ _____ サービス（PMDA メディナビ）による配信

・製造販売業者から医療機関や薬局等への⓬ _____

・ダイレクトメール、ファクシミリ、電子メール等による情報提供（⓭ __ か月以内）

（独）医薬品医療機器総合機構は、厚生労働省所管の独立行政法人なんじゃよ。「総合機構」や「医薬品機構」、「PMDA」などと呼ばれているぞ。

答 ❶ 緊急安全性　❷ 安全性　❸ 医薬品・医療機器等安全性　❹ 緊急　❺ 重大　❻ 厚生労働省　❼ 製造販売業者　❽ イエローレター　❾ 報道発表　❿ 医薬品医療機器　⓫ 情報配信　⓬ 直接配布　⓭ 1

3 安全性速報

・安全性速報は、医薬品、医療機器または再生医療等製品について、一般的な「❶＿＿＿＿＿＿＿＿＿＿＿＿＿＿」の改訂情報よりも、迅速な注意喚起が必要な場合に出される。

・安全性速報は、❷［厚生労働省／都道府県］からの命令・指示、あるいは❸［店舗販売業者／製造販売業者］の自主決定などに基づいて作成される。

・安全性速報は、A4 サイズの青色地の印刷物で、❹＿＿＿＿＿＿＿＿＿＿＿＿＿とも呼ばれる。

● 安全性速報の伝達手段

・（独）❺＿＿＿＿＿＿＿＿＿＿＿＿＿＿総合機構（PMDA）による医薬品医療機器❻＿＿＿＿＿＿＿＿＿サービス（PMDA メディナビ）による配信

・製造販売業者から医療機関や薬局等への❼＿＿＿＿＿＿＿＿＿

・ダイレクトメール、ファクシミリ、電子メール等による情報提供（❽＿＿か月以内）

4 医薬品・医療機器等安全性情報

・医薬品・医療機器等安全性情報は、❾＿＿＿＿＿＿＿＿＿＿＿が、医薬品（一般用医薬品を含む）、医療機器等による重要な❿＿＿＿＿＿＿＿、不具合等に関する情報をとりまとめたものである。

・その内容は、医薬品の⓫＿＿＿＿＿＿＿に関する解説記事や、使用上の注意の⓬＿＿＿＿＿＿＿、主な対象品目、参考文献（重要な副作用等に関する改訂については、その根拠となった症例の概要も紹介）等が掲載されている。

● 医薬品・医療機器等安全性情報の伝達手段

・各都道府県、保健所設置市及び特別区、関係学会等への⓭＿＿＿＿＿の送付

・❾＿＿＿＿＿＿＿＿＿＿ホームページ及び⓮＿＿＿＿＿＿＿＿＿ホームページへの掲載

・医学・薬学関係の専門誌等への⓯＿＿＿＿＿

5 総合機構ホームページ

・総合機構（医薬品医療機器総合機構）のホームページには、⑯_____情報、厚生労働省より発行される「医薬品・医療機器等安全性情報」のほか、⑰_____医薬品及び⑱_____医薬品に関連した以下のような情報が掲載されている。

●総合機構ホームページ掲載情報

・厚生労働省が製造販売業者等に指示した⑲_____、「使用上の注意」の改訂情報

・製造販売業者等や医療機関等から報告された、医薬品による⑩_____が疑われる症例情報

・医薬品の⑳_____情報

・医薬品等の製品㉑_____に関する情報

・一般用医薬品・要指導医薬品の㉒_____文書情報

・㉓_____向医薬品ガイド

・その他、厚生労働省が医薬品等の⑪_____について発表した資料

・総合機構では、医薬品・医療機器の安全性に関する特に重要な情報については、ホームページに掲載するとともに、その情報を電子メールによりタイムリーに配信する㉔_____

_____（PMDA メディナビ）を行っている。

総合機構のホームページには、「一般の方向け」「医療従事者向け」「アカデミア向け」「企業向け」に、さまざまな情報が掲載されていて、とても勉強になるんじゃ。ぜひ、実際にアクセスしてみることをオススメするぞ。

Point

・緊急安全性情報は**イエローレター**、安全性速報は**ブルーレター**とも呼ばれる。
・PMDA メディナビは、電子メールによる情報発信サービスで、医療従事者だけでなく、だれでも利用できる。

答 ❶ 使用上の注意 ❷ 厚生労働省 ❸ 製造販売業者 ❹ ブルーレター ❺ 医薬品医療機器 ❻ 情報配信 ❼ 直接配布 ❽ 1 ❾ 厚生労働省 ❿ 副作用 ⓫ 安全性 ⓬ 改訂内容 ⓭ 冊子 ⓮ 総合機構 ⓯ 転載 ⓰ 添付文書 ⓱ 要指導 ⓲ 一般用 ⓳ 緊急安全性情報 ⓴ 承認 ㉑ 回収 ㉒ 添付 ㉓ 患者 ㉔ 医薬品医療機器情報配信サービス

医薬品の適正使用情報（4）

04 購入者等に対する情報提供

1 情報の活用

・薬局開設者、店舗販売業者、配置販売業者、医薬品の販売に従事する薬剤師や登録販売者は、医薬品の適正な使用を確保するため、相互の密接な❶＿＿＿＿＿のもとに、製造販売業者等から提供される情報の❷＿＿＿＿、その他必要な情報の❸＿＿＿＿、検討及び❹＿＿＿＿を行うことに努めなければならない。

2 添付文書情報の活用

・医薬品の販売等に従事する専門家においては、総合機構に掲載されている最新の❺＿＿＿＿＿＿＿＿＿情報等から、医薬品の適切な選択、適正な使用が図られるよう、購入者等に対して情報提供を行うことが可能である。

●積極的な情報提供のポイント

・「❻＿＿＿＿＿＿＿＿＿＿＿＿」の項に記載された内容のうち、その医薬品を実際に使用する人（購入者本人とは限らない）に当てはまると思われる事項
・「❼＿＿＿＿＿＿＿＿＿」の項に記載された内容のうち、その医薬品を実際に使用する人における副作用の回避、早期発見につながる事項

医薬品についての購入者からの質問に対する答えは、ほとんどが**添付文書**に記載されているぞ。そうした相談への対応においても、添付文書情報は有用なんじゃ。

・令和3年8月1日から、医療用医薬品への紙の添付文書の同梱は廃止され、注意事項等の情報は❽＿＿＿＿＿＿な方法により提供されることとなった。具体的には、医薬品の容器また被包に記載されている❾＿＿＿＿＿＿＿＿＿または二次元コードをスマートフォン等のアプリケーションで読み取ることで、総合機構のホームページで公表されている最新の添付文書等の情報にアクセスできる。

❸ 製品表示情報の活用

・添付文書情報が事前に閲覧できない場合は、❿＿＿＿＿＿＿＿＿＿＿から読み取れる適正使用情報を有効に活用する。

・要指導医薬品、一般用医薬品のうち第一類医薬品と第二類医薬品は、その副作用等により日常生活に支障を来す程度の健康被害が生ずるおそれがある。製品表示に記載されたこれらの⓫＿＿＿＿＿＿＿＿＿＿＿により、情報提供を行う側も、受ける側も、副作用等の回避、早期発見のために必要な注意事項に自ずと関心が向けられる。

・第三類医薬品についても、その製品が医薬品であることが❿＿＿＿＿＿＿＿＿＿から明確となることにより、適正に使用された場合であっても身体の変調・不調が起こり得ることや、❺＿＿＿＿＿＿＿＿を必ず読み、用法・用量等を守って適正に使用する必要があることが認識できる。

・添付文書に「⓬＿＿＿＿＿＿＿＿＿＿」として記載される内容は、その医薬品に配合されている成分等に由来することも多く、製品表示の配合成分等の記載からある程度読み取ることが可能である。

❹ その他の適正使用情報の活用

・医薬品の販売等に従事する専門家においては、購入者等に対して、常に⓭＿＿＿＿の知見に基づいた適切な情報提供を行うため、得られる情報を積極的に収集し、専門家としての⓮＿＿＿＿＿＿に努めることが求められる。

・一般の生活者が接する医薬品の有効性や安全性等に関する情報は、⓯［常に正確である／正確でないことも多い］。医薬品の販売等に従事する専門家においては、購入者等に対して科学的な根拠に基づいた正確なアドバイスを与え、⓰＿＿＿＿＿＿＿＿＿＿＿＿＿を適切に支援することが期待されている。

情報通信技術が発展し、今は一般の生活者も、相当程度専門的な情報にもアクセスできる。販売時に専門家から説明された内容について検証することも可能であり、不十分な情報提供が行われた場合には、専門家としての信用・信頼が損なわれることになってしまうため、十分な注意が必要じゃ。

答 ❶ 連携　❷ 活用　❸ 収集　❹ 利用　❺ 添付文書　❻ してはいけないこと　❼ 相談すること　❽ 電子的　❾ バーコード　❿ 製品表示　⓫ リスク区分　⓬ 使用上の注意　⓭ 最新　⓮ 資質向上　⓯ 正確でないことも多い　⓰ セルフメディケーション

05 医薬品の安全対策

1 副作用情報等の収集、評価及び措置

・医薬品の安全対策として、副作用等の情報を❶＿＿＿＿＿＿する制度や、収集された安全性情報を❷＿＿＿＿＿し、適切な❸＿＿＿＿＿をとる体制が整備されている。

・1961 年の❹＿＿＿＿＿＿＿＿＿＿薬害事件を契機として、1968 年に世界保健機関（WHO）加盟国を中心に、各国が医薬品の副作用情報を収集、評価する体制として❺＿＿＿＿＿＿＿＿＿＿＿＿＿＿＿＿制度が確立された。

2 医薬品・医療機器等安全性情報報告制度

・医薬品・医療機器等❻＿＿＿＿＿＿＿＿＿＿＿報告制度により、医薬関係者は、医薬品の副作用等によるものと疑われる❼＿＿＿＿＿＿＿＿＿＿の発生を知った場合において、保健衛生上の危害の発生または拡大を❽＿＿＿＿＿するため必要があると認めるときは、その旨を❾〔厚生労働大臣／都道府県知事〕に報告しなければならない。

・本制度の報告については、実務上、報告書を❿＿＿＿＿＿＿＿＿＿に提出することとされている。

● 医薬品・医療機器等安全性情報報告制度の経緯

⑪	1967 年 •	• a	「医薬品等安全性情報報告制度」として拡充される
⑫	1978 年 •	• b	約 3,000 の医療機関をモニター施設に指定して、厚生省（当時）が直接副作用報告を受ける「医薬品副作用モニター制度」としてスタート
⑬	1997 年 •	• c	約 3,000 のモニター薬局で把握した副作用事例等について、定期的に報告が行われるようになる
⑭	2002 年 •	• d	薬事法改正による登録販売者制度の導入に伴い、登録販売者も本制度に基づく報告を行う医薬関係者として位置づけられる
⑮	2006 年 •	• e	薬事法が改正され、医師や薬剤師等の医薬関係者による副作用等の報告を義務化

3 企業からの副作用等の報告制度

・製造販売業者等は、医薬品の市販後も、常にその品質、有効性及び安全性に関する情報を収集し、医薬関係者に必要な情報を⑯＿＿＿＿＿することが、医薬品の適切な使用を確保する観点からも、企業責任として重要である。

・製造販売業者等は、製造販売し、または承認を受けた医薬品について、その⑰＿＿＿＿＿＿等によるものと疑われる健康被害や、⑱＿＿＿＿＿＿の発生等を知ったときは、定められた期限までに厚生労働大臣に報告しなければならない（別表5-4）。

・報告については、実務上、報告書を⑩＿＿＿＿＿＿＿＿＿に提出することとされている。

● 医薬品によるものと疑われる症例の報告期限

副作用症例	死亡	⑲＿＿日以内
	重篤（使用上の注意から予測できないもの）	⑲＿＿日以内
	重篤（使用上の注意から予測できるもの）	⑳＿＿日以内
感染症症例	重篤（死亡を含む）	⑲＿＿日以内
	非重篤（使用上の注意から予測できないもの）	⑲＿＿日以内

企業からの副作用等の報告については、319ページの別表も参照してくださいね。

・医薬関係者（登録販売者を㉑［含む／含まない］）は、製造販売業者等が行う情報収集に協力するよう努めなければならない。

・血液製剤等の㉒＿＿＿＿＿＿＿製品を製造販売する企業に対しては、その製品・原料・材料による⑱＿＿＿＿＿に関する最新の論文や知見に基づいて安全性を評価し、その成果を定期的に国へ報告する制度が導入されている。

ちなみに製造販売業者の副作用等に関する「研究報告」の報告期限は、30日以内となっておるぞ。

答 ❶ 収集　❷ 評価　❸ 措置　❹ サリドマイド　❺ WHO国際医薬品モニタリング　❻ 安全性情報　❼ 健康被害　❽ 防止　❾ 厚生労働大臣　❿ 総合機構　⓫ b　⓬ c　⓭ a　⓮ e　⓯ d　⓰ 提供　⓱ 副作用　⓲ 感染症　⓳ 15　⓴ 30　㉑ 含む　㉒ 生物由来

・一般用医薬品に関しても、承認後の調査が製造販売業者等に求められており、副作用等の発現状況等の収集・評価を通じて、承認後の安全対策につなげている。

◎ダイレクトOTC医薬品（既存の医薬品と明らかに異なる有効成分が配合されたもの）

❶＿＿＿年を超えない範囲で厚生労働大臣が承認時に定める一定期間（概ね❷＿＿年）、承認後の使用成績等を製造販売業者等が集積し、厚生労働省へ提出する❸＿＿＿＿＿＿＿＿＿が適用される。

◎スイッチOTC医薬品（医療用医薬品で使用されていた有効成分を一般用医薬品で初めて配合したもの）

承認後の一定期間（概ね❹＿＿年）、安全性に関する❺＿＿＿＿＿及び調査結果の❻＿＿＿＿が求められている。

---

4 副作用情報等の評価・措置

・収集された副作用等の情報は、その医薬品の❼＿＿＿＿＿＿＿＿＿＿＿＿＿等において評価・検討され、必要な安全対策が図られる。

・各制度により集められた副作用情報については、❽＿＿＿＿＿＿＿＿において専門委員の意見を聴きながら調査検討が行われる。❾＿＿＿＿＿＿＿＿＿＿＿は、その結果に基づき、薬事・食品衛生審議会の意見を聴いて、安全対策上必要な行政措置を講じる。

● 安全対策上必要な行政措置

・使用上の注意の❿＿＿＿＿＿の指示等を通じた注意喚起のための情報提供
・効能・効果や用法・用量の一部⓫＿＿＿＿＿
・❺＿＿＿＿＿・実験の実施の指示
・製造・販売の⓬＿＿＿＿＿
・製品の⓭＿＿＿＿　など

・副作用情報対応の仕組み
総合機構で専門委員が調査検討 ➡ 厚生労働省に結果を報告 ➡ 薬事・食品衛生審議会で厚生労働大臣が意見を聴く ➡ 対応決定

5 副作用等が疑われる場合の報告の仕方

・法の規定に基づく制度で、医薬関係者は、保健衛生上の危害の発生または拡大を防止するために、医薬品等の⓮_____によるものと疑われる、身体の変調・不調、日常生活に支障を来す程度の⓯_____（死亡を含む）について報告を求められている。

・本制度では、副作用と医薬品との因果関係が明確な場合⓰［に限り／でなくても］報告の対象となり得る。

安全対策上必要なときは、医薬品の過量使用や、誤用等によるものと思われる健康被害についても報告がなされる必要があるんじゃよ。

医薬品の副作用は、「使用上の注意」に記載されているものだけとは限らないよ。医薬品の販売等に従事する専門家は、購入者等からの訴えに素直に耳を傾け、真摯な対応をすることが重要なんだ。

● 報告の仕方

・報告様式は、❽_____のホームページから入手できる

・報告様式の記入欄すべてに記入がなされる必要⓱［がある／はない］

・医薬品の販売等に従事する専門家においては、購入者等（健康被害を生じた本人に限らない）から⓲［把握可能な／すべての］範囲で報告をする

・複数の専門家が医薬品の販売等に携わっている場合であっても、健康被害の情報に直接接した専門家⓳___名から報告書が提出されればよい

・報告期限は特に定められていないが、適宜速やかに、郵送、ファクシミリ、電子メールにより、報告書を❽_____に送付する

・報告者に対しては、⓴_____受領確認書が交付される

・令和3年4月から、ウェブサイトに直接入力することによる電子的な報告が可能となった

答 ❶ 10　❷ 8　❸ 再審査制度　❹ 3　❺ 調査　❻ 報告　❼ 製造販売業者　❽ 総合機構　❾ 厚生労働大臣　❿ 改訂　⓫ 変更　⓬ 中止　⓭ 回収　⓮ 副作用　⓯ 健康被害　⓰ でなくても　⓱ はない　⓲ 把握可能な　⓳ 1　⓴ 安全性情報

06 医薬品の副作用等による健康被害の救済

1 医薬品副作用被害救済制度の創設

・❶＿＿＿＿＿＿＿＿＿＿事件や❷＿＿＿＿＿事件等を踏まえ、1979 年に薬事法が改正され、医薬品副作用被害救済基金法（現「独立行政法人医薬品医療機器総合機構法」）による医薬品副作用被害救済制度が創設された。

・医薬品副作用被害救済制度は、医薬品を適正に使用したにもかかわらず副作用による一定の健康被害が生じた場合に、医療費等の❸＿＿＿＿＿を行い、これにより被害者の迅速な救済を図ろうとするものである。

・本制度における医薬品の中に、要指導医薬品及び一般用医薬品は❹［含まれる／含まれない］。

2 医薬品副作用被害救済制度

・医薬品副作用被害救済制度は、❺［製薬企業／医薬関係者］の社会的責任に基づく公的制度として 1980 年 5 月より運営が開始された。

・本制度では、健康被害を受けた❻［本人／本人または家族］の給付請求を受けて、その健康被害が医薬品の副作用によるものかどうか、医薬品が適正に使用されたかどうかなど、医学的薬学的判断を要する事項について❼＿＿＿＿＿＿＿＿＿＿＿＿＿＿の諮問・答申を経て、厚生労働大臣が判定した結果に基づいて、医療費、障害年金、遺族年金等の各種給付が行われる。

・救済給付業務に必要な費用のうち、給付費については、独立行政法人医薬品医療機器総合機構法に基づいて、❽［製造業者／製造販売業者］から年度ごとに納付される拠出金があてられるほか、事務費については、その 2 分の 1 相当額は❾［国庫補助／地方自治体からの補助］により賄われている。

・この医薬品副作用被害救済制度に加え、2002 年の薬事法改正に際して、❿＿＿＿＿＿＿を介した感染等による健康被害の迅速な救済を図ることを目的とした❿＿＿＿＿＿＿感染等被害救済制度が創設されている。

このほか総合機構では、関係製薬企業や国からの委託によるスモン患者への健康管理手当等の支払業務、また、（公財）友愛福祉財団からの委託によるHIV感染者・発症者に対する健康管理費用の支給等も行っておるんじゃよ。

●給付請求から給付までの流れ

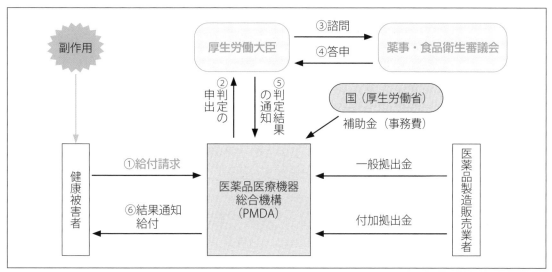

請求から給付までの流れをしっかり整理しておこう！

3 医薬品副作用被害救済制度等への案内、窓口紹介

(1) 医薬関係者等による協力

・医薬品の販売等に従事する専門家においては、健康被害を受けた購入者等に対して救済制度があることや、救済事業を運営する⓫＿＿＿＿＿＿＿の相談窓口等を紹介し、相談を促すなどの対応が期待され、そのためには、救済給付の⓬＿＿＿＿や給付の⓭＿＿＿＿等に関する一定の知識が必要となる。

答 ❶ サリドマイド ❷ スモン ❸ 給付 ❹ 含まれる ❺ 製薬企業 ❻ 本人または家族 ❼ 薬事・食品衛生審議会 ❽ 製造販売業者 ❾ 国庫補助 ❿ 生物由来製品 ⓫ 総合機構 ⓬ 範囲 ⓭ 種類

(2) 給付の種類

●給付の種類と請求期限

種類	内容	請求期限
❶_____費	副作用による疾病の治療に要した費用（健康保険等による給付の額を差し引いた自己負担分）を実費補償する	支給の対象となる費用の支払から5年以内
❷_____	副作用による疾病の治療に伴う医療費以外の費用の負担に着目して給付される（定額）	請求に係る医療が行われた月の翌月の初日から5年以内
❸_____年金	副作用により一定程度の障害の状態にある18歳以上の人の生活補償等を目的として給付される（定額）	なし
❹_____年金	副作用により一定程度の障害の状態にある18歳未満の人を養育する人に対して給付される（定額）	なし
❺_____年金	副作用により生計維持者が死亡した場合に、その遺族の生活の立て直し等を目的として給付される（定額）。最高10年間を限度とする	死亡から5年以内[1,2]
❻_____金	副作用により生計維持者以外の人が死亡した場合に、その遺族に対する見舞等を目的として給付される（定額）	死亡から5年以内[1,2]
❼_____料	副作用により死亡した人の葬祭を行うことに伴う出費に着目して給付される（定額）	死亡から5年以内[1,2]

※1. ただし、死亡前に医療費、医療手当、障害年金又は障害児養育年金の支給決定があった場合には、死亡のときから2年以内
※2. 遺族年金を受けられる先順位者が死亡した場合には、その死亡から2年以内

(3) 救済給付の支給対象範囲

・医薬品副作用被害救済制度は、医薬品を❽［不適正に使用したために／適正に使用したにもかかわらず］、一定程度以上の健康被害が生じた場合について給付を行う。

・副作用による疾病のため、入院を必要とする程度の医療を受ける場合や、副作用による重い❾＿＿＿＿＿＿＿＿＿（日常生活に著しい制限を受ける程度以上の障害）が残った場合などが対象となる。

・以下の要指導医薬品及び一般用医薬品は、救済制度の対象にならない。

> ・❿＿＿＿＿剤、⓫＿＿＿＿＿剤
> ・⓬＿＿＿＿＿＿＿剤（人体に直接使用するものを除く）
> ・⓭＿＿＿＿＿＿＿＿＿薬
> ・一部の⓮＿＿＿＿＿＿医薬品（精製水、ワセリン等）

・製品不良など、⓯＿＿＿＿＿＿＿に損害賠償責任がある場合や⓰＿＿＿＿＿＿＿医薬品の使用による健康被害についても救済制度の対象から除外されている。

無承認無許可医薬品には、いわゆる健康食品として販売されたものや、個人輸入により入手された医薬品も含まれるんじゃ。これらは救済制度の対象にはならないぞ。

(4) 救済給付の請求に必要な書類

・要指導医薬品及び一般用医薬品の使用による副作用被害について、救済給付を請求する場合は、以下の書類が必要である。

> ・医師の⓱＿＿＿＿＿＿＿
> ・かかった⓲＿＿＿＿＿を証明する書類
> ・⓳＿＿＿＿証明書（その医薬品を販売等した薬局開設者、医薬品の販売業者が作成する）

答 ❶医療 ❷医療手当 ❸障害 ❹障害児養育 ❺遺族 ❻遺族一時 ❼葬祭 ❽適正に使用したにもかかわらず ❾後遺障害 ❿殺虫 ⓫殺鼠 ⓬殺菌消毒 ⓭一般用検査 ⓮日局収載 ⓯製薬企業 ⓰無承認無許可 ⓱診断書 ⓲医療費 ⓳販売

4 医薬品 PL センター

・医薬品副作用被害救済制度の対象とならないケースのうち、製薬企業に損害賠償責任がある場合には、❶＿＿＿＿＿＿＿＿＿への相談が推奨される。

・医薬品 PL センターは、平成 6 年、❷＿＿＿＿＿法が国会において成立するにあたり、各業界に対して裁判によらない迅速・公平な紛争処理機関の設立が求められ、日本製薬団体連合会において、平成 7 年の同法の施行と同時に開設された。

PL 法は、**製造物責任法**とも呼ばれておるぞ。製造物の欠陥によって被害を受けた場合、被害者は、その製造物の製造業者等に損害賠償を求めることができるんじゃ。

● 医薬品 PL センターの役割

・消費者が、医薬品または医薬部外品に関する❸＿＿＿＿＿（健康被害以外の損害も含まれる）について製造販売元の❹＿＿＿＿＿と交渉するにあたって、公平・中立な立場で申立ての相談を受けつけ、交渉の仲介や調整・あっせんを行い、❺＿＿＿＿＿によらずに迅速な解決に導くことを目的としている。

Point
・医薬品副作用被害救済制度における救済給付業務に必要な費用のうち、**給付費**については、製造販売業者から年度ごとに納付される**拠出金**があてられるほか、事務費については、その 2 分の 1 相当額は**国庫補助**により賄われている。
・医薬品副作用被害救済制度の給付には、**医療費、医療手当、障害年金、障害児養育年金、遺族年金、遺族一時金、葬祭料**の 7 種類がある。
・医薬品 PL センターは、医薬品副作用被害救済制度の対象とならないケースのうち、製薬企業に**損害賠償責任があるケース**についての相談を受けつける。

memo
....
....
....
....
....

答 ❶ 医薬品 PL センター　❷ PL　❸ 苦情　❹ 企業　❺ 裁判

⑦ 一般用医薬品に関する主な安全対策

1 アンプル入りかぜ薬

● **副作用事例**

・1959 〜 1965 年までの間に、❶＿＿＿＿＿＿＿＿成分としてアミノピリン、スルピリンが配合されたアンプル入りかぜ薬の使用による重篤な副作用（ショック）で、計 38 名の❷＿＿＿＿例が発生した。

● **安全対策**

・アンプル剤は他の剤形（錠剤、散剤等）に比べて吸収が❸＿＿＿＿＿、血中濃度が急速に高値に達するため、通常用量でも副作用を生じやすいことが確認され、1965 年、厚生省（当時）より関係製薬企業に対し、アンプル入りかぜ薬製品の❹＿＿＿＿＿が要請された。

・その後、アンプル剤以外の一般用❺＿＿＿＿＿薬についても、1970 年に承認基準が制定され、成分・分量、効能・効果等が見直された。

2 小柴胡湯による間質性肺炎

● **副作用事例**

・小柴胡湯と❻＿＿＿＿＿＿＿＿＿＿＿＿＿製剤の併用例による間質性肺炎が報告された。

● **安全対策**

・1994 年、同剤との併用を禁忌とするよう「❼＿＿＿＿＿＿＿＿＿＿＿」が改訂された。

● **副作用事例**

・「❼＿＿＿＿＿＿＿＿＿＿」が改訂された以降も、❽＿＿＿＿＿＿患者が小柴胡湯を使用して間質性肺炎が発症し、死亡を含む重篤な事例が発生した。

答 ❶ 解熱鎮痛 ❷ 死亡 ❸ 速く ❹ 回収 ❺ かぜ ❻ インターフェロン ❼ 使用上の注意 ❽ 慢性肝炎

●安全対策

・1996 年、厚生省（当時）より関係製薬企業に対して「❶＿＿＿＿＿＿＿＿＿＿情報」の配布が指示された。

3 一般用かぜ薬による間質性肺炎

● 副作用事例

・2003 年 5 月までに、一般用かぜ薬の使用によると疑われる❷＿＿＿＿＿＿＿＿＿＿の発生事例が、計 26 例報告された（死亡例はない）。

● 安全対策

・厚生労働省では、「一般用かぜ薬は、一般の消費者が❸＿＿＿＿＿＿＿＿＿＿により購入して使用するものであること」、「間質性肺炎は❹＿＿＿＿＿な副作用であり、その初期症状は一般用かぜ薬の効能であるかぜの諸症状と区別が難しく、症状が悪化した場合には注意が必要なこと」を踏まえ、同年 6 月、一般用かぜ薬全般につき「❺＿＿＿＿＿＿＿＿＿＿＿＿」の改訂を指示した。

この副作用事例が起こる前から、「5 〜 6 回服用しても症状が良くならない場合には服用を中止して、専門家に相談する」等の注意はなされていたんじゃよ。

改訂により、「まれに**間質性肺炎**の重篤な症状が起きることがあり、その症状は、かぜの諸症状と区別が難しいため、症状が悪化した場合には服用を中止して医師の診療を受ける」旨の注意喚起がされるようになったのです。

memo

4 塩酸フェニルプロパノールアミン（PPA）含有医薬品

● 副作用事例

・2000 年 5 月米国において、女性が PPA 含有医薬品を❻＿＿＿＿＿＿＿＿＿＿＿（日本での鼻炎用

内服薬等における配合量よりも高用量）として使用した場合に、❼＿＿＿＿＿＿＿＿＿＿＿

の発生リスクとの関連性が高いとの報告がなされ、米国食品医薬品庁（FDA）が 米国内にお

ける PPA 含有医薬品 の自主的な販売中止を要請した。

● 安全対策

・日本では❻＿＿＿＿＿＿＿＿＿として承認されていないことなどから、直ちに販売を中止

する必要はないとされたが、同年 11 月、❽＿＿＿＿＿＿の人や❾＿＿＿＿＿＿の既往があ

る人等は使用しないよう注意喚起を行った。

● 副作用事例

・2003 年 8 月までに、PPA が配合された一般用医薬品による❾＿＿＿＿＿＿等の副作用症例

が複数報告された。それらの多くが用法・用量の範囲を超えた使用または禁忌とされている

❿＿＿＿＿＿症患者の使用によるものであった。

● 安全対策

・厚生労働省から関係製薬企業等に対して、「⓫＿＿＿＿＿＿＿＿＿＿＿」の改訂、情報提

供の徹底等を行うとともに、代替成分として⓬＿＿＿＿＿＿＿＿＿＿＿＿＿塩酸

塩（PSE）等への速やかな切替えの指示がなされた。

・塩酸フェニルプロパノールアミン（PPA）は、鼻充血や結膜充血を除去し、鼻づまり等の症状の緩和を目的として、**鼻炎用内服薬**、**鎮咳去痰薬**、**かぜ薬**等に配合されていた。
・塩酸フェニルプロパノールアミン（PPA）より、プソイドエフェドリン（PSE）の方が血管への作用が弱い。

答 ❶ 緊急安全性 ❷ 間質性肺炎 ❸ 自らの選択 ❹ 重篤 ❺ 使用上の注意 ❻ 食欲抑制剤 ❼ 出血性脳卒中 ❽ 心臓病 ❾ 脳出血 ❿ 高血圧 ⓫ 使用上の注意 ⓬ プソイドエフェドリン

08 医薬品の適正使用のための啓発活動

1 啓発活動（イベント）

・登録販売者は、薬剤師とともに一般用医薬品の販売等に従事する医薬関係者（専門家）として、適切な❶＿＿＿＿＿＿＿＿＿＿＿の普及定着、医薬品の❷＿＿＿＿＿＿＿の推進のため、こうした活動に積極的に参加、協力することが期待される。

・医薬品の適正使用を目的とし、以下のイベントが毎年実施されている。

名称と活動期間	内容
❸＿＿＿＿＿＿＿＿＿＿＿ （毎年 10 月 17 日〜 23 日の 1 週間）	医薬品の持つ特質及びその使用・取扱い等について正しい知識を広く生活者に浸透させ、保健衛生の維持向上に貢献する
❹「＿＿＿＿＿＿＿＿＿」普及運動 （毎年 6 月 20 日〜 7 月 19 日までの 1 か月間）	「❺＿＿＿＿＿＿＿＿＿＿＿＿＿＿＿」を広く普及し、薬物乱用防止を一層推進する

法第 68 条の 3 において、「国、都道府県、保健所を設置する市及び特別区は、関係機関及び関係団体の協力の下に、医薬品及び医療機器の適正な使用に関する啓発及び知識の普及に努める」と規定されておるんじゃよ。

2 薬物乱用、薬物依存に関する啓発活動

・薬物乱用や薬物依存は、違法薬物（麻薬、覚醒剤、大麻等）によるもの❻［であり／ばかりでなく］、一般用医薬品によって生じること❼［はない／もある］。

・特に、青少年では、薬物乱用の危険性に関する認識や理解が必ずしも十分でなく、好奇心から身近に入手できる薬物（一般用医薬品を含む）を❽＿＿＿＿＿＿＿で乱用することがある。

・要指導医薬品または一般用医薬品の乱用をきっかけとして、違法な薬物の乱用につながることもあり、その場合、乱用者自身の健康を害するだけでなく、**❾**＿＿＿＿的な弊害を生じるおそれが大きい。医薬品の適正使用の重要性等に関して、**❿**［小中学生のうち／成人して］からの啓発が重要である。

・一般用医薬品のうち、以下の水和物およびその塩類を有効成分として含有する製剤は、濫用などのおそれのある医薬品として指定されている。

・**⓫**＿＿＿＿＿＿＿＿＿＿＿＿＿＿

・**⓬**＿＿＿＿＿＿＿＿＿

・**⓭**＿＿＿＿＿＿＿＿＿＿＿＿＿＿＿＿

・**⓮**＿＿＿＿＿＿＿＿＿＿＿＿＿＿＿＿＿＿

・**⓯**＿＿＿＿＿＿＿＿＿＿＿＿＿＿＿＿＿

・**⓰**＿＿＿＿＿＿＿＿＿＿＿＿＿＿＿＿

一般用医薬品の大量摂取や、アルコールとの同時摂取による急性中毒から、転倒、昏睡、死亡などの事例が報告されているよ。また、長期の乱用によって、臓器障害、情緒不安定、対人関係・社会生活上の障害などにいたった事例もあるんだよ。

Point
・登録販売者は専門家として、適切なセルフメディケーションの普及定着、医薬品の適正使用の推進に協力することが期待されている。
・薬物乱用や薬物依存は、麻薬や覚醒剤などの違法薬物によるだけでなく、**一般用医薬品**によって生じることもある。

memo
....
....
....
....

答 ❶ セルフメディケーション ❷ 適正使用 ❸ 薬と健康の週間 ❹ ダメ。ゼッタイ。❺ 6・26 国際麻薬乱用撲滅デー ❻ ばかりでなく ❼ もある ❽ 興味本位 ❾ 社会 ❿ 小中学生のうち ⓫ エフェドリン ⓬ コデイン ⓭ ジヒドロコデイン ⓮ ブロモバレリル尿素 ⓯ プソイドエフェドリン ⓰ メチルエフェドリン

別表も出題範囲じゃ。覚えておいた方がよいものを以下にまとめておるぞ。
試験に出やすいものは太字になっておるのじゃ。

● 「してはいけないこと」

○ 次の人は使用（服用）しないこと

アレルギーの既往歴	主な成分、薬効群等	理由
喘息を起こしたことがある人	**インドメタシン** フェルビナク ケトプロフェン ピロキシカム	**喘息発作を誘発するおそれがあるため**
かぜ薬、解熱鎮痛薬で喘息を起こしたことがある人	**アセトアミノフェン** **アスピリン** **イブプロフェン** **イソプロピルアンチピリン**等	アスピリン喘息を誘発するおそれがあるため
アレルギーによる皮膚症状（発疹・発赤、かゆみ、かぶれ等）を起こしたことがある人	**ケトプロフェンが配合された外用鎮痛消炎薬**	**接触皮膚炎、光線過敏症を誘発するおそれがあるため**
牛乳によるアレルギー症状を起こしたことがある人	**タンニン酸アルブミン**	タンニン酸アルブミンは、**乳製カゼイン**を由来としているため
	カゼイン カゼインナトリウム等 （添加物）	カゼインは**牛乳タンパク**の主成分であり、牛乳アレルギーのアレルゲンとなる可能性があるため

○症状・状態

次の症状がある人	主な成分・薬効群等	理由
胃酸過多	カフェインを含む成分を主薬とする眠気防止薬	カフェインが胃液の分泌を亢進し、症状を悪化させるおそれがあるため
前立腺肥大による排尿困難	**プソイドエフェドリン塩酸塩**	交感神経刺激作用により、尿の貯留・尿閉を生じるおそれがあるため
激しい腹痛または吐き気・嘔吐	ヒマシ油が配合された瀉下薬	急性腹症（腸管の狭窄、閉塞、腹腔内器官の炎症等）の症状である可能性があるため
患部が化膿している人	ステロイド性抗炎症成分が配合された外用薬	細菌等の感染に対する抵抗力を弱めて、感染を増悪させる可能性があるため
	インドメタシン フェルビナク ケトプロフェン ピロキシカム	感染に対する効果はなく、逆に**感染の悪化**が自覚されにくくなるおそれがあるため

○基礎疾患等

次の診断を受けた人	主な成分・薬効群等	理由
心臓病	プソイドエフェドリン塩酸塩 芍薬甘草湯	徐脈または頻脈を引き起こし、心臓病の症状を悪化させるおそれがあるため
胃潰瘍	**カフェイン**を含む成分を主薬とする眠気防止薬	胃液の分泌が亢進し、胃潰瘍の症状を悪化させるおそれがあるため
高血圧		交感神経興奮作用により血圧を上昇させ、高血圧を悪化させるおそれがあるため
甲状腺機能障害	**プソイドエフェドリン塩酸塩**	交感神経系を興奮させる成分は、症状を悪化させるおそれがあるため
糖尿病		糖尿病を悪化させるおそれがあるため
日常的に不眠の人、不眠症の診断を受けた人	抗ヒスタミン成分を主薬とする催眠鎮静薬（睡眠改善薬）	睡眠改善薬は、慢性的な不眠症状に用いる医薬品でないため

その他	主な成分・薬効群等	理由
透析療法を受けている人	**スクラルファート** 水酸化アルミニウムゲル ケイ酸アルミニウム 合成ヒドロタルサイト **アルジオキサ**	長期間服用した場合に、**アルミニウム脳症**および**アルミニウム骨症**を発症したとの報告があるため

○小児における年齢制限

	主な成分・薬効群等	理由
15 歳未満の小児	**アスピリン** サザピリン サリチル酸ナトリウム	外国において、ライ症候群の発症との関連性が示唆されているため
	プロメタジン	外国において、乳児突然死症候群、乳児睡眠時無呼吸発作のような致命的な呼吸抑制の報告があるため
	イブプロフェン	一般用医薬品では、小児向けの製品はないため
	抗ヒスタミン成分を主薬とする催眠鎮静薬（睡眠改善薬）	小児では、神経過敏、興奮を起こすおそれが大きいため
	オキセサゼイン	一般用医薬品では、小児向けの製品はないため
	ロペラミド	外国で乳幼児が過量摂取した場合に、中枢神経系障害、呼吸抑制、腸管壊死に至る麻痺性イレウスを起こしたとの報告があるため
6 歳未満の小児	**アミノ安息香酸エチル**	**メトヘモグロビン血症**を起こすおそれがあるため
3 歳未満の小児	ヒマシ油類	－

○妊婦・授乳婦等

	主な成分・薬効群等	理由
妊婦または妊娠していると思われる人	**ヒマシ油類**	腸の急激な動きに刺激されて流産・早産を誘発するおそれがあるため
	ジフェンヒドラミン塩酸塩を主薬とする催眠鎮静薬（睡眠改善薬）	妊娠に伴う不眠は、睡眠改善薬の適用症状でないため
	エチニルエストラジオール **エストラジオール**	妊娠中の女性ホルモン成分の摂取によって、胎児の先天性異常の発生が報告されているため
	オキセサゼイン	妊娠中における安全性は確立されていないため
出産予定日12週以内の妊婦	**アスピリン** **アスピリンアルミニウム** **イブプロフェン**	妊娠期間の延長、胎児の動脈管の収縮・早期閉鎖、子宮収縮の抑制、分娩時出血の増加のおそれがあるため
授乳中の人は本剤を服用しないか、本剤を服用する場合は授乳を避けること	ジフェンヒドラミン塩酸塩 ジフェンヒドラミンサリチル酸塩	乳児に昏睡を起こすおそれがあるため
	アミノフィリン水和物 テオフィリン	乳児に神経過敏を起こすことがあるため
	ロートエキス	**乳児に頻脈**を起こすおそれがあるため

○服用後、乗物または機械類の運転操作をしないこと

	主な成分等	懸念される症状
かぜ薬、催眠鎮静薬、乗物酔い防止薬、鎮咳去痰薬、口腔咽喉薬、鼻炎用内服液、アレルギー用薬、内服痔疾用薬	**ジフェンヒドラミン塩酸塩** クロルフェニラミンマレイン酸塩	眠気等
かぜ薬、鎮咳去痰薬	**コデインリン酸塩水和物** ジヒドロコデインリン酸塩	
解熱鎮痛薬、催眠鎮静薬	**ブロモバレリル尿素** アリルイソプロピルアセチル尿素	
止瀉薬	ロペラミド塩酸塩 ロートエキス	
胃腸鎮痛鎮痙薬、乗物酔い防止薬	スコポラミン臭化水素酸塩水和物 **メチルオクタトロピン臭化物**	眠気、目のかすみ、異常なまぶしさを生じることがあるため
胃腸薬	**ピレンゼピン塩酸塩水和物**	目のかすみ、異常なまぶしさを生じることがあるため
かぜ薬、胃腸鎮痛鎮痙薬、鼻炎用内服薬、乗物酔い防止薬	スコポラミン臭化水素酸塩水和物、メチルオクタトロピン臭化物以外の抗コリン成分	

○連用に関する注意

	主な成分・薬効群等	理由
長期連用しないこと	かぜ薬、解熱鎮痛薬、抗菌性点眼薬、鼻炎用内服薬、鎮静薬、アレルギー用薬	一定期間または一定回数使用しても症状の改善がみられない場合は、ほかに原因がある可能性があるため
	インドメタシン フェルビナク ケトプロフェン ピロキシカム	
連用しないこと	ヒマシ油	
長期連用しないこと	鼻炎用点鼻薬	**二次充血**、**鼻づまり**等を生じるおそれがあるため

	カフェインを含む眠気防止薬	眠気防止薬は、一時的に緊張を要する場合に居眠りを防止する目的で使用されるため
短期間の服用にとどめ、連用しないこと	**グリチルレチン酸** **カンゾウ**	**偽アルドステロン症**を生じるおそれがあるため
長期連用しないこと	スクラルファート 水酸化アルミニウムゲル ケイ酸アルミニウム アルジオキサ	長期連用により**アルミニウム脳症**及び**アルミニウム骨症**を生じるおそれがあるため
長期連用しないこと	ステロイド性抗炎症成分	副腎皮質の機能低下を生じるおそれがあるため
症状があるときのみの服用にとどめ、連用しないこと	芍薬甘草湯	うっ血性心不全、心室頻拍の副作用が現れることがあるため
1週間以上継続して服用しないこと	次没食子酸ビスマス 次硝酸ビスマス	海外において、長期連用した場合に精神神経症状が現れたとの報告があるため
連用しないこと	浣腸薬（成分によらず、当該薬効群の医薬品に記載）	感受性の低下（慣れ）が生じて、習慣的に使用される傾向があるため
○○以上続けて服用しないこと	駆虫薬（承認内容により、回数または日数を記載）	過度の服用で効果が高まることはなく、かえって副作用を生じるおそれ

○大量に使用（服用）しないこと

主な成分・薬効群等	理由
センナ、センノシド、ダイオウ、カサントラノール、ビサコジル、ピコスルファートナトリウム等の刺激性瀉下成分が配合された瀉下剤	腸管粘膜への刺激が大きくなり、**腸管粘膜に炎症を生じるおそれがあるため**

○乱用に関する注意

	主な成分・薬効群等	理由
過量服用・長期連用しないこと	**コデインリン酸塩水和物** **ジヒドロコデインリン酸塩**	倦怠感や虚脱感等が現れることがあるため。**依存性・習慣性**がある成分が配合されており、乱用事例が報告されているため

○併用薬に関する注意

	主な成分・薬効群等	懸念される相互作用
他の瀉下薬（下剤）	茵蔯蒿湯（いんちんこうとう） 大黄甘草湯（だいおうかんぞうとう） 大黄牡丹皮湯（だいおうぼたんぴとう） 麻子仁丸（ましにんがん） 桃核承気湯（とうかくじょうきとう） 防風通聖散（ぼうふうつうしょうさん） 三黄瀉心湯（さんおうしゃしんとう） 大柴胡湯（だいさいことう） 乙字湯（おつじとう）（ダイオウを含む場合） 瀉下成分が配合された駆虫薬	激しい腹痛を伴う下痢等の副作用が現れやすくなるため
ヒマシ油	駆虫薬（瀉下成分が配合されていない場合）	駆虫成分が腸管内にとどまらず吸収されやすくなるため

○その他：副作用等を避けるため必要な注意

次の部位には使用しないこと	主な成分・薬効群等	理由
湿潤、ただれのひどい患部	**バシトラシン**が配合された化膿性皮膚疾患用薬（のう）	刺激が強く、症状を悪化させるおそれがあるため
本剤の使用中は、天候にかかわらず、戸外活動を避けるとともに、日常の外出時も本剤の塗布部を衣服、サポーター等で覆い、紫外線に当てないこと。なお、塗布後も当分の間、同様の注意をすること	ケトプロフェンが配合された外用鎮痛消炎薬	使用中または使用後しばらくしてから重篤な光線過敏症が現れることがあるため

●「相談すること」

○妊婦または妊娠していると思われる人

主な成分・薬効群等	理由
アスピリン アスピリンアルミニウム サザピリン エテンザミド サリチルアミド イブプロフェン イソプロピルアンチピリン アセトアミノフェン	妊娠末期のラットに投与した実験において、胎児に弱い動脈管の収縮がみられたとの報告があるため なお、アスピリンについては、動物実験（ラット）で催奇形性が現れたとの報告があるため また、イソプロピルアンチピリンについては、化学構造が類似した他のピリン系解熱鎮痛成分において、動物実験（マウス）で催奇形性が報告されているため

○授乳中の人

薬効群	乳汁中に移行する可能性がある主な成分等
かぜ薬、解熱鎮痛薬、鎮咳去痰薬、鼻炎用内服薬、アレルギー用薬	メチルエフェドリン塩酸塩 メチルエフェドリンサッカリン塩 トリプロリジン塩酸塩水和物 プソイドエフェドリン塩酸塩 ペントキシベリンクエン酸塩 アスピリン アスピリンアルミニウム イブプロフェン
かぜ薬、解熱鎮痛薬、眠気防止薬、乗物酔い防止薬、鎮咳去痰薬（カフェインとして1回分量100mg以上を含有する場合）	カフェイン 無水カフェイン 安息香酸ナトリウムカフェイン
胃腸鎮痛鎮痙薬、乗物酔い防止薬	メチルオクタトロピン臭化物 メチキセン塩酸塩 ジサイクロミン塩酸塩
外用痔疾用薬（坐薬、注入軟膏）	メチルエフェドリン塩酸塩
止瀉薬	ロペラミド塩酸塩
婦人薬	エチニルエストラジオール

○高齢者

主な成分・薬効群等	理由
解熱鎮痛薬、鼻炎用内服薬、グリセリンが配合された浣腸薬	効き目が強すぎたり、副作用が現れやすいため
メチルエフェドリン塩酸塩 プソイドエフェドリン塩酸塩 トリメトキノール塩酸塩水和物 メトキシフェナミン塩酸塩	心悸亢進、血圧上昇、糖代謝促進を起こしやすいため
グリチルレチン酸 カンゾウ	偽アルドステロン症を生じやすいため
スコポラミン臭化水素酸塩水和物 メチルオクタトロピン臭化物 イソプロパミドヨウ化物	緑内障の悪化、口渇、排尿困難または便秘の副作用が現れやすいため

○アレルギーの既往歴

	主な成分・薬効群等	理由
薬によりアレルギー症状や喘息を起こしたことがある人	黄色4号（タートラジン）	喘息誘発のおそれがあるため
	ガジュツ末・真昆布末を含む製剤	まれにアナフィラキシーを起こすことがあるため

○特定の症状・状態

次の症状がある人	主な成分・薬効群等	理由
高熱	かぜ薬、鎮咳去痰薬、鼻炎用内服薬、小児五疳薬	かぜ以外のウイルス性の感染症その他の重篤な疾患の可能性があるため
けいれん	ピペラジン	痙攣を起こしたことがある人では、発作を誘発する可能性があるため
むくみ	グリチルリチン酸 カンゾウ	偽アルドステロン症の発症のおそれが特にあるため
下痢	緩下作用のある成分が配合された内服痔疾用薬	下痢症状を助長するおそれがあるため

はげしい下痢	小児五疳薬	大腸炎等の可能性があるため
急性のはげしい下痢または腹痛・腹部膨満感・吐きけ等の症状を伴う下痢	タンニン酸アルブミン 次硝酸ビスマス 次没食子酸ビスマス	下痢を止めるとかえって症状を悪化させることがあるため
便秘を避けなければならない肛門疾患	ロペラミド塩酸塩	便秘が引き起こされることがあるため
はげしい腹痛 吐き気・嘔吐	瀉下薬（ヒマシ油、マルツエキスを除く）、浣腸薬、ビサコジルを主薬とする坐薬	急性腹症の可能性があり、症状を悪化させるおそれがあるため
痔出血	グリセリンが配合された浣腸薬	傷口からグリセリンが血管内に入って溶血や腎不全を起こすおそれがあるため
排尿困難	**ジフェンヒドラミン塩酸塩** クロルフェニラミンマレイン酸塩 ジフェニドール塩酸塩 スコポラミン臭化水素酸塩水和物 メチルオクタトロピン臭化物 イソプロパミドヨウ化物	排尿筋の弛緩と括約筋の収縮が起こり、尿の貯留を来すおそれがあるため。特に、前立腺肥大症を伴っている場合には、尿閉を引き起こすおそれがあるため

第5章

別表

○基礎疾患等

次の診断を受けた人	主な成分・薬効群等	理由
てんかん	**ジプロフィリン**	中枢神経系の興奮作用により、てんかんの発作を引き起こすおそれがあるため
胃・十二指腸潰瘍	**アスピリン** **エテンザミド** サリチルアミド	胃・十二指腸潰瘍を悪化させるおそれがあるため
	次硝酸ビスマス	ビスマスの吸収が高まり、血中に移行する量が多くなり、ビスマスによる精神神経障害等が発現するおそれがあるため

	小柴胡湯 (しょうさいことう)	間質性肺炎の副作用が現れやすいため
肝臓病	アスピリン エテンザミド イブプロフェン アセトアミノフェン サントニン	肝機能障害を悪化させるおそれがあるため
	ピペラジンリン酸塩	肝臓における代謝が円滑に行われず、体内への蓄積によって副作用が現れやすくなるため
甲状腺機能障害 甲状腺機能亢進症	アドレナリン作用成分が配合された鼻炎用点鼻薬 メチルエフェドリン塩酸塩 フェニレフリン塩酸塩 マオウ	甲状腺機能亢進症の主症状は、交感神経系の緊張等によってもたらされており、交感神経系を興奮させる成分は、症状を悪化させるおそれがあるため
	ジプロフィリン	中枢神経系の興奮作用により、症状の悪化を招くおそれがあるため
	水酸化アルミニウム 炭酸マグネシウム 乳酸カルシウム水和物	甲状腺ホルモンの吸収を阻害するおそれがあるため
高血圧	アドレナリン作用成分が配合された鼻炎用点鼻薬 メチルエフェドリン塩酸塩 フェニレフリン塩酸塩 マオウ	交感神経興奮作用により血圧を上昇させ、高血圧を悪化させるおそれがあるため
	グリチルリチン酸 カンゾウ	大量に使用するとナトリウム貯留、カリウム排泄促進が起こり、むくみ等の症状が現れ、高血圧を悪化させるおそれがあるため
心臓病	アドレナリン作動成分が配合された鼻炎用点鼻薬 メチルエフェドリン塩酸塩 フェニレフリン塩酸塩 ジプロフィリン マオウ	心臓に負担をかけ、心臓病を悪化させるおそれがあるため

	スコポラミン臭化水素酸塩水和物 メチルオクタトロピン臭化物 イソプロパミドヨウ化物 ロートエキス	
	アスピリン エテンザミド イブプロフェン アセトアミノフェン	むくみ（浮腫）、循環体液量の増加が起こり、心臓の仕事量が増加し、心臓病を悪化させるおそれがあるため
	グリチルリチン酸 カンゾウ	大量に使用するとナトリウム貯留、カリウム排泄促進が起こり、むくみ等の症状が現れ、心臓病を悪化させるおそれがあるため
	硫酸ナトリウム	血液中の電解質のバランスが損なわれ、心臓の負担が増加し、心臓病を悪化させるおそれがあるため
	グリセリンが配合された浣腸薬	排便直後に、急激な血圧低下等が現れることがあり、心臓病を悪化させるおそれがあるため
腎臓病	アスピリン エテンザミド イブプロフェン アセトアミノフェン	むくみ、循環体液量の増加が起こり、腎臓病を悪化させるおそれがあるため
	グリチルリチン酸 カンゾウ	大量に使用するとナトリウム貯留、カリウム排泄促進が起こり、むくみ等の症状が現れ、腎臓病を悪化させるおそれがあるため
	スクラルファート 水酸化アルミニウムゲル ケイ酸アルミニウム 合成ヒドロタルサイト アルジオキサ	過剰のアルミニウムイオンが体内に貯留し、アルミニウム脳症、アルミニウム骨症を生じるおそれがあるため
	制酸成分を主体とする胃腸薬 **酸化マグネシウム** **水酸化マグネシウム** 硫酸マグネシウム	ナトリウム、カルシウム、マグネシウム等の無機塩類の排泄が遅れたり、体内貯留が現れやすいため

	ピペラジン プソイドエフェドリン塩酸塩	腎臓における排泄が円滑に行われず、副作用が現れやすくなるため
糖尿病	アドレナリン作動成分が配合された鼻炎用点鼻薬 **メチルエフェドリン塩酸塩** **フェニレフリン塩酸塩** マオウ	肝臓でグリコーゲンを分解して血糖値を上昇させる作用があり、糖尿病の症状を悪化させるおそれがあるため
緑内障	眼科用薬	緑内障による目のかすみには効果が期待できず、また、充血除去作用成分が配合されている場合には、眼圧が上昇し、緑内障を悪化させるおそれがあるため
	パパベリン塩酸塩	眼圧が上昇し、緑内障を悪化させるおそれがあるため
	抗コリン成分 ペントキシベリンクエン酸塩 スコポラミン臭化水素酸塩水和物 メチルオクタトロピン臭化物 ロートエキス ジフェニドール塩酸塩 ジフェンヒドラミン塩酸塩 クロルフェニラミンマレイン酸塩	抗コリン作用によって房水流出路が狭くなり、眼圧が上昇し、緑内障を悪化させるおそれがあるため
血栓のある人（脳血栓、心筋梗塞、血栓静脈炎等）、血栓症を起こすおそれのある人	**トラネキサム酸**（内服） **セトラキサート塩酸塩**	生じた**血栓が分解されにくくなる**ため

●副作用症例報告

○医薬品によるものと疑われる副作用症例の発生

	重篤性	報告期限	
		国内事例	外国事例
使用上の注意から予測できないもの	死亡	15日以内	
	重篤（死亡を除く）	15日以内	
	非重篤	定期報告	－
使用上の注意から予測できるもの	死亡	15日以内	－
	重篤（死亡を除く）：新有効成分含有医薬品として承認後2年以内	15日以内	－
	市販直後調査などによって得られたもの	15日以内	－
	重篤（死亡を除く）：上記以外	30日以内	－
	非重篤	－	－
発生傾向が使用上の注意等から予測することができないもの	重篤（死亡含む）	15日以内	
発生傾向の変化が保健衛生上の危害の発生または拡大のおそれを示すもの	重篤（死亡含む）	15日以内	

●感染症症例報告

○医薬品によるものと疑われる感染症症例の発生

	重篤性	報告期限	
		国内事例	外国事例
使用上の注意から予測できないもの	重篤（死亡を除く）	15日以内	
	非重篤	15日以内	－
使用上の注意から予測できるもの	重篤（死亡を除く）	15日以内	
	非重篤	－	－

本書の正誤情報等は、下記のアドレスでご確認ください。
http://www.s-henshu.info/thgn2312

上記掲載以外の箇所で正誤についてお気づきの場合は、**書名・発行日・質問事項**（**該当ページ・行数・問題番号**などと**誤りだと思う理由**）・**氏名・連絡先**を明記のうえ、お問い合わせください。
・webからのお問い合わせ：上記アドレス内【正誤情報】へ
・郵便またはFAXでのお問い合わせ：下記住所またはFAX番号へ
※**電話でのお問い合わせはお受けできません。**

コンデックス情報研究所「書き込み式登録販売者合格ノート」係
住　　　所：〒 359-0042　所沢市並木 3-1-9
ＦＡＸ番号：04-2995-4362（10:00 〜17:00　土日祝日を除く）

※**本書の正誤に関するご質問以外はお受けできません。**また受験指導などは行っておりません。
※ご質問の受付期限は、各試験日の 10 日前必着といたします。
※回答日時の指定はできません。また、ご質問の内容によっては回答まで 10 日前後お時間をいただく場合があります。
あらかじめご了承ください。

■編著：コンデックス情報研究所
1990 年 6 月設立。法律・福祉・技術・教育分野において、書籍の企画・執筆・編集、大学および通信教育機関との共同教材開発を行っている研究者・実務家・編集者のグループ。

書き込み式 登録販売者 合格ノート

2024年 3 月20日発行

編 著　コンデックス情報研究所
発行者　深見公子
発行所　成美堂出版
　　　　〒162-8445　東京都新宿区新小川町1-7
　　　　電話(03)5206-8151 FAX(03)5206-8159
印 刷　広研印刷株式会社
©SEIBIDO SHUPPAN 2024 PRINTED IN JAPAN
ISBN978-4-415-23706-0
落丁・乱丁などの不良本はお取り替えします
定価はカバーに表示してあります